BERNHARD KATHAN

ZUM FRESSEN GERN

Bernhard Kathan

ZUM FRESSEN GERN

Zwischen Haustier und Schlachtvieh

Kulturverlag Kadmos Berlin

Die Deutsche Bibliothek – CIP-Einheitsaufnahme

Die Deutsche Bibliothek verzeichnet diese Publikation in der Deutschen Nationalbibliographie; detaillierte bibliographische Daten sind im Internet unter http://dnb.dbb.de abrufbar.

Internet: www.kv-kadmos.com
Umschlaggestaltung: Readymade, Berlin
Gestaltung und Satz: Readymade, Berlin
Druck: druckhaus köthen, Köthen
Printed in Germany
ISBN 3-931659-48-8

INHALT

1. TOD EINES WEISSEN PFERDES

»Jedes anständige Kind macht dreierlei: es macht Sachen kaputt, es öffnet die Bäuche von Puppen oder auch von Uhren, um herauszukriegen, was da drin ist, und es quält Tiere. Zum Beispiel macht es aus Fliegen wenn nicht gerade Elefanten, so doch auf jeden Fall kleine Hundchen. Zu diesem Zweck wird das mittlere Beinpaar entfernt (es bleiben vier). Die Flügel werden ausgerissen: die Fliege kann nicht wegfliegen und läuft auf vier Beinen. So verhalten sich anständige Kinder. Gute Kinder. Ich war ein schlimmes Kind. Ich habe in meiner Kindheit weder das erste, noch das zweite, noch das dritte gemacht. [...] Wahrscheinlich mußte ich eben deshalb gerade Filmregisseur werden.«

Sergej M. Eisenstein, *Yo. Ich selbst*

Petersburg 1917. Soldaten der provisorischen Regierung schießen in eine Demonstrantenmenge. Menschen laufen auseinander, suchen Schutz. Ein weißes Pferd geht mit einer Kutsche durch, läuft vor den flüchtenden Menschen über die große Zugbrücke. Getroffen, stürzt es, rutscht einige Meter vorwärts und bleibt schließlich in einer Blutlache liegen. Was gibt es schon über ein einzelnes Pferd zu sagen angesichts der vielen Menschen, welche in den Revolutionswirren umkamen? Wohl nichts, würde es sich nicht um eine kurze Sequenz in Sergej M. Eisensteins Film *Oktober* handeln, der zehn Jahre nach den erwähnten Ereignissen gedreht wurde. Bei den Dreharbeiten konnte sich Eisenstein auf eigene Erfahrungen beziehen. In den Julitagen des Jahres 1917 war er selbst auf diesem Platz in jene Demonstration geraten, die gewaltsam aufgelöst wurde. Gerade als er damals vom Newski-Prospekt in die Sadowaja einbog, fielen die ersten Schüsse. Als die Menschen auseinanderrannten, suchte er Schutz in den Torbögen eines Kaufhauses. Von dort aus konnte er dem Geschehen zusehen wie einem Schauspiel: »Erstaunlich, wie schnell doch eine Straße bei einer Schießerei leergefegt ist. Und auf dem Fahrdamm. Auf dem Bürgersteig. Unter den Gewölben des Gostiny dwor – als hätte jemand ein ganzes Juweliergeschäft aufs Pflaster gekippt. Uhren. Uhren. Uhren. Taschenuhren mit Ketten. Mit Anhängern. Mit Berlocken. Zigarettenetuis. Zigarettenetuis. Zigarettenetuis. Aus Schildpatt und Silber. Mit Monogrammen und eingravierten Daten. Und sogar glatte. An dem hüpfenden, sprunghaften Lauf der Menschen merkt man, daß sie das Laufen nicht gewöhnt sind und es auch gar nicht können. Beim ruckhaften Rennen fliegen aus den Westentaschen die Uhren mit Berlocken. Aus den Seitentaschen die Zigarettenetuis. Dann liegen da Spazierstöcke. Spazierstöcke. Spazierstöcke. Strohhüte.«[1] Erstaunlicherweise fehlen in Eisensteins Erinnerung von Kugeln getroffene, auf der Straße liegende Menschen. Auch das Pferd kam erst später hinzu. Während der Dreharbeiten betrachtete Eisenstein eines Morgens, an einem Fenster der Bibliothek im Winterpalais stehend, die hochgehenden gigantischen Flügel der Schloßbrücke. Diese erschienen ihm wie die zum Himmel emporgestreckten Arme eines Ertrinkenden. Und schon fügten sich ihm eine zertrümmerte Kutsche und ein erschossenes Pferd ins Bild. Die über die Brücke gleitenden Sonnenstrahlen verwandelten sich in die goldlockigen Haare eines sterbenden Mädchens.[2]

Eisenstein hatte kein besonderes Verhältnis zu Tieren. In seinen Memoiren finden sich nur wenige Stellen, in denen er auf Tiere zu sprechen kommt. Dennoch nehmen Tiere, meist dann, wenn es darum geht, Gewalt aufzuzeigen, in seinen Filmen einen wichtigen Platz ein. In seinem Film *Streik*, entstanden 1924, würde man sie am wenigsten vermuten, ist doch die Fabrik ein Ort der Maschinen und nicht der Tiere. Als sich der Streik in die Länge zieht und die Arbeiter hungern, kommt es zum Streit zwischen einem Mann und seiner jungen Frau. Am Boden spielt ein Kätzchen mit einer Maus. Es ist erst wenige Wochen alt, noch unsicher auf seinen Beinen. In ihrem Zorn greift die junge Frau nach einem Schuh und wirft ihn nach dem Kätzchen. Der Schuh trifft es so schwer, daß es sich mehrmals überschlägt. Das Ganze geht so schnell, daß wir kaum in der Lage sind, den Schuh zu erkennen. Nur bei genauer Betrachtung sieht man einige Schnitte später, wie die junge Frau in ihrer Unachtsamkeit eben dieses Kätzchen beinahe zu Tode tritt. Dennoch dringen solche Bild in uns ein. Sie stimmen uns auf das Massaker am Ende des Films ein. Dies läßt an Eisensteins »Prinzip der schwarzen Katze« denken: »Ich bemühe mich, eine Einstellung *gegenständlich* und *kompositionell* nie allein auf das *Sichtbare* zu beschränken, das auf der Leinwand zu sehen ist. Ein Gegenstand muß so *ausgewählt* werden, so *gedreht* und mit solchem Kalkül im Bildfeld *räumlich untergebracht* werden, daß neben der Abbildung ein Assoziationskomplex entsteht, der der emotional-gedanklichen Fracht der Sequenz eine zweite Stimme hinzuliefert.«[3]

Das Bild erfährt schon kurz darauf seine Steigerung. Ein Kind, welches eben erst laufen gelernt hat, verirrt sich zwischen den Pferden zaristischer Milizionäre, die nur darauf warten, loszuschlagen. Jeden Augenblick drohen sich die Pferde in Bewegung zu setzen. Wie das Kätzchen, so vermag das Kind die drohende Gefahr nicht zu erkennen. Eisenstein bedient sich des Kätzchens wie des Kindes, um jene Bedrohung zu zeigen, in der sich die Streikenden befinden. Das Mißverhältnis zwischen der Maus und dem Kätzchen setzt sich in jenem zwischen der Frau und dem Kätzchen fort, zwischen dem Kind und dem Pferd, zwischen den Arbeitern und der berittenen Miliz. Die Streikenden drohen am Boden zertrampelt und zertreten, in das Erdreich gedrückt zu werden. In Eisensteins Film *Que viva Mexico!* werden junge Burschen bis zu den Schultern in Erdlöchern eingegraben und von Pferden zu Tode getrampelt.

Mit Hilfe von Tieren wird das Leiden und die Bedrohung von Menschen gezeigt, so eindringlich, wie es wohl kein Schauspieler darzustellen vermag. Man muß die Szene mit dem Pferd auf der Schloßbrücke genauer betrachten. Der Tod des Pferdes und der des jungen Mannes sind in einer beeindruckenden Bildabfolge gegeneinandergeschnitten. Lachende Frauen stechen mit ihren zugeklappten Sonnenschirmen auf den jungen Mann ein, nachdem sie ihm das Hemd vom Körper gerissen haben. Der Tod des Schimmels – der Schütze muß unmittelbar neben einer Kamera gestanden haben – soll dem gespielten Tod des jungen Mannes das notwendige Gewicht verleihen. Mögen die Bilder von den mordenden Frauen noch so hart sein, wirklichen Schrecken vermag in dieser Sequenz nur das zusammenbrechende Pferd auszulösen. Der junge Mann liegt wehrlos am Boden. Das weiße Pferd stürzt aber wirklich. Jeder Sturz ist zuerst ein Fall ins Bodenlose, endet jedoch mit einem harten Aufschlag, sei es nun das Straßenpflaster oder der Betonboden eines Schlachthofes. Nur wer davon träumt, ins Bodenlose zu fallen, findet sich, wenn er aus dem Schlaf aufschrickt, in einem weichen Bett. Wirklich stürzt nur, wer in den Tod stürzt.

Tiere sind arglos. Oft sehen sie die Gefahr nicht, in der sie schweben. Das weiße Pferd in Georges Franjus Dokumentarfilm *Das Blut der Tiere*, 1949 in einem Pariser Schlachthof gedreht, steht ebenso arglos vor seinem Schlächter wie jenes, das in Eisensteins Brückenszene in seinen Tod geht. Auch deshalb erschrecken wir beim Anblick dieser Bilder. In *Streik* geraten zwei Kinder mitten ins Wüten der zaristischen Milizionäre. Es wirkt zwar ein bißchen unglaubwürdig, aber sie spielen mit Kätzchen und Puppen das, was um sie herum geschieht, und dies in schwindelerregender Höhe auf einer balkonartigen Brücke zwischen zwei Häusern. Eines der Kätzchen, das nur wenige Bilder zuvor sehr sicher in den Armen des einen Jungen lag, stürzt in die Tiefe. Die schockierende Sequenz, in der wir einen Milizionär sehen, der ein Kind mit einer Hand über das Geländer hebt und den Körper dann in die Tiefe fallen läßt, hätte diese Wirkung vermutlich nicht, wäre ihr nicht der fast unsichtbare Sturz des Kätzchens vorausgegangen. Das Kind, welches in den Abgrund zwischen den Häuserschluchten geworfen wird, spreizt instinktiv Arme, Hände und Finger, als wollte es Halt finden. Dadurch erinnert es an das stürzende weiße Pferd. Bevor das Pferd tatsächlich stürzt, versucht es mit seinen Beinen Halt zu finden. Dieses kurze hilflose Aufbäumen geht dem eigentlichen Sturz voraus. Tödlich getroffen, rutscht das Pferd auf der glatten Fahrbahn durch das Gewicht der Kutsche und des eigenen Körpers vorwärts, bis es endlich dort liegenbleibt, wo sich die beiden Brückenarme aneinanderfügen.

An dieser Schnittstelle liegt eine junge Frau, tödlich von den Kugeln der Milizionäre getroffen. Wie verletzlich scheint ihr lebloser Körper gerade an dieser Stelle. Die riesige technische und kalte Konstruktion läßt den Körper des Mädchens noch verletzlicher erscheinen. Die sich öffnenden Flügel lassen an einen verschlingenden Mund denken. Öffnet sich der Spalt, tut sich ein Abgrund auf. Die Arme der Brücke werden hochgefahren, um den Demonstranten den Weg in das Zentrum zu versperren. In mehreren Bildeinstellungen sehen wir nicht die Bewegung der Brücke, sondern jene des Horizonts. Hier wurde die Kamera auf einen der sich öffnenden Brückenarme montiert. So erscheint die Brücke als stabil, während die Stadtlandschaft im Hintergrund in einem Abgrund zu versinken droht. Diese Bilder wirken, als würde die Welt ihren Halt verlieren. Als sich die beiden Brückenarme in Bewegung setzen, gleiten Haare und die Hand der jungen Frau langsam über die stählerne Oberfläche. Der Kadaver des Pferdes rutscht in den sich öffnenden Abgrund, bleibt an einem der beiden Brückenarme hängen, um dann endlich in die Tiefe des darunterliegenden Flusses zu stürzen. Der Tod des weißen Pferdes läßt an die Archaik des Opfers denken. Wie im Tieropfer stirbt hier das Tier stellvertretend für den Menschen. Durch das Hochklappen der stählernen Brückenarme wird das Pferd als Opfer erhöht. Emporgehoben wird es von seiner Last erlöst. Während die Kutsche, die Last seines Lebens, die schräge Fahrbahn herunterrollt, stürzt das Pferd in die reinigenden Fluten des Wassers, in die reinigenden Fluten der Geschichte. Das Bürgertum bringt, glücklich über die Niederschlagung des Aufruhrs, ebendiesem Wasser ein anderes Opfer dar: die Prawda. Zerrissene Zeitungen werden vom Wasser weggetragen.

Trotz aller Opfermetaphorik dachte Eisenstein praktisch. Er hatte vor allem logistische Probleme bei der Realisierung jenes Bildes zu lösen, welches sich ihm aufdrängte, als er am Fenster der Bibliothek des Zaren stand. Zehn Minuten nach sechs befand sich die Sonne in der richtigen Stellung. Um sechs Uhr dreißig mußte die Brücke heruntergelassen werden, sonst wären die Arbeiter zu spät in ihre Betriebe gekommen. Blieben ganze zwanzig Minuten: »Und in diesen zwanzig Minuten – muß ein weißes Pferd, das mit einer Droschkenkutsche durchgegangen ist, getötet werden, muß ein goldlockiges Fräulein aus der Droschke fallen, müssen die Brückenhälften auseinanderzugehen beginnen, die goldblonden Haare über dem bodenlosen Abgrund

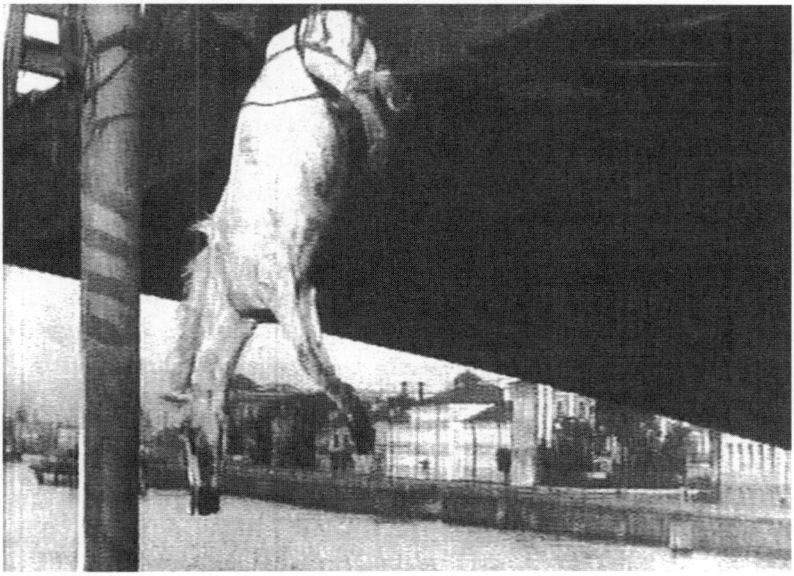

ABB. 1+2 Inszenierung eines Opfers. Dem Töten folgt die Erhöhung, schließlich der erlösende Fall ins Wasser. Die tödlich getroffene Frau und das weiße Pferd in Eisensteins Brückenszene. *Oktober*, UdSSR 1927, 1928.

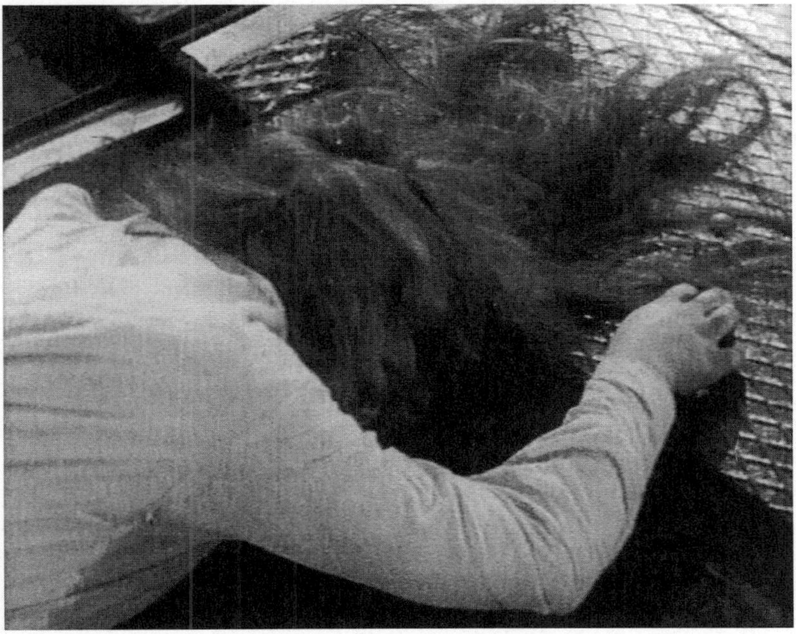

schweben, muß das tote Pferd nebst Kutsche an einer zum Himmel emporsteigenden Brückenklappe hängenbleiben, und die Kutsche muß in die Tiefe stürzen [...] Auf der Leinwand huscht das in weniger als zwanzig Minuten vorüber. Die Dreharbeiten aber erfordern Stunden! Und in tagelangen Zwanzigminuten-›Dosen‹ schlagen wir Stück für Stück Montagefragmente der Szene heraus.«[4] Sicher sah es Eisenstein in erster Linie als technisches Problem, das richtige Pferd zu finden, das Pferd in Bewegung zu setzen und im richtigen Augenblick töten zu lassen. Der Tod des Pferdes selbst hat ihn wohl nicht beschäftigt. Das Pferd wurde nicht viel anders behandelt als ein x-beliebiger Gegenstand. Es scheint aus einer Requisitenkammer zu kommen, ausgesucht nach Farbe und Größe. Das Pferd ist weiß, weil es sich von der dunklen Stahlkonstruktion abheben muß. Unter Umständen mußten die verwendeten Tiere präpariert werden. Die in seinem Film *Die Generallinie* vor den Pflug gespannte Kuh sollte sich gerade noch auf ihren Beinen halten, aber bereits bei der kleinsten Anstrengung zusammenbrechen. Diese Kuh mußte wahrscheinlich wochenlang hungern. Kein Zweifel, die hechelnden Schafe im selben Film waren tatsächlich am Verdursten. Es ist mit ihnen das geschehen, was wir als Betrachter des Films sehen. Der Stier, der am Ende des Films *Streik* getötet wird, ist tatsächlich verblutet. Eisenstein weist in seinen Erinnerungen ausdrücklich darauf hin: »... es ist wirkliches Blut, das fließt«, während die Schauspieler »nur zum Schein« verbluten.[5]

Es ist zwar unwahrscheinlich, aber möglicherweise hat Eisenstein, während er auf dem Klo saß, zufällig die 580. Ausgabe der *Wiener Hausfrau* durchgeblättert, in der in den Kriegsjahren besonders viele Photos abgebildet waren. In dieser 1915 erschienenen Nummer findet sich eine Abbildung einer Kutsche mit weißem Pferdegespann, die unweigerlich an Eisensteins Szene denken läßt. Es handelte sich um russische Beutepferde, die der Berliner Stadtverwaltung zugeteilt worden waren: »Selbst von der feindlichen Sprache verstehen sie nach kurzer Zeit genügend, um dem Willen ihrer Lenker gehorchen zu können. In der deutschen Reichshauptstadt ziehen sie mit großem Fleiß die schweren Müllwagen, und sie wundern sich gewiß über die Sauberkeit der Straßen, die ihren Pferdegehirnen ein neuer und fremder Begriff sind.«[6] Zwar fehlt auf dieser Abbildung eine Brücke, aber wie im Film sind auch hier Straßenbahnschienen zu sehen. Auf gleicher Höhe der Doppelseite befindet sich eine Eisenbahnbrücke, die von Pionieren gerade fertiggestellt wurde. Wie hätten sich diese beiden Bilder, Eisenstein hatte sich doch selbst mit Brücken beschäftigt, nicht zu einem Bild zusammenfügen können? Ganz gleich, ob Eisenstein das Bild nun gesehen hat oder nicht, für Pferde und deren Empfindungen hat er sich sicher nicht interessiert. Ihn beschäftigte die Bewegung, der Ablauf, die unentrinnbare Mechanik, in der sich das eine ins andere fügt, sowie die durch die Montage von Bildern erzeugte Wirkung.

In den Revolutionsjahren gab es für die Menschen Wichtigeres, als sich mit der Frage zu beschäftigen, ob Tiere Schmerz empfinden können. In den frühen Filmen der Sowjetunion gab es für solche Sentimentalitäten keinen Platz. Boris Barnet ließ in seinem 1933 entstandenen Film *Okraina* ein Pferd gnadenlos durch eine morsche Brücke stürzen. Dieses Pferd sollte laut Drehbuch hilflos mit den Beinen schlagend im Bachbett liegen. In einer anderen Szene desselben Films sehen wir ein junges Hündchen. Kriegsbeginn. Soldaten verabschieden sich am Bahnhof. Das Haustier gehört einem jungen Soldaten, der sich von seiner Geliebten verabschiedet. Als der junge Mann seinen Arm hebt, um die Frau vielleicht zum letzten Mal an sich zu drücken, wird das kleine, an einer Schnur befestigte Hündchen hochgezogen, um wie ein Erhängter zwischen den Verliebten zu baumeln. Das Tier ist nicht zufällig ins Bild geraten. Zuerst ist die Kamera auf das Hündchen gerichtet, fährt dann nach oben und zeigt die Gesichter in der Umarmung. Dann löst sie sich von diesen und kehrt wieder zum Hund zurück. Dieses Symbol kann auf das bevorstehende Unheil ebenso verweisen wie auf ein Kind, das aus der Beziehung der Liebenden hervorgehen könnte. Seine symbolische Bedeutung bleibt jedoch indifferent. Boris Barnet oder Sergej Eisenstein haben während der Dreharbeiten, der Wirkung bestimmter Bilder wegen, ohne jede Scheu Gewalt an Tieren angewandt. Was galt schon das Leiden von Tieren angesichts des Elends der Massen. Andererseits wußten sie nur zu gut, welche Gefühle solche Bilder bei den damaligen Betrachtern auszulösen vermochten, und gerade dann, wenn es sich um ein Pferd handelte.

Tolstoi, Turgenjew und Dostojewski verdanken wir besonders ergreifende Pferdegeschichten. In Tolstois Erzählung *Leinwandmesser* schildert ein Wallach sein Leben. So erzählt er etwa, einmal allein deshalb fast zu Tode geschunden worden zu sein, weil ein Fürst seine Geliebte, die mit einem anderen durchgegangen war, einholen wollte. Am Ende kommt der Abdekker und tötet den Wallach: »Und wirklich fühlte er, daß sie etwas an seiner Kehle machten. Er spürte einen Schmerz, zuckte zusammen, schlenkerte mit dem einen Bein, hielt sich aber aufrecht und wartete, was weiter geschehen werde. Was weiter kam, war, daß ihm etwas Flüssiges in großem Strom über Hals und Brust lief. Er seufzte so tief, daß seine Flanken bebten. Und es wurde ihm viel leichter. Die ganze schwere Last des Lebens war von ihm genommen. Er schloß die Augen und neigte den Kopf – niemand hielt ihn fest. Sein Hals bog sich nach unten, die Beine begannen zu zittern, der ganze Körper schwankte. Er war darüber eher erstaunt als erschrocken. Alles war ihm so neu. Er wunderte sich und machte eine krampfhafte Bewegung nach vorn, nach oben, aber vergebens. Seine Beine versagten den Dienst, er neigte sich zur Seite, und als er die Füße anders setzen wollte, fiel er nach vorn und auf die linke Seite ...«[7] Der Abdecker zieht die Haut ab und läßt den Kadaver Hunden und Wölfen zum Fraß. Lange vor Tolstoi haben andere Tiere ihre Lebensgeschichte erzählen lassen. Das bekannteste Beispiel verdanken wir Miguel de Cervantes mit seiner Novelle von den beiden Hunde Cipión und Berganza. Mochte sich Tolstoi auch eines erzähltechnischen Kunstgriffs bedienen, so bemühte er sich im Gegensatz zu Cervantes tatsächlich um eine Perspektivenverschränkung zwischen Mensch und Tier. Er versuchte, sich in das Pferd hineinzufühlen und jenen Empfindungen Sprache zu verleihen, von denen er annahm, daß der Wallach sie haben müsse. Ob dies Tolstoi gelang oder ob diese Möglichkeit überhaupt besteht, ist hier nicht von Bedeutung. Entscheidend ist die Vorstellung, der Mensch könne mit einem Tier mitfühlen, denn sie markiert in der zweiten Hälfte des achtzehnten Jahrhunderts eine kulturgeschichtliche Zäsur.

Allein deshalb, weil Tiere weniger dächten, könne man nicht annehmen, daß sie weniger empfindend seien. Ausgerechnet der Utilitarist Jeremy Bentham, der sich den Kopf darüber zerbrach, wie Gefängnisse gestaltet sein müßten, um mit einem möglichst geringen Aufwand an Personal möglichst viele Insassen zu kontrollieren, formulierte diese Kritik im Jahr der Französischen Revolution: »Es *könnte* geschehen, daß die übrige tierische Schöpfung sich eines Tages jene Rechte erwirbt, die ihnen allein die Hand der Tyrannei hat vorenthalten können. Die Franzosen haben bereits entdeckt, daß die Schwärze der Haut kein Grund ist, deswegen man einen Menschen ohne Rechtsbeistand der Willkür eines Folterers preisgeben dürfte. Eines Tages könnte die Einsicht entstehen, daß die Zahl der Beine, die Behaartheit der Haut oder der Abschluß des Kreuzbeins genauso unzulängliche Gründe dafür sind, ein empfindendes Wesen dem gleichen Schicksal preiszugeben. Worin sonst also könnte die unüberwindliche Grenze bestehen? Etwa in der Fähigkeit der Vernunft, oder vielleicht in der Fähigkeit der Mitteilung? Aber ein Pferd oder Hund ist, ausgewachsen, ein unvergleichlich vernünftigeres wie auch mitteilsameres Tier als ein Säugling von einem Tag oder einer Woche, oder auch einem Monat. Aber angenommen, es wäre anders herum, was würde es helfen? Die Frage ist nicht: Können sie *denken*? oder können sie *sprechen*? sondern: Können sie *leiden*?«[8]

Das erste Tierschutzgesetz, der *Martin's Act*, wurde 1822 im viktorianischen England verabschiedet. Wenngleich Kühe, Schweine, Stierkälber, Ochsen, Schafe und anderes Vieh Erwähnung fanden, so stand das Pferd im Mittelpunkt. Hunden, Katzen oder anderen Tieren wurde keine Beachtung geschenkt. Als einer der Abgeordneten vorschlug, auch Esel unter Schutz zu stellen, soll große Heiterkeit ausgebrochen sein. Und als ein anderer Abgeordneter einwarf, bald würde wohl auch noch ein Gesetz für Hunde erlassen werden, soll das noch heftigeres Gelächter zur Folge gehabt haben.[9] Frankreich verdankt sein erstes Tierschutzgesetz aus dem Jahr 1850 den Bemühungen eines konservativen Abgeordneten, einem Offizier der Kavallerie. Auch hier standen die Pferde im Vordergrund. Für uns ist es kaum mehr vorstellbar, aber die ersten Tierschutzvereine und Tierschutzgesetze widmeten sich dem Pferd. In wie vielen Geschichten des neunzehnten Jahrhunderts wird nicht das traurige Schicksal der Zugpferde beklagt, die von Fuhrmännern geschunden, geschlagen und getreten werden, die unter der Last des Karrens zusammenbrechen, um dann wieder mit Schlägen und Fußtritten zum Aufstehen gebracht zu werden. In solchen Anklagen brüllen die Zugtiere wehmütig, auch sammelt sich vor ihren Nasenlöchern »Schaum, der Zeuge gepresster Brust.«[10]

In Dostojewskis Erzählung *Raskolnikows Traum* verdichtet sich das Motiv. Ein Betrunkener spannt eine leichte Stute vor einen viel zu schweren Wagen, obwohl sie nie in der Lage sein kann, diesen auch nur einen Schritt zu ziehen. Andere Betrunkene, die singend und schreiend aus einer Schenke torkeln, steigen auf den Wagen, während der Fuhrmann mit grausamen Hieben versucht, das Pferd anzutreiben. Es gelingt nicht. Schließlich erschlägt er in seiner Wut die Stute mit einer eisernen Brechstange. In dieser Erzählung steht dem Gebildeten der betrunkene Bauer oder Fuhrmann gegenüber. Wenn sie betrunken sind, dann zügellos, stierartig. Ihre Röcke haben sie nur lose übergeworfen. Ihnen fehlt alles Feingliedrige. Der junge Kerl hat einen dikken Hals und ein fleischiges, rotes Gesicht, seine Augen sind blutunterlaufen. Solchen Menschen fehlt jede Selbstkontrolle. Sie fluchen und schreien. Und sie tun dies vor allem in der Öffentlichkeit. Sie denken nicht daran, in diesem Zustand von anderen beobachtet zu werden: »›Papa, Papa!‹ ruft das Kind seinem Vater zu. ›Papa, was tun sie da? Papa, sie schlagen das arme Pferd!‹ ›Komm weg, komm weg!‹ antwortet der Vater. ›Es sind Betrunkene; sie treiben Tollheiten, die Narren. Komm weg; sieh nicht hin.‹ [...] Der Knabe läuft bei dem Pferd entlang, er läuft nach vorn; er sieht, wie es in die Augen geschlagen wird, gerade in die Augen! Er weint, das Herz will ihm brechen, die Tränen laufen ihm über die Wangen. Ein Peitschenhieb streift ihm das Gesicht, er fühlt es nicht. [...] Der arme Knabe ist ganz fassungslos. Laut aufschreiend drängt er sich durch den Schwarm hindurch zu der Falben hin, umfaßt ihren toten, blutigen Kopf und küßt ihn; er küßt sie auf die Augen, auf die Lefzen.«[11] Mitgefühl bedarf des Blicks. Deshalb werden immer wieder die Augen des Tieres erwähnt. Die blutunterlaufenen Augen des Fuhrmanns, die Augen der mitfühlenden Beobachter und die Augen der Stute bilden die Eckpunkte eines Bezugssystems, in welchem diejenigen, die mit den Tieren leben, um den Abstand zwischen ihnen und den Tieren wissen, während sich bei den anderen dieser Abstand verwischt. Es wurde behauptet, der Anblick solcher Quälereien würde den Charakter des Betrachters verderben. »Die Anekdote des Maedchens zu Paris ist einzig. Ein Fleischer begegnete ihr mit einem Lamm. Er schlaegt unbarmherzig darauf. Dem armen Lamm laeuft das Blut aus den Augen. Es stürzt nieder. Das Maedchen wirft sich daneben, es bedeckt das Lamm mit seiner Schürze – Toede es, Barbar, ruft sie mit gepreßter Stimme, aber plage es nicht!«[12] Das Mädchen, das seine Schürze schützend über das Lamm wirft, schützt es nicht nur vor den Schlägen des Metzgers. Das grausame Bild soll nicht in das Auge von Menschen fallen.

Eisenstein stammte aus einer begüterten bürgerlichen Familie. Er kannte wohl nicht nur Tolstois Erzählung *Leinwandmesser*. Es ist anzunehmen, daß er eine Reihe anderer berührender Pferdegeschichten gelesen hat. Und tatsächlich brechen sich in seiner Brückenszene die sentimentalen Pferdegeschichten des neunzehnten Jahrhunderts. Nur stellt Eisenstein diese auf den Kopf. Auch bei ihm begegnen wir einem Pferd im Straßenverkehr. Auch hier wird einem Pferd Gewalt angetan. Aber um das Pferd geht es nicht. Auch der grobe Fuhrmann fehlt. Niemand drischt auf das Pferd ein. Zaristische Milizionäre schießen auf Menschen. Aber kein Mensch wird tödlich getroffen. Es ist ein Film. Einzig das Pferd kommt um, Eisenstein läßt es erschießen.

1929, zwei Jahre nach Eisensteins *Oktober*, begegnen wir dem weißen Droschkenpferd in Dsiga Wertows *Der Mann mit der Kamera*. Die Kamera, auf ein offenes Auto montiert, bewegt sich seitlich einer Droschke, in der gutgelaunte Menschen sitzen. Plötzlich legen Auto und Pferd an Tempo zu. Die unruhigen Bewegungen des Pferdes, welches jetzt groß im Bild ist, wekken das Gefühl, daß etwas Unerwartetes oder Schreckliches geschehen muß. Abrupt endet der Lauf in einem Standbild. Nicht das Pferd hält inne, die Bilder werden angehalten. Wertow hat Eisensteins Brückenszene wohl oft gesehen. Auch bei ihm finden sich Frauen mit Sonnenschirmen. Wenige Sequenzen später sehen wir das Pferd noch einmal. Sicher hat es die Fahrgäste zu ihrem Hotel gebracht.

Eisenstein mochte Wertows Film nicht, hatte er doch eine völlig andere Vorstellung von Film und Montage. Während Eisenstein die Kamera als technisches Mittel begriff, um den in seinem Kopf entstandenen Bildern Ausdruck zu verleihen, strebte Wertow an, mit dem künstlichen Auge zu verschmelzen: »Ich bin das Filmauge. Ich – bin das mechanische Auge. Ich bin die Maschine, die euch die Welt so zeigt, wie nur ich sie zu sehen imstan-

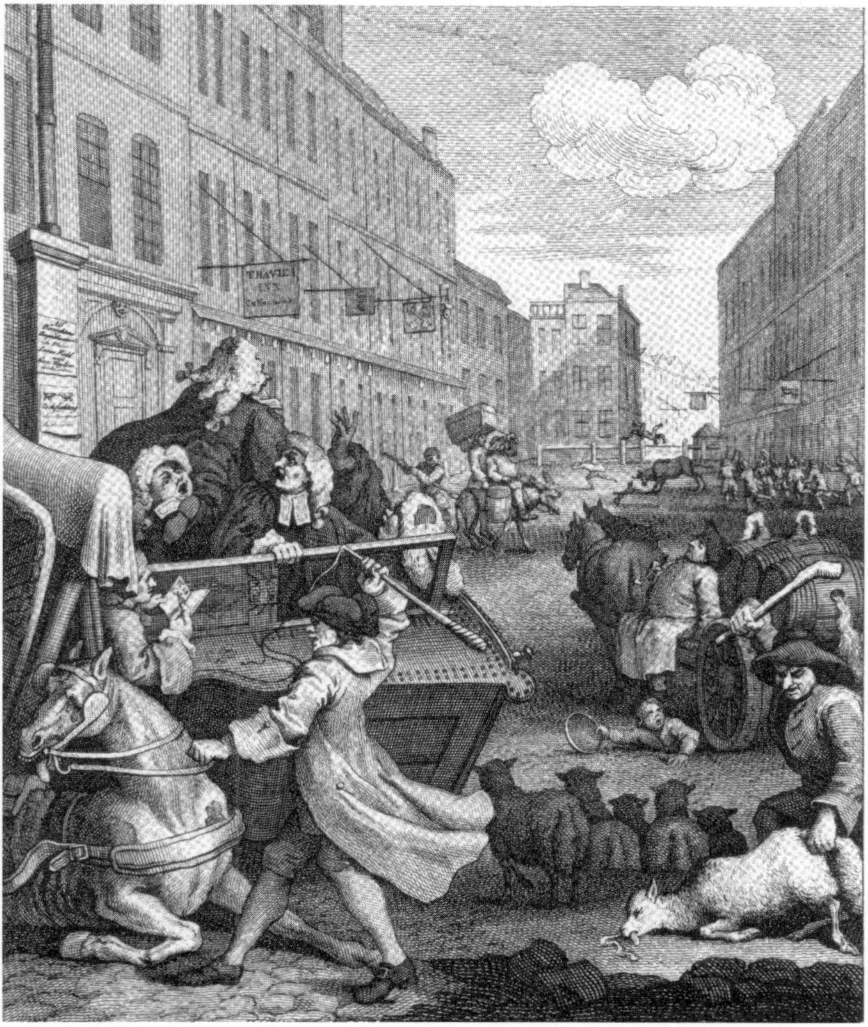

ABB. 3 Die Unschuld der Tiere und die Grausamkeit des Menschen: »Das hochbetagte gute Roß ist unter der Anstrengung zusammengebrochen und beklagt den Zorn eines grausamen Herrn, indes die Natur ihm die Kraft versagt. Geschunden und entkräftet blökt das zarte Lamm im Todeserbrechen seine Unschuldsklage heraus und stirbt unter den Schlägen. Unmenschliches Scheusal! Sag, woher kommt diese feige Grausamkeit? Welcher Gewinn erwächst aus barbarischen Taten? Welche Freude aus dem Elend?« William Hogarth, *Fortschritt der Grausamkeit, 2. Stufe.* 1751.

de bin. Von heute an befreie ich mich für immer von der menschlichen Unbeweglichkeit. Ich bin in ununterbrochener Bewegung. Ich nähere und entferne mich von den Gegenständen, ich krieche unter sie, ich bin gleichauf mit dem Kopf des galoppierenden Pferdes, ich rase mit vollem Gang in die Menge, ich renne vor den laufenden Soldaten her, ich erhebe mich zusammen mit den Flugzeugen, ich falle und fliege zusammen mit fallenden und auffliegenden Körpern.«[13]

2. WIE DAS MITLEID EINZUG IN DIE KÜCHE HÄLT

»LEAR: Oh, ach! mein Herz, es steigt ans Herz! nein, runter!
NARR: Schrei's kräftig an, Nonkelchen, wie die neue Köchin die Aale, als sie sie aus Mitleid lebendig in die Pastete packte; hat sie über die Rübe gehaun mit 'nem Knüttel und geschrien: ›Runter, vorwitzige Viecher, runter!‹«

William Shakespeare, *König Lear*

Um 1750 war das Töten von Tieren noch eine selbstverständliche Angelegenheit. Weder mußte man es beschreiben, noch mußte man sich darüber Gedanken machen. Sofern das Töten eines Tieres in damaligen Kochbüchern überhaupt Erwähnung fand, wurde nur deshalb darauf hingewiesen, weil es Teil einer bestimmten Zubereitung war: »Nimm schöne große und fleischigte Hünl, bereite einen Essig und gemischtes Gewürz, lasse es übereinander sieden, gieße es dem lebendigen Hünl durch einen Trachter ein in den Hals, geschwind mit einem Spagat zusammengebunden, damit sie tod werden; fange an bey denen Füssen, und ziehe ihnen die Haut ab, wie bei denen Häseln, schneide sie auf, nimm das Ingeweid heraus, das Blut aber lasse in ein Häferl mit wenig Essig rinnen, und aufbehalten.«[14] Offensichtlich interessierten sich die Köchinnen weder für mögliche Schmerzen noch beschäftigte sie der Tod eines Tieres: »Fische, die aus modrigten Wasser kommen, soll man, um ihnen den modrigten Geschmack zu benehmen, lebendig in gesalzenen Wasser mit einem Quirl wohl umquirlen, und zwar so oft mit jedesmahl frischen Wasser, bis dieses nicht mehr schleimicht aussieht, dann herausnehmen und sieden.«[15] Die Fische wanderten so nur von einem Behälter in einen anderen, von einer Flüssigkeit in eine andere: »Die Grundeln bringt man lebendig in eine Schüssel mit Milch, wo sie sich ganz voll und rund ansaugen, was sie tötet.«[16] Kleine Fischchen wurden lebendig paniert und direkt in heißes Schmalz gegeben. Neunaugen konnten auch einfach mit Salz bestreut werden. Krebse wurden meist in kaltem Wasser zugestellt, manchmal sogar im eigenen Saft gedünstet: »Am schmackhaftesten werden jedoch die Krebse, wenn man sie ohne Wasser, bloß mit Salz in einem verdeckten Tiegel über gelindem Kohlenfeuer zwingt, das Wasser und die in ihnen befindlichen Feuchtigkeiten von sich zu geben, und sie dann mit Butter, gehackter Petersilie und Kümmel über stärkerem Feuer siedet.«[17] Solche Rezepte finden sich in Kochbüchern längst nicht mehr. Es wäre für uns geradezu unvorstellbar, einem lebenden Huhn einen Trichter in den

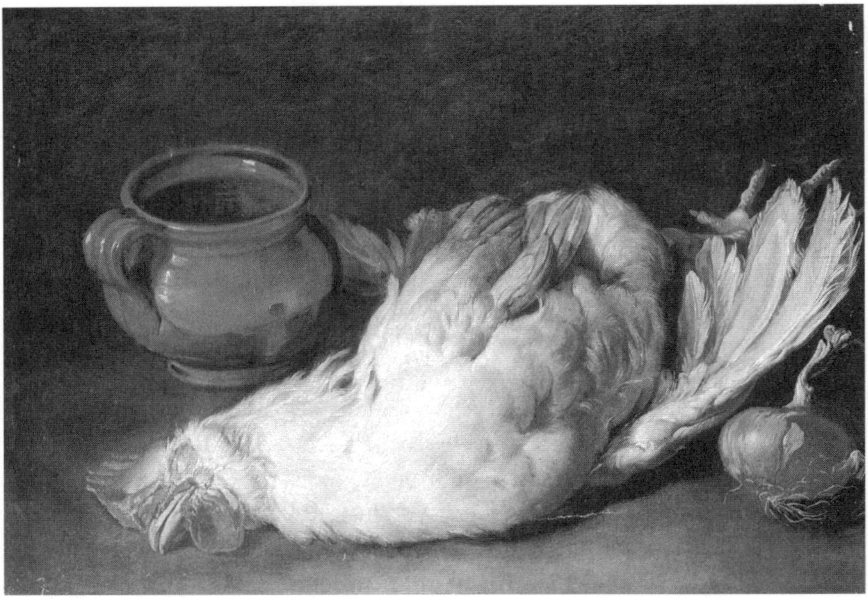

ABB. 4 Getötete, aber noch nicht ausgenommene Henne. Giacomo Ceruti, *Stilleben mit Henne, Zwiebel und Terrakottagefäß*, 1750-1760. Privatsammlung.

Schlund zu stecken, heißen Essig einzugießen und so lange zu warten, bis die Zuckungen des armen Geschöpfs endlich aufgehört haben.

Im neunzehnten Jahrhundert tauchen in den Kochbüchern zunehmend Beschreibungen auf, wie Tiere richtig zu schlachten seien: Will man ein Ferkel schlachten, muß man es so halten, daß es sich nicht bewegen kann; dann drückt man ein langes, spitziges Messer knapp unter dem Hals durch die Rippen ins Herz. Hat man das Messer herausgezogen, hält man das Spanferkel mit dem Kopf abwärts, damit das Blut gut auslaufen kann. Einen Hasen tötet man durch einen Schlag ins Genick. Kaninchen tötet man am besten, indem man ihnen zwischen den Vorderläufen mit einem scharfen Messer einen tiefen Schnitt beibringt, wodurch das Herz getroffen wird. Man läßt sie gut ausbluten, damit das Fleisch recht weiß wird und hebt das Blut, nachdem es mit etwas Essig gepeitscht wurde, auf, um es zu braunen Saucen zu verwenden. Die Schildkröte gibt man auf ein starkes Brett oder einen Hackstock und legt eine glühende Schaufel oder Zange auf ihren Rücken. Wenn infolgedessen Kopf und Füße heraustreten, so hackt man diese ab. Da das Leben dieses Reptils äußerst zäh ist, kann man es auch töten, indem man das Tier an den Hinterfüßen aufhängt, ihm ein schweres Gewicht an den Hals hängt und den Kopf abschneidet, sobald es diesen herausstreckt. Kleine Schildkröten kann man wie Krebse in siedendes Wasser werfen. Schnecken wäscht man gut, gibt sie dann in siedendes Salzwasser und kocht sie eine schwache Stunde, bis sich die Deckel entfernen und die Schnecken mit einer Spicknadel leicht aus dem Gehäuse ziehen lassen. Frösche tötet man durch einen Schlag auf den Kopf, wozu man sich eines starken Messerrückens oder eines kurzen derben Stocks bedient. Den Hühnern, Hähnchen, Kapaunen und Putern wird mit einem scharfen Messer die Gurgel durchgeschnitten; Enten wird der Kopf abgehauen, Tauben derselbe abgerissen. Gänse tötet man mit einem spitzen Messer durch einen Stich an der Stelle, wo die Hirnschale sich ans Genick schließt; das Blut wird in etwas Essig aufgefangen und das Loch mit einem glühenden Eisen, damit die Federn nicht blutig werden, wieder zugebrannt. Man tötet die Fische durch einen tüchtigen Schlag mit dem Fleischhammer oder der Hacke auf den Kopf. Sie haben ein sehr zähes Leben und zucken oft noch kräftig, wenn man sie schon aufschneidet. Das Töten des Aales ist besonders schwierig, da er sich tapfer wehrt, namentlich aber weil er wegen seiner Glattheit schwer zu halten ist. Die gewöhnlichste Art, den Aal zu schlachten, ist folgende: Man sticht ihn mit einer Gabel fest auf das Anrichtebrett und schneidet dann das Rückgrat dicht am Kopf im Genick durch. Man kann ihn vorher aber auch mit voller Wucht auf den Boden werfen, um ihn zu betäuben, oder man schlägt ihn auf den Tisch oder drückt einen Nagel durch seinen Kopf.[18]

Das Töten war so denkbar einfach, wie es die verwendeten Geräte waren. Verwendet wurden Messer, harte Gegenstände wie ein Stück Holz, Schaufeln, Scheren, Zangen, Hämmer oder Kochtöpfe. Es sind Geräte des täglichen Bedarfs. Mit dem Messer schneidet man Gemüse, Kraut und Schnittlauch, macht Späne oder zerlegt den Braten. Der Messerrücken trifft nicht nur das Rückgrat des Fisches, mit ihm werden kleinere Fleischteile weichgeklopft. Die Schaufel gehört zum Herd und seinen Schlacken, Hammer und Zange sind Gegenstände der Werkstatt. Mit der Schere schneidet man Stoff und Papier. Der Kochtopf, in den die lebenden Krebse geworfen werden, ist ein Gefäß, um Flüssigkeiten zu erwärmen, Speisen zuzubereiten oder aufzubewahren. Der selbstverständliche Umgang mit Scheren, Zangen, Messern und anderen Geräten aus Küche, Nähzimmer und Werkstatt läßt uns an frühe Abbildungen von Martern denken. Die mit dem Kopf nach unten aufgehängte Schildkröte erinnert an Petrus, der umgekehrt ans Kreuz geschlagen wurde. Der heilige Erasmus steht über einem Feuer in einem Kessel siedenden Öls, sein Bauch ist geöffnet. An einem Spulapparat sitzt ein Mann und wickelt seinen Darm auf. Der heilige Laurentius liegt auf einem Rost über glühenden Kohlen. Dem heiligen Bartholomäus wird mit Messern die Haut abgezogen. Das Bestechende dieser Bilder liegt weniger in den dargestellten Martern, sondern in der Beiläufigkeit, mit der die Knechte arbeiten. So als wäre es eine Tätigkeit wie jede andere. Dann irritieren meist auch die verwendeten Instrumente und Geräte. Sind sie mehr der Küche, der Werkstatt oder dem Richtplatz zuzuordnen? Neben spezialisierten Geräten wie Daumenschrauben, Streckapparaten, Schwertern oder Spießen bleiben andere in ihrer Verwendung unscharf. Die Messer der Folterknechte eignen sich zum Töten ebenso wie zum Zerlegen des Bratens.

Kleinere Tiere wurden oft unmittelbar vor der Zubereitung in der Küche geschlachtet. Selbst das Töten von großen Tieren wie Rindern, Ochsen oder Schweinen geschah meist in der Öffentlichkeit, vermutlich nicht viel anders, als manche Bauern heute noch ihre Schweine schlachten, an Orten, die nicht nur für das Töten von Tieren bestimmt waren, an Orten, an denen man an anderen Tagen andere Tätigkeiten verrichtete, Wäsche aufhängte oder Zwiebeln zum Trocknen auslegte. Die scheinbare Selbstverständlichkeit, mit der das Töten kleiner Tiere beschrieben wurde, trügt jedoch. In jenem Augenblick, als die einfachsten Schlachtmethoden Eingang in die Kochbücher fanden, begann das Töten in der Küche diese zu verlieren. Damals tauchte in den Kochbüchern die Vorstellung auf, auch Tiere könnten Schmerz empfinden, weshalb der Vorgang des Tötens sehr rasch zu geschehen habe. Frühere Tötungspraktiken wurden plötzlich als grausam beschrieben und als Tierquälerei verworfen.

Erstaunlicherweise wurde diese Auseinandersetzung am intensivsten bei den Krebsen und Fischen geführt, nicht aber, wie man vermuten möchte, bei Ferkeln, Schildkröten, Hasen, Hühnern oder Gänsen. Krebse in kaltem Wasser, das erst langsam zum Kochen gebracht werden müsse, zuzustellen, sei eine grausame Tierquälerei. Krebse verfügen über Glieder und klar erkennbare Augen. Faßt man sie unvorsichtig an, so können sie einen mit ihren Scheren kneifen. Ihre Bewegungen im Kochtopf ließen sich als Gebärden des Schmerzes deuten. Wurde vorerst nur gefordert, die Krebse in kochendes Wasser zu geben, so sollte bald auch darauf geachtet werden, das Wasser nicht durch das Hineinschütten allzu vieler Krebse abzukühlen: »In einem großen Topfe läßt man viel Wasser mit Salz, einem Eßlöffel voll Kümmel, Petersilienblättern und einigen Zwiebelscheiben kochen und wirft, wenn es stark siedet, die mit einer Bürste abgeriebenen, gut gewaschenen lebenden Krebse hinein und läßt sie bei starker Hitze so lange sieden, bis sie schön roth sind, wozu nur einige Minuten nöthig sind. Man darf nie mehr als höchstens 10 – 12 Stück auf einmal kochen, da eine größere Zahl das Wasser zu sehr abkühlt und dadurch der Martertod der Thiere verlängert wird.«[19] Riechen Sie den Duft von Kümmel und Petersilie? Sehen Sie das schöne Rot der Krebse, welches Butter und Saucen färbt?

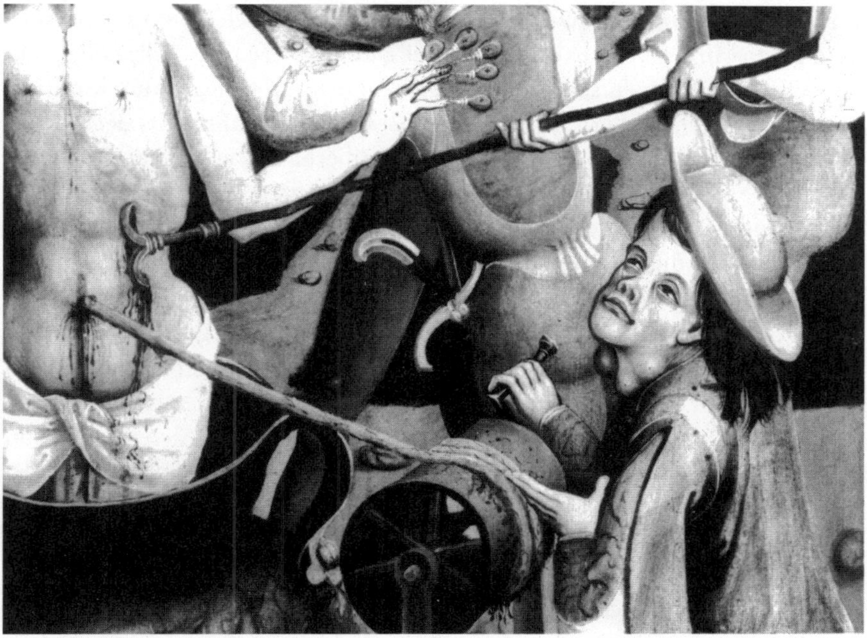

ABB. 5 Der Heilige Erasmus im Kochtopf, der Folterknecht am Spulapparat wickelt seinen Darm so auf, als würde er zur Wursterzeugung benötigt. Sein Gesicht scheint unbeteiligt. Lienzer Meister, 1496 (Detail). Ferdinandeum, Innsbruck.

Kein anderer Fisch wurde so gewaltsam geschlachtet wie der Aal. Man ließ ihn in Essig ersticken oder zog ihm bei lebendigem Leib die Haut ab, nachdem man ihn mit einer Schnur an einem Nagel aufgehängt hatte. Dies mag damit zu tun haben, daß sich ein Aal schwerer als andere Fische töten läßt. Mit kräftigen Bewegungen versucht er sich den Händen, die ihn festhalten, zu entwinden. Länger als alle anderen heimischen Fische vermag er außerhalb des Wassers zu überleben. Deshalb wird in den Kochbüchern gerade beim Aal die Frage des richtigen Tötens sehr ausführlich behandelt. Die Gewohnheit, dem lebenden Aal die Haut abzuziehen, wurde unerträglich; mehr noch, der Anblick dieser Todesqual drohte den Genuß der delikaten Schüssel schon im voraus zu vergällen: »Das lebendige Einsalzen in Verbindung mit Weinessig ist eine fürchterliche Tierquälerei, welche nicht einmal den Zweck ganz erfüllt. Man tötet den Aal am raschesten, indem man ihn, damit er weniger entgleiten kann, mit einem Tuch fest anfaßt, die eine Hand hinter dem Kopf, die andere am Schwanzende, worauf man ihn recht kräftig der Länge nach entweder auf den Tisch schlägt, oder wohl auch zu Boden wirft und dies einigemale wiederholt. Er wird dabei durch die starke Erschütterung von Hirn und Rückenmark sicher getötet.«[20] Manche empfahlen, ein Stück Eisen oder einen starken Magneten an den Aal zu legen, um ihn so zu betäuben. Durch die Berührung des Eisens würde er gelähmt. Da der Aal vor Sonnenaufgang und nach Sonnenuntergang überhaupt nicht die Lebenskraft besitze wie zu anderen Tageszeiten, sei es von großem Vorteil, ihn morgens oder abends zu schlachten. Ein Aal sei sehr rasch, leicht und einfach zu töten, wenn man ihn dicht hinter dem Kopf einschneide und dann in ein tiefes, großes Gefäß lege, in welches man vorher einen halben Liter Weinessig und 250 Gramm Kochsalz getan habe. Danach decke man das Gefäß mit einem Deckel zu und beschwere diesen. Nach wenigen Minuten könne man den Aal herausnehmen. So als sei der Fisch durch den Einschnitt nicht richtig getötet worden, verschwindet der zuckende Tierkörper in einem tiefen Gefäß, in dem sich eine Essigbeize befindet. Alle Bewegungen unter dem beschwerten Deckel werden unsichtbar. Der Aal verliert im Dunkeln seine letzten Lebensgeister. Wird er herausgenommen, so hat er seine Farbe geändert. Nun ist er blau. Die Vorstellung von Schmerz ist eng mit heftiger Gegenwehr, mit dem Zappeln und den Fluchtversuchen des Tieres verknüpft. Ein pragmatisches Zwischenergebnis der Küche: Wer keinen Widerstand zeigt, kann auch keinen Schmerz empfinden.

Feinschmecker konnten zur selben Zeit noch das Gegenteil behaupten, also Grausamkeiten gegenüber Tieren im Interesse der Delikatesse verteidigen. So schrieb beispielsweise Abraham Hayward in seiner 1852 erschienenen *Art of Dining*, der wahre Feinschmecker schreite ebenso ungerührt über das Leiden der Tiere hinweg wie der Eroberer über Leichen. Er verteidigte das Totpeitschen von Schweinen und die Sitte, Gänse zum Stopfen vor dem Feuer an den Füßen an ein Brett zu nageln. Er empfahl, den Aal lebendig auf das Feuer zu legen. So werde sein fettes Fleisch verdaulicher. Offensichtlich kannte er jene Zubereitungsart nicht, in welcher man den Aal, in Stücke geschnitten und kurz angebraten, auf einem Bett von gutriechendem Heu schmoren läßt. So verliert sich das Fett des Fisches auf dem Boden des Topfes. Es nimmt auch den würzigen Geruch des frischen Heus an. Dekadente Feinschmecker wie Hayward nagelten die Gänse nicht selbst an, sie peitschten keine Schweine zu Tode. Sie sahen nicht einmal zu. Sie sprachen über Tiere, aber mit lebenden Tieren beschäftigten oder beschmutzten sie sich nicht: »Die Kapaunen haben [...] nur wenige Schritte zu thun, um in diesen Topf zu gelangen, und seit den fünfundachtzig Jahren, die derselbe sich auf dem Feuer befindet, sind vielleicht mehr als 300.000 diesen Weg gegangen. Zu welcher Stunde des Tages oder der Nacht man sich auch in diesem nahrhaften Hause einstellen mag, unverzüglich steigt ein völlig angerichteter

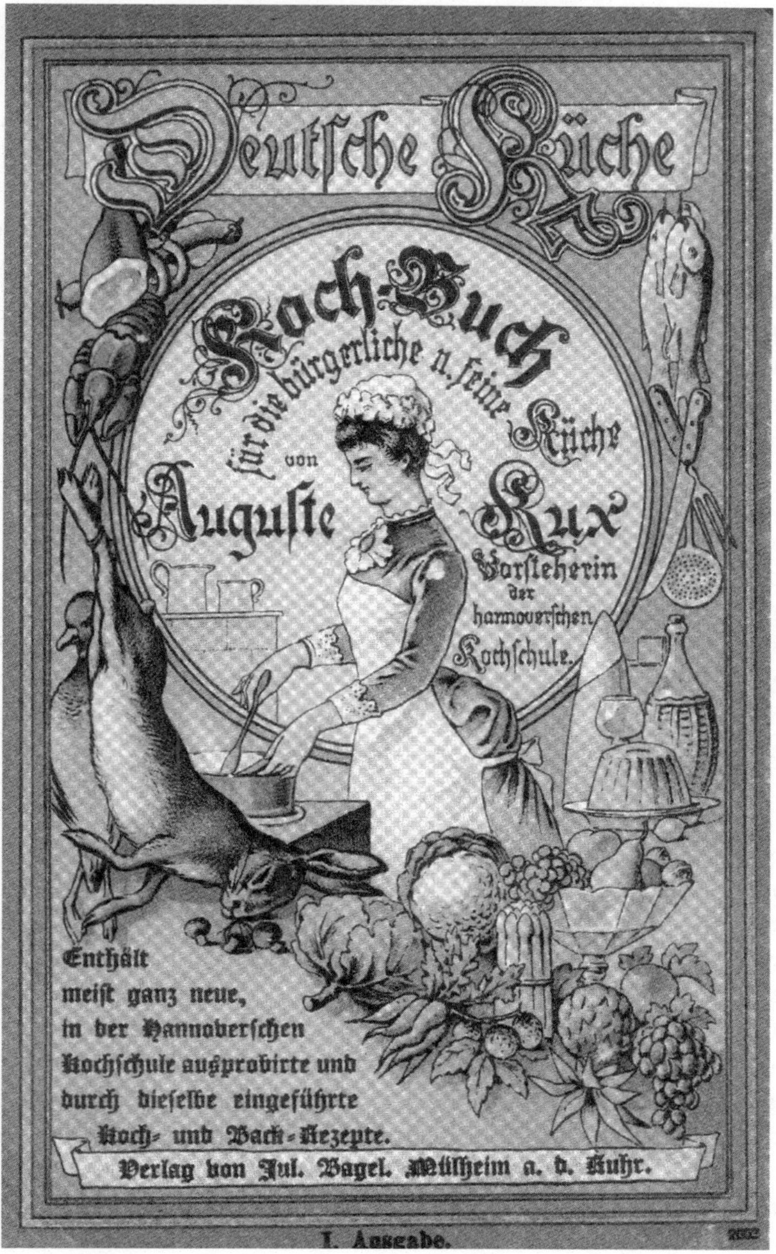

ABB. 6 Köchin, gerahmt von Kleintieren, Gemüse und Gerätschaften. Man beachte die Achsen zwischen Schinken und Spargel, Hase und Fischen. Sie verlaufen exakt dort, wo Geschlecht und Brust der Köchin zu vermuten sind. Steiß, Hände und Kopf als stabiles Dreieck. Titelabbildung des Kochbuchs *Deutsche Küche* von Auguste Kux. Um 1905.

Kapaun aus dem brodelnden Abgrund empor, in welchem sie sich unaufhörlich wie durch ein Wunder von neuem zu erzeugen scheinen. [...] Um die Leber in genügender Größe zu erhalten, muß allerdings die eigentliche Person des Tieres geopfert werden. Mit Nahrung vollgepfropft, des Wassers beraubt, einer starken Hitze ausgesetzt und mit den Füßen auf ein Brett festgenagelt, bringt die Gans, wie nicht geleugnet werden kann, unter diesen Umständen ihr Leben auf recht traurige Weise zu. Dies Verfahren würde sogar eine unmenschliche Marter für sie sein, wenn nicht der Gedanke an die hohe Bestimmung, die ihrer harrt, ihr zum Troste gereichte. Diese Aussicht aber veranlaßt sie, ihr Kreuz mit Ergebung zu tragen, und wenn sie bedenkt, wie ihre Leber, größer als sie selbst und mit Trüffeln gespickt, als kunstvolle Pastete in ganz Europa den Ruhm ihres Namens verbreiten wird, so fügt sie sich geduldig in ihr Schicksal und vergießt nicht einmal eine Thräne darüber.«[21]

Auf solche Texte und Autoren konnte in der Kochbuchliteratur in abgrenzender Weise verwiesen werden. Nicht zufällig wurden Hayward und andere gerade von jenen kritisiert, die von sich behaupteten, über Erfahrungen in der Geflügelmast zu verfügen. Beim Stopfen wird Gänsen zwangsweise so viel Nahrung zugeführt, daß sich die Leber krankhaft zu vergrößern beginnt. Üblicherweise wurde Gerstenschrot verwendet, der mit Wasser angerührt zu einem Teig verknetet wurde. Gestopft wurde täglich sechsmal. Nach spätestens drei Stunden wurden der Gans bis zu zwölf Teigwürste in der Stärke eines kräftigen Fingers verabreicht: »Sollte eine Gans nach dem Stopfen Unbehagen zeigen, niedergeschlagen und traurig sein, wohl gar den Kopf nach beiden Seiten heftig hin und herbewegen und Speichel aus dem Schnabel fließen lassen, so ist Vorsicht nöthig; man setzt dann die nächste Ration aus, entzieht auch das Wasser und wartet weiter ab, um nach eingetretenem Wohlbefinden die bestimmte Zahl Nudeln zur festgesetzten Stunde wieder zu stopfen. Ist dagegen die Gans ›gut bei Wege‹, dann putzt sie ihr Gefieder mit dem Schnabel, zeigt ein munteres Auge und alle Functionen gehen gut vonstatten. Besondere Sorgfalt erfordert die Herrichtung des Gänsekobers, eines Holzkastens mit Abtheilungen für die einzelnen Gänse nach Art der allgemein gebräuchlichen. Mit dem Beginne der vierten Woche nimmt man die Zwischenwände zwischen den einzelnen Abtheilungen zum Theil heraus, so daß stets drei Gänse in einem Fache zusammen stehen. Sie erhalten dadurch mehr Raum und können sich zur Förderung des Appetits noch etwas bewegen. Das Trinkwasser ist täglich durch frisches zu ersetzen. In das Wasser pflegt man hie und da etwas Kies zu werfen.«[22] Steche man Gänsen ihre Augen aus, befestige ihre Füße auf einem glühenden Eisen oder sperre sie lebendig in einen heißen Ofen, dann sei es um jeden Gewinn geschehen. Eine schlecht behandelte oder schlecht gepflegte Gans gedeihe nicht. Die Frau, der das Stopfen anvertraut sei, müsse die Gans sorgsam zwischen den Beinen festhalten, denn schon der kleinste Druck würde eine Lebergeschwulst herbeiführen.[23]

Rohe Verhaltensweisen gegenüber Tieren wurden als nachteilig für das Gewinnstreben betrachtet, konnten aber auch mit diätetischen Argumenten zurückgewiesen werden. Die österreichische Kochbuchautorin Anna Dorn führte bereits 1827 solche Gründe gegen die Mast von Gänsen an: »Die Gewohnheit, eine Gans einzusperren, sie zum beständigen Liegen zu zwingen, alle und jede Bewegung ihrer Glieder zu hemmen, und dabey soviel Korn und Fraß zu geben, als sie nur immer verzehren kann und will, oder sie gar zu stopfen, ist zwar ein trefflicher Kunstgriff, ihr Fettwerden zu beschleunigen und zu vermehren, allein eben dadurch wird ihr Fleisch zäher, härter und schwerverdaulicher, ihre Säfte bleiben unverarbeitet, leimicht und ungesund, kurz eine gemästete Gans gilt als krank, und ihr Fett ist beynahe unverdaulich.«[24] In die Vermutung, Tiere würden beim Schlachten unnötig gequält, mischten sich nicht zufällig hygienische Argumente. Das Fleisch richtig geschlachteter Tiere schmecke nicht nur besser, sondern sei auch gesünder: »In Holland werden die Fische *nicht* durch das sogenannte ›*Abschlagen*‹ zu Tode gequält, sondern man *schlachtet* sie, indem man mit einem tiefen Schnitte hinter dem Kopfe das Rückenmark durchtrennt. Der Fisch ist augenblicklich todt. Das ist jedenfalls weniger grausam und es wird auch behauptet, daß diese Art, die Fische zu tödten, das Fleisch besser und wohlschmeckender mache. Ich kann diese Art daher nur wärmstens empfehlen, weil sie auch zur Haltbarkeit der Fische wesentlich beiträgt. Durch das Schlachten wird das langsame, qualvolle Absterben verhindert, welches den Fisch zu einer geringwerthigen, oft schädlichen Nahrung macht und wird jene Güte erreicht, welche nach maßgebendem Urtheil die zubereiteten Fische in Holland stets haben. Das Fleisch ist durch das Schlachten viel fester, der Geschmack viel besser, die Haltbarkeit eine erhöhte und die Speise viel gesünder.«[25] Lebende Fische sollten in einem bedeckten und nicht zu engen Gefäß unter reichlichem Zufluß von frischem Wasser aufbewahrt werden. Es sei ein alberner Brauch, den Fischen, um sie länger am Leben zu erhalten, ein mit Branntwein getränktes Stück Brot in den Mund zu stecken. Dies sei nichts anderes als eine gänzlich wertlose Tierquälerei, welche auch der Qualität ihres Fleisches schade.

Die latenten Inhalte dieses Diskurses hatten wenig mit Empfindsamkeit zu tun. Das immer wieder behauptete Mitfühlen mit der leidenden Kreatur hatte anderes zum Gegenstand. Daß sich die bürgerlichen Vertreter des Tierschutzgedankens gegen das Stopfen von Gänsen oder gegen die Parforcejagd wandten, ist als Ausdruck eines zunehmend selbstbewußteren Bürgertums zu sehen, welches sich gegen die Privilegien des Adels zur Wehr setzte. Der Adelige, der sich der Parforcejagd widme, verbrauche Ressourcen, ohne selbst etwas zu seinem Unterhalt oder für die Volkswirtschaft beizutragen. Nicht zuletzt deshalb führte die Tierschutzbewegung immer wieder wirtschaftliche Argumente an. Der dekadente Feinschmecker, der den lebenden Aal auf einen glühenden Rost gelegt haben oder nicht auf die Leber malträtierter Gänse verzichten will, rückt so wie der Adelige, der seine Zeit mit Parforcejagden verschwendet, in die Nähe des Fuhrmanns, der auf sein Pferd eindrischt. Mag der Abstand zwischen dem dekadenten Feinschmecker und dem Fuhrmann noch so groß sein, beiden wird nicht nur fehlendes Mitgefühl, sondern auch mangelndes wirtschaftliches Verständnis zum Vorwurf gemacht. Würden Fuhrleute ihr Zugpferd schlagen, dann sei dies als Verschwendung zu sehen, fügten sie doch so ihren eigenen Betriebsmitteln Schaden zu, wenn sie diese nicht gar zerstörten. Nicht zufällig grenzten sich Marx und Engels im *Kommunistischen Manifest* von den »Abschaffern der Tierquälerei« ab, die wie »Philanthropen, Winkelreformer der buntscheckigsten Art« und andere den sozialistischen Gedanken für sich beansprucht hätten. Während das Bürgertum seinen Erfolg nicht zuletzt der Kontrolle der Empfindungen verdankte, entdeckte es die Empfindungsfähigkeit der Tiere. Es war allemal leichter, Mitgefühl für Pferde und Gänse zu entwickeln, als anzuerkennen, daß der eigene Wohlstand auch jenen zu verdanken war, deren Verhalten wie das des rohen Fuhrmanns als grausam gescholten wurde.

In den Kochbüchern setzte sich zunehmend die Vorstellung durch, Tiere müßten, wolle man ihnen unnötige Martern ersparen, rasch getötet werden. Es herrschte allerdings noch Unklarheit, wie dies am besten zu geschehen habe. Während die einen empfahlen, Fische durch einen oder mehrere Schläge mit einem Hammer oder einem anderen Gegenstand auf den Kopf zu töten, bedienten sich andere des Messers. Verschiedene Tötungsvarianten konnten längere Zeit nebeneinander als richtig behauptet werden. Während die einen den Messerrücken, einen Klopfer oder eine umgedrehte Hacke empfahlen, schlugen andere vor, mit einem spitzen Messer zwischen Kopf und Rückgrat zu stechen oder fingerbreit der Länge nach in den Schwanz zu schneiden oder einen Stich unterhalb des Maules zu machen. Manchmal wurde einfach der Kopf abgeschnitten. Schließlich setzte sich die Meinung durch, das Töten sei für die Fische dann mit den geringsten Qualen verbunden, wenn die Nervenbahnen zwischen Kopf und Körper mit einem raschen Schnitt durchtrennt würden. Am besten sei es, den Fisch durch einen Schlag auf den Kopf zu betäuben und ihm dann dicht hinter seinem Kopf mit einem scharfen Messer das Rückgrat durchzuschneiden. Auf diese Art seien die

Nerven, welche zum Gehirn führen, vollständig von diesem getrennt. Dem Fisch fehle so jedes Schmerzempfinden. Zur Vorstellung eines schnellen Todes fügte sich die dem Tötungsakt vorangehende Betäubung. Und schließlich wollte man sichere Zeichen, die den Tod des Tieres garantieren. Sobald der Fisch seine Augen nicht mehr bewege, könne man sicher sein, daß er tot sei.

Nicht zufällig setzte in den Kochbüchern der Schmerzdiskurs gerade in jenem Augenblick ein, in dem lebende Tiere aus den Küchen verschwanden. Neue Konservierungstechniken wie das Pasteurisieren von Fleisch oder die Möglichkeit, dieses zu kühlen, ließen die Distanz zwischen jenen Orten, an denen Tiere gezüchtet oder geschlachtet wurden, zu jenen der Zubereitung wie des Verzehrs immer größer werden. Nutztiere verschwanden aus den Städten. Wie der Fuhrmann erst dann zum Inbegriff des tierquälerischen Menschen werden konnte, als der Schienenverkehr seine Arbeit überflüssig machte, so ist die in den damaligen Kochbüchern behandelte Frage, wie denn Tiere nun richtig zu schlachten seien, unabdingbar in den Entwicklungen des Transportwesens begründet. Ohne industrielle Lebensmittelproduktion, deren Anfänge im neunzehnten Jahrhundert zu suchen sind, hätte es sie nicht gegeben. Sie hatte also mehr mit Wirtschaft als mit der Verfeinerung der Empfindungsfähigkeit zu tun. Daß für die Menschen, vor allem jene in den Städten, der Anblick blutender und zuckender Tierkörper unerträglich wurde, steht dazu in keinem Widerspruch. Der Diskurs über das richtige Töten von Tieren endet in den Kochbüchern etwa in der Mitte des zwanzigsten Jahrhunderts. Spätestens damals waren – zumindest in den Städten – lebende, zum Verzehr bestimmte Tiere aus den Küchen verschwunden. Spezialinstrumente, die dazu dienen sollten, Tiere richtig zu töten, und die noch vor hundert Jahren wärmstens empfohlen wurden, ergäben heute keinen Sinn mehr. Ein Instrument wie die Gefügelschlachtschere müßte in modernen Küchen wie ein grotesker Fremdkörper wirken. Kaum jemand vermag noch ihre Funktion zu erklären.

3. ZWEIFEL AM SCHNELLEN TOD – PRAGMATISCHE LÖSUNGEN

> »Nehmen wir eine hungernde Henne, streuen vor ihren Augen auf den Boden das gewohnte Futter aus und halten sie schonend an den Flügeln, so daß sie auf dem Boden steht, so wird sie durch ihre Bewegungen ihre Absicht äußern, nach dem Futter hinzueilen. Trennt man ihr in diesem Augenblick so schnell als möglich das Haupt vom Rumpfe, so läuft nichts desto weniger der kopflose Körper nach der Stelle hin, an welcher das Futter sich befindet: das Rückenmark hatte den vom Gehirn ihm überlieferten Willensanstoß behalten und führte nun die einmal angeregten Bewegungen aus.«
>
> Carl Reclam, *Der Leib des Menschen*

Die systematischen Versuche an lebenden Tieren, insbesondere Untersuchungen über das Nervensystem, haben, obwohl dieser Zusammenhang gerne vergessen wird, maßgeblich zur Vorstellung beigetragen, Tiere könnten ähnlich wie Menschen Schmerzen empfinden. Was wir über das Schmerzempfinden der Tiere wissen, verdanken wir nicht zuletzt diesen als grausam gescholtenen Experimenten. Ohne Biologie und Physiologie wären die Köchinnen des neunzehnten Jahrhunderts wohl kaum auf die Idee gekommen, die Durchtrennung des Rückgrats garantiere einen schmerzfreien Tod. Die Experimente und Erkenntnisse der Physiologen ließen sich in populärwissenschaftlichen Büchern nachlesen. Das breite Interesse für die Erkenntnisse der Naturwissenschaft spiegelt sich nicht zuletzt in jenen kleinen »biologischen« Exkursen, die manche Kochbuchautorinnen küchenspezifischen Informationen hinzufügten. Verständlicherweise galt dies nicht für Tiere, die wie das Schwein oder das Kalb jedem bekannt waren. Kochbücher wurden auch im Sinne der Allgemeinbildung verstanden. Mädchen und junge Frauen sollten wissen, in welchen Gewässern welche Fische leben, welche Schnepfenarten es gibt oder welchen Vögeln die Wacholderdrossel zuzuordnen ist. Das Interesse der Kochbuchautorinnen für die Erkenntnisse der Biologen hatte jedoch noch einen anderen Grund. Manche von ihnen behandelten auch Fragen der Diätetik oder verfaßten Haushaltsratgeber, in denen es neben vielen anderen Fragen auch um den menschlichen Körper und seine Pflege im Krankheitsfalle ging.

Das Interesse der Köchinnen für die Biologie ist in der Küche selbst begründet. Da wie dort wird inventarisiert, geordnet und gereinigt. Wie die

Zoologen und Physiologen entwickelten auch die Kochbuchautorinnen Klassifikationen und Ordnungen. Mochten sie noch so oft ihre »selbst erprobten Erfahrungen« betonen, tatsächlich verschwand das Erfahrungswissen einzelner Personen in einer übergeordneten Systematik, die nur noch wenig mit der Ordnung in den Schränken, Kästen oder Kellern zu tun hatte. Die Analogien zwischen der Küche und den Laboratorien der Vivisektoren sind nicht zu übersehen. Da wie dort werden kleinere Säugetiere, Fische und Frösche verbraucht, müssen Tiere getötet werden. Da wie dort finden sich Präparate, etwa schön hergerichtete Braten oder präparierte und konservierte Froschteile. Das Laboratorium ist eine Art Küche, wenngleich es nicht dazu dient, Verzehrbares herzustellen. Anleitungen zu Experimenten erinnern an Kochrezepte. Wie ein Frosch zu töten ist, liest sich nicht viel anders als jene Anweisungen zum richtigen Schlachten, die sich in den Kochbüchern der Zeit finden, mit dem einzigen Unterschied, daß die Beschreibung genauer ist: »›Köpfen‹ (›Dekapitieren‹) eines Frosches. Um sich ganz frisches Froschblut reichlich zu beschaffen, wenden wir ein Verfahren an, das auch noch weiterhin zur raschen Tötung des Frosches vielfach verwendet werden wird. Mit der linken Hand wird ein Frosch um den Leib gefaßt, so daß die Finger ihn von der Bauchseite her umschließen und der Rücken in der Handfläche liegt. Die Hinterbeine ragen gerade gestreckt unten beim kleinen Finger heraus, die Vorderbeine werden zwischen Zeigefinger und Mittelfinger festgehalten. Auf diese Weise kann man den Frosch ohne starken Druck völlig bewegungslos festhalten. Dann schiebt man von der Seite das eine Blatt einer starken Schere in das Maul des Tieres hinein, so daß die Schneide auf beiden Seiten des Kopfes an den hinteren Mundwinkeln anliegt. Man dreht die Schneide nach oben, und mit einem raschen Schnitt quer über den Nakken wird der ganze obere Teil des Kopfes mit dem Gehirn abgeschnit-

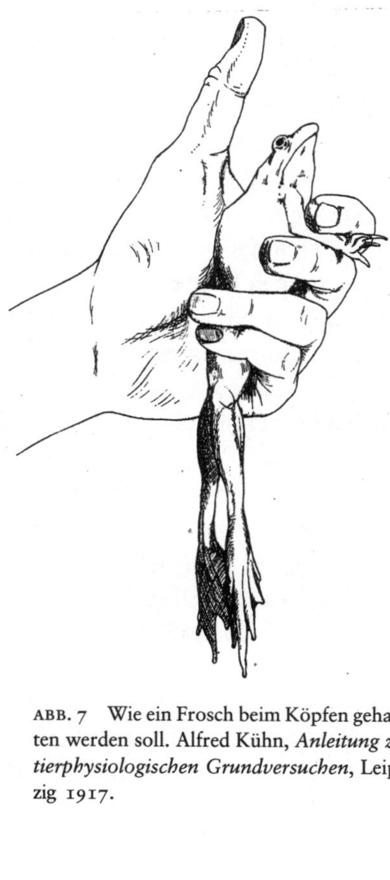

ABB. 7 Wie ein Frosch beim Köpfen gehalten werden soll. Alfred Kühn, *Anleitung zu tierphysiologischen Grundversuchen*, Leipzig 1917.

ten. Von dem Querschnittsloch in der Wirbelsäule wird nach hinten in den Rückenmarkskanal eine Stricknadel eingeführt und das Rückenmark durch wiederholte drehende Bewegungen vollständig zerstört. Der Frosch ist damit seines ganzen Zentralnervensystems beraubt und damit auf jeden Fall völlig empfindungslos.«[26] Schere und Stricknadel wurden auch in der Küche verwendet. Wie in den Kochbüchern die Zutaten zu den einzelnen Gerichten angegeben werden, so werden in Lehrbüchern der Physiologie die zur Durchführung eines Experiments erforderlichen Utensilien genannt. Benötigt werden ein Frosch, Besteck, Halter, Essigsäure, Schwefelsäure, Bechergläser.

Ist ein so behandelter Frosch aber auch wirklich tot? So neu war diese Frage nicht. Sie wurde bereits im Zusammenhang mit der Guillotine gestellt. Die Guillotine wurde eingeführt, um den Verurteilten schnell und schmerzlos zu töten. Doch dann tauchte die Frage auf, ob der Hingerichtete auch sofort tot sei oder ein abgetrennter Kopf augenblicklich jedes Bewußtsein verliere. Manche meinten, wenn das Gehirn den Sitz der menschlichen Empfindungen bilde, so müsse dessen Empfindungsfähigkeit auch nach dem Abtrennen des Kopfes eine Zeit lang erhaltenbleiben. Auch müsse der am Hals erlittene Schmerz noch nachwirken. Sie deuteten die Zuckungen im Gesicht des Opfers als Lebenszeichen. Als Camille Desmoulins, der selbst zu den Hauptakteuren der Französischen Revolution zählte, 1794 hingerichtet wurde, beendete er seinen letzten Brief an seine Frau mit den Worten: »Meine Lucile! Meine gebundenen Hände umarmen Dich, mein Kopf läßt noch, wenn er vom Rumpf getrennt ist, seine sterbenden Augen auf Dir ruhen!«[27] Der Physiologe Sömmering versuchte 1795 zu beweisen, daß bei einer so plötzlichen Trennung des Kopfes vom Rumpf das Bewußtsein des Hingerichteten und somit auch die Schmerzempfindung noch längere Zeit erhalten bleibe. Andere Ärzte argumentierten pragmatischer: Wenn sich das Bewußtsein des Subjekts aus dem Zusammenwirken aller Organe erkläre und das Rückenmark dabei eine wesentliche Vermittlerrolle übernehme, ja Teil des Gehirns sei, so sei dieses nach dem Abtrennen des Kopfes nicht mehr vollständig. Dadurch sei die Einheit des Bewußtseins aufgelöst. Sie sahen in der expressiven Mimik des Enthaupteten nichts als automatische Reflexe und Zuckungen ohne den Schatten jeder Wahrnehmung.

Wird bei einem Frosch die Verbindung zwischen dem Gehirn und dem Rückenmark durchtrennt, bleibt er am Leben. Seine Aktivität verändert sich aber in höchst merkwürdiger Weise. Ist das Nervensystem eines Frosches auf das Rückenmark reduziert, so hört er zu atmen und zu schlucken auf. Dieser »Rückenmarksfrosch« liegt flach auf dem Bauch, statt sich aufrecht auf die Vorderbeine zu stützen. Dreht man ihn auf den Rücken, bleibt er ruhig liegen, anstatt sich, wie ein normaler Frosch, umzudrehen. Er ist nicht mehr in der Lage, sich fortzubewegen. Zieht man jedoch seine Hinterbeine, die er unter seinem Körper zusammengezogen hat, heraus, so kehren diese sofort wieder in ihre ursprüngliche Position zurück. Wird der Frosch mit dem Unterkiefer an einem Halter befestigt und kneift man eine Zehenspitze einer Hinterpfote mit einer Zange, so wird das Bein in die Höhe gezogen und an den Körper gelegt. Wird eine Zehenspitze mit verdünnter Essigsäure gereizt, zieht der Frosch, abhängig von der Konzentration, das Bein sofort oder nach einiger Zeit aus der Lösung. Wird eine kleine Stelle der Rückenhaut mit Hilfe eines spitzen Pinsels mit verdünnter Essigsäure betupft, hebt der Frosch das Hinterbein und wischt mit den Zehen die gereizte Stelle ab. »Nach sorgfältigem Abspülen des Frosches wird das Bein der einen Seite im oberen Drittel des Oberschenkels abgeschnitten und dann wird [...] die Rückenhaut dieser Seite mit Essigsäure betupft. Der Frosch führt zuerst einige vergebliche Versuche mit dem Beinstumpf aus, dann macht er mit dem Bein der Gegenseite eine Wischbewegung.«[28] Legt man den Herzbeutel frei, so sieht man unter einer dünnen durchsichtigen Haut das Herz des geköpften Frosches schlagen. Selbst das losgelöste Herz schlägt weiter.

Werden einem Frosch sämtliche vor dem Kopfmark liegenden Gehirnteile herausgeschnitten, so kann er dennoch bis zu vier Monaten am Leben erhalten werden. Der so behandelte Frosch leidet an einem unwiderstehlichen Bewegungstrieb. Er kriecht unermüdlich und vollkommen koordiniert umher, bis er sich in irgendeinem Winkel festsetzt. Er ist sogar in der Lage, eine 18 cm hohe Wand in der Ecke des Gefäßes hinaufzuklettern. Allerdings stürzt er auf der anderen Seite hinab, hat er den Rand des Gefäßes erreicht. Einen wirklichen Sprung führt das Tier nur selten durch, und das auch nur bei künstlicher Reizung. Und wie seine Sitzhaltung ungeordnet erscheint, so fehle, schreibt der Experimentator, seinen Schwimmbewegungen jede Eleganz. Da der Frosch nichts mehr sieht, ist er nicht in der Lage, nach einer Beute zu schnappen. Reizt man jedoch sein Maul mit einem Finger, so greift das Tier mit den Vorderbeinen und dem Maul den Finger und sucht ihn hinabzuschlucken. Da dies nicht gelingt, versucht er diesen mit seinen Vorderbeinen wegzustreifen. Die Störungen werden umfangreicher, wenn auch das Rückenmark angeschnitten wird, und zwar umso mehr, je tiefer der Schnitt erfolgt. Die Körperhaltung löst sich zunehmend auf und nach einer Bewegung wird die Ruhestellung nur langsam und nicht immer vollständig eingenommen: »Jedoch gelingt es, durch zweckmäßige reflektorische Reizung das Tier in eine annähernd normale Haltung zu bringen.«[29]

Abhängig davon, an welcher Stelle eine Nervenbahn durchtrennt, Teile oder das ganze Gehirn entfernt, mit welchen Reizen (Säure, mechanische Einwirkung, elektrischer Strom, Hitze oder Kälte) gearbeitet wurde, aber auch, welche Tiere verwendet wurden, ließen sich sehr unterschiedliche Resultate zu einem Gesamtbild der Nerventätigkeit zusammenfügen. An Hunden, bei denen das Rückenmark an der Grenze zwischen Brustteil und Lendenteil durchtrennt wird, läßt sich durch mechanische Reizung des Penis, des Unterleibes oder durch Druck auf die Harnblase eine Erektion auslösen: »Wird ein Finger in das Rectum hineingeführt, so erscheinen rhythmische Kontraktionen des Analsphinkters, welche durch Reizung des Ischiadicus gehemmt werden können. – Bei Reizung des Ischiadicus werden noch Kontraktionen des Uterus und der Vagina erhalten.«[30] Geköpfte Hühner können noch flattern. Enten, denen das Rückenmark zwischen dem vierten und fünften Halswirbel durchtrennt wird, führen mit ihren Füßen eine ganze Reihe von energischen und vollkommen regelmäßigen Schwimmbewegungen aus. Mit dem Schwanz machen sie steuernde Bewegungen, mit ihren Flügeln Flugbewegungen. Setzt man sie jedoch auf einen Tisch, so sind sie nicht in der Lage, das Gleichgewicht zu halten und regelmäßige Bewegungen mit den Füßen auszuführen. Geköpfte Säugetiere führen keine Ortsveränderungen durch, weder spontan noch nach reflektorischer Reizung.[31] So ließen sich Geschichten wie die des heiligen Eusebius von Viktorsberg oder die anderer Kephalophoren endgültig in das Reich der Legenden verweisen.[32] Wie der heilige Denis soll Eusebius seinen Kopf, nachdem ihm dieser mit einer Sense abgeschlagen wurde, auf den Friedhof getragen haben.

Versuche an lebenden Tieren haben eine lange Geschichte. Vesalius hat nicht nur Leichen seziert, sondern zu Vergleichszwecken auch an lebenden Tieren wie Schweinen gearbeitet. Er konnte sich auf antike Experimentatoren stützen, denen in Ausnahmefällen auch die Vivisektion eines Menschen möglich gewesen sein soll. Zwar finden sich bereits im siebzehnten Jahrhundert erste Kritiker des Tierversuchs, allgemein gab es allerdings nur wenig Scheu, Tiere lebendig zu sezieren. Daß Descartes' Nachbarn auf seine diesbezüglichen Untersuchungen mit Abscheu reagiert haben sollen, hat sicher nichts, sofern die Anekdote überhaupt zutrifft, mit Tierliebe im heutigen Sinn zu tun. Eher mußte es seinen Nachbarn unverständlich erscheinen, Fleisch in so sinnloser Weise zu verschwenden oder sich – in ihren Augen – mit so sinnlosen Beschäftigungen abzugeben. Die physiologischen Studien haben spätestens seit dem achtzehnten Jahrhundert zu einem enormen Verbrauch an Tieren geführt. Liest man damalige Beschreibungen von Experimenten, dann ist man irritiert vom fast spielerischen Umgang mit Tieren. Es handelte sich um Experimente, in denen der Zufall und die Neugier eine ganz zentrale Rolle spielten. Es wurde durchtrennt, entfernt, exstirpiert, gereizt, beobachtet, dokumentiert. Da damals die Funktionen von Gehirn und Nervensystem noch weitgehend unbekannt waren, konnten Schnitte an jedem

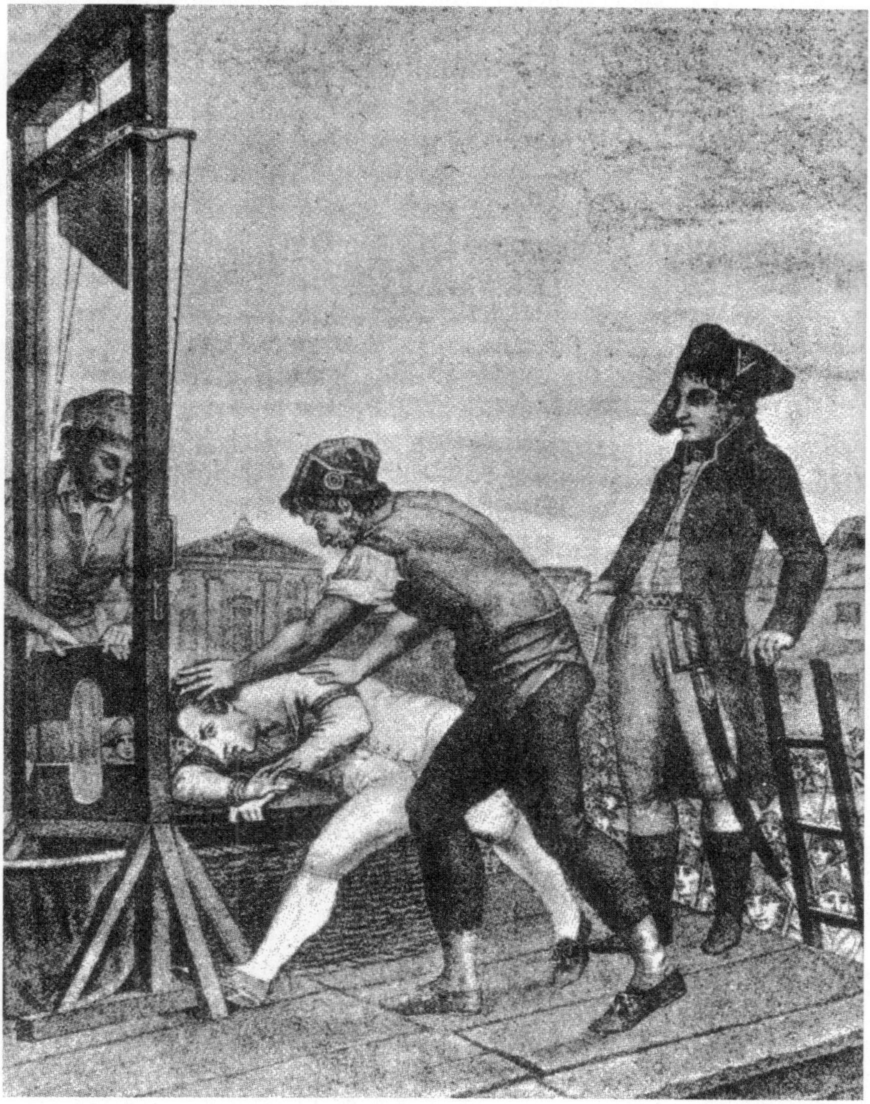

ABB. 8 Zum Bildervorrat des schnellen und schmerzlosen Todes zählt die Guillotine. Robbespierres Kinnlade, die er sich beim Versuch, sich mit einer Pistole zu töten, zerfetzte, ist unverletzt. *Robbespièrres Tod.* Stich von James Idnapila.

beliebigen Punkt durchgeführt werden. All diese Schnitte führten zu überraschenden und oft erstaunlichen Erscheinungen. Solche Experimente wurden vor allem an Fischen, Fröschen, Tauben, Hunden, Katzen, in seltenen Fällen an Affen durchgeführt. Aber auch Schweine, Schafe oder Kühe konnten ohne Schwierigkeiten zu solchen Versuchen verwendet werden.

Im neunzehnten Jahrhundert gerieten die Vivisektoren zunehmend unter Erklärungsdruck. Richteten sie sich an ein breites Publikum oder hielten sie eine öffentliche Vorlesung, so kamen sie nicht umhin, möglichen Einwänden vorzubeugen: »Schneidet man einer Taube oder einer Henne unter gewissen Vorsichtsmaßregeln das Gehirn aus, so bleibt das Thier leben und erholt sich von der Operation; aber es ist ein ganz anderes Geschöpf geworden. Alle Sinneswerkzeuge fehlen ihm, nur eine schwache Spur des Gefühls ist noch vorhanden. Bewegungslos sitzt das Thier in den ersten Tagen auf einer Stelle; hörte man es nicht athmen, so würde man es für ein ausgestopftes Thier halten. (Zum Trost gefühlvoller und in der Experimentalphysiologie nicht bewanderter Leser fügen wir hinzu, daß dieses Experiment keineswegs so grausam ist, als es auf den ersten Blick erscheint; die an sich sehr bedeutende und gewaltsame Operation wird ausgeführt, ohne daß das Thier dieselbe fühlte, weil man es vor der Operation künstlich betäubt. Nach der Operation fehlt dem Thier alle und jede Sinneswahrnehmung; es fehlt ihm, wie wir nachweisen werden, das Bewußtsein, mithin auch die Erkenntniß seiner Lage; und wir haben unser Experiment dann nicht mehr an einem Thiere, sondern nur noch an einer atmenden und verdauenden Maschine zu machen, deren Scheinleben wir künstlich fristen. Daß das Thier kein Gefühl und kein Bewußtsein hat, geht daraus hervor, daß es auf die stärksten Reize nicht mehr und nicht weniger reagirt, als auf schwache.) Wenn die Wunde gehörig verharscht ist, was bei Anwendung gewisser blutstillender Mittel bei Vögeln sehr schnell geschieht, so zeigen sich nun Bewegungen nach äußeren Anreizen. Stößt man sie an, so gehen sie ein paar Schritte; setzt man sie sich auf die Hand und bewegt sie mit dieser rasch nach unten, so thun sie einige Flügelschläge, als ob sie fliegen wollten. Vom ersten Tage an muß man sie künstlich ernähren und ihnen sowohl das nöthige Futter, als das Getränk durch den geöffneten Schnabel einflößen. Bei diesem Verfahren habe ich selbst wochenlang derartige Thiere beobachtet und trotz der bedeutenden Verstümmelung, welche sie erlitten hatten, bei einem gewissen Wohlsein zu erhalten vermocht. [...] Die individuellen Charaktereigenthümlichkeiten fallen zunächst weg. Tauben, Hennen, Kaninchen verhalten sich eins wie das andere; nur Körpergröße und Alter macht einigen Unterschied. Die Bewegungen, welche sie auf einen Reiz ausüben, sind äußerst gering. Alle Thiere führen die nämlichen Bewegungen aus, und dasselbe Thier zeigt unter gleichen Umständen immer

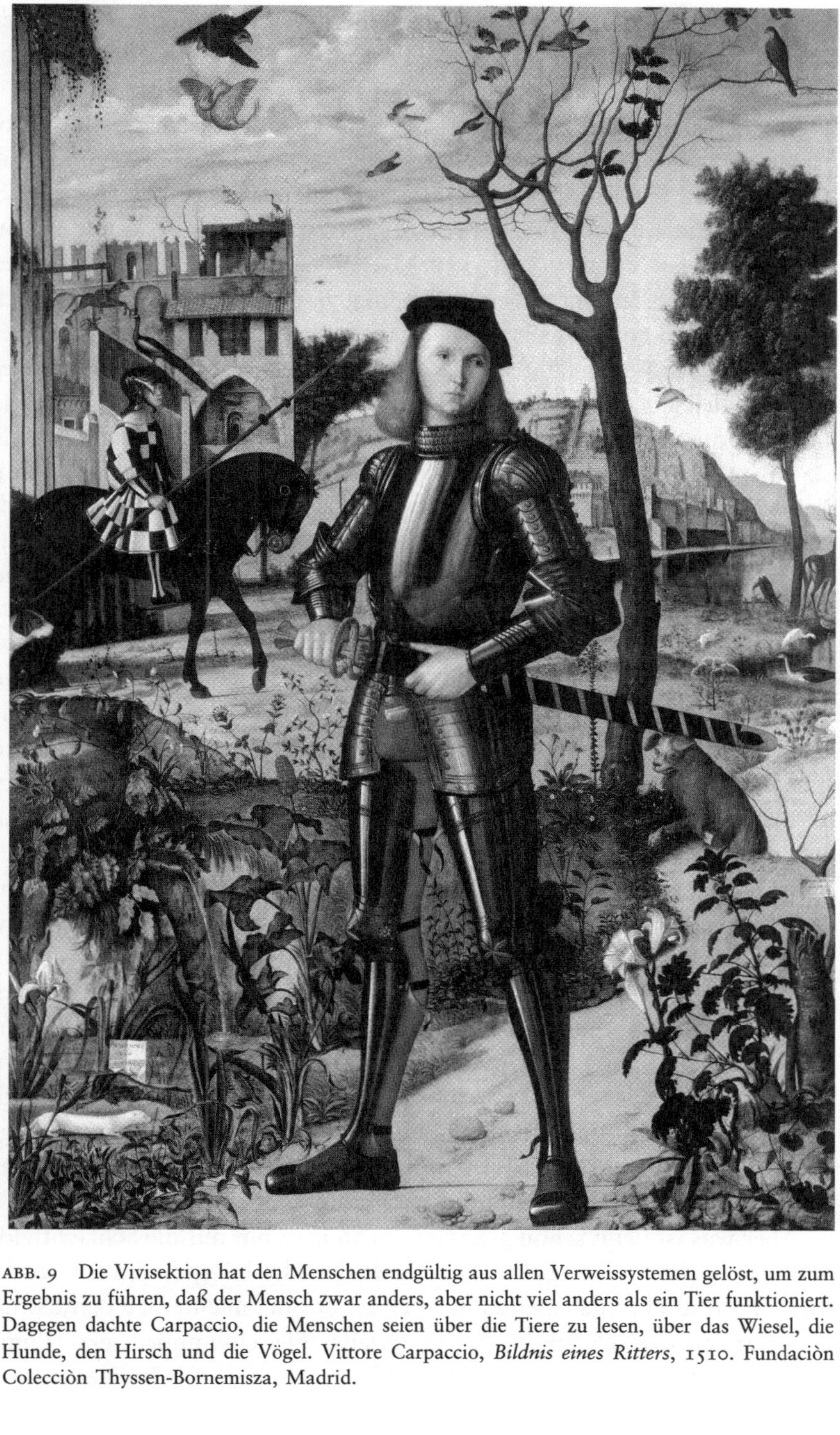

ABB. 9 Die Vivisektion hat den Menschen endgültig aus allen Verweissystemen gelöst, um zum Ergebnis zu führen, daß der Mensch zwar anders, aber nicht viel anders als ein Tier funktioniert. Dagegen dachte Carpaccio, die Menschen seien über die Tiere zu lesen, über das Wiesel, die Hunde, den Hirsch und die Vögel. Vittore Carpaccio, *Bildnis eines Ritters*, 1510. Fundaciòn Colecciòn Thyssen-Bornemisza, Madrid.

wieder das gleiche Verhalten, kurz das Thier ist zum Automaten geworden; Bewußtsein, Absicht fehlen ihm, Wille ist nur in sehr geringem Grade vorhanden.«[33]

Etwas anderes wäre es, würde man einem Tier im Bereich der Halswirbel das Rückenmark durchtrennen. Dieses könnte, obwohl zur Bewegungslosigkeit verurteilt, Sinneswahrnehmungen empfinden, es hätte Bewußtsein, und sofern Tiere überhaupt fähig seien, ihre Lage zu erkennen, so könne es keine Änderung seiner Situation bewirken: »Der Versuch ist so grausam, daß kein Forscher sich bis jetzt hat überwinden mögen, unnöthiger Weise auf solche Art ein Thier zu mißhandeln.«[34] Was gäbe es Schrecklicheres als einen Menschen, der zwar Willen habe, dem aber alle Möglichkeit abgeschnitten seien, seinen Willen jemals zur Ausführung zu bringen? Er wäre erbarmungslos auf die Gnade anderer Menschen angewiesen.[35] Solche Sätze waren an das sensiblere Laienpublikum gerichtet. Tatsächlich findet sich keine noch so kleine Nervenfaser im Körper des Kaninchens, des Frosches oder vieler anderer Tiere, die nicht tausendfach angeschnitten oder durchtrennt worden wäre.

Die Physiologen, die an lebenden Tieren experimentierten, mußten sich gegen den Verdacht behaupten, Tiere zu quälen. Da Tiere, sofern sie nicht betäubt werden, für viele der damaligen Laien Schmerzen empfinden mußten, ließen sich solche Versuche nur durch höhere Ziele rechtfertigen. Ohne Vivisektion könne es in der Physiologie keinen Fortschritt geben. Die Physiologen bedienten sich in ihrer Rechtfertigung diverser Gegenfiguren, zu denen auch der rohe Fuhrmann zählte. Ihre Experimente seien unendlich vertretbarer als die groben Peitschenhiebe des Fuhrmanns auf den wunden Rücken seines Pferdes. Im Gegensatz zu diesem füge der Physiologe dem Tier nicht deshalb Schmerzen zu, weil er in Wut gerate. Vielmehr sei er sachlichen und dem Allgemeinwohl dienenden Anliegen verpflichtet. »Ich bin für die Vivisektion, doch das hindert mich nicht, für das Leben zu sein. Tatsächlich ist es naiv, zu glauben, man dürfe nicht töten; die Natur tötet unablässig; die Tiere fressen sich gegenseitig, und sie fressen Pflanzen; auch die Pflanzen sind Lebewesen, und aus philosophischer Sicht sind alle Lebewesen gleich viel wert. Daher ist jedes absolute Urteil unmöglich. Deshalb bleibt nichts anderes übrig, als sich ans Relative zu halten. Die Vivisektion ist ein notwendiges Übel, das der Fortschritt der Wissenschaft, also die Humanisierung der Welt, gebietet. Sie ist besser als ein minder schlimmes, aber unnützes Leiden.«[36]

Aber was ist denn schon grausam, wenn man nur auf die Schlachtfelder oder gar in die Küche blickt? 1867 hielt der Physiologe Johann Czermak einen Vortrag über das menschliche Herz, das bei nüchterner Betrachtung nichts anderes sei als ein grober materieller Fleischklumpen, ein »Pumpwerk«, welches aus Fleisch und Muskelfasern bestehe. Wie könnte man auf den Gedanken kommen, dieses Gebilde mit den idealsten Regungen unseres Gemütslebens zu verknüpfen? Czermak blieb nicht bei einer bloßen Beschreibung der Funktion des Herzens, er wollte diese an einem bloßgelegten lebendigen Tierherz zur Anschauung bringen. Da im Publikum auch Zuhörer saßen, die mit Experimenten an lebenden oder halbtoten Tieren nicht vertraut waren, hielt er eine längere Vorbemerkung für angebracht: »Erschrecken Sie nicht, meine verehrten Damen und Herren! Es soll dabei keine jener Grausamkeiten Ihnen vor Augen geführt werden, welche man den Physiologen – freilich gedankenlos genug – so sehr zum Vorwurf macht. Ich sage gedankenlos, weil man im blinden Eifer der thierfreundlichen Entrüstung eben nicht daran denkt, einerseits, daß der Fortschritt der Wissenschaft und Kenntnis vom Leben ohne experimentelle Eingriffe in den lebenden Organismus absolut unmöglich ist; andererseits aber, daß die Grausamkeiten unserer glorreichen Schlachtfelder und – unserer Küchen quantitativ wie qualitativ jene der physiologischen Laboratorien bei weitem übertreffen. Kann man aber in den Jubel der Via triumphalis mit Begeisterung einstimmen; kann man sich dem Genusse einer leckern Schüssel lebendig aufgebrochener Austern, lebendig gesottener Krebse, zu Tode gehetzten Wildes, einer Pastete aus Fettlebern gestopfter Gänse usw. usw. mit ruhigem Behagen hingeben – dann wird man sich doch wol auch ohne Gewissensbisse erlauben dürfen, Experimente an lebenden Thieren zu machen und die hervorgerufenen Erscheinungen mit Gemüthsruhe und ungestörter Aufmerksamkeit zu beobachten! – Oder ist etwa die Befriedigung materieller leiblicher Genüsse und ehrgeiziger staatlicher Machtforderungen grösserer, ja auch nur gleicher Opfer werth, als die Befriedigung eines der höchsten und edelsten Bedürfnisse des menschlichen Geistes – des wissenschaftlichen Forschungstriebs? – Der brutalen Thierquälerei wird kein Vernünftiger das Wort reden – das wissenschaftliche Experiment ist aber keine Thierquälerei. Und wenn wir hier auch nicht das jesuitische: ›Der Zweck heiligt die Mittel‹, auf unsere Fahnen schreiben wollen, so können wir immerhin behaupten, dass der Zweck die Verantwortung für das Mittel mit tragen müsse. Doch genug! – Ich habe Ihnen ja gleich von vornherein die beruhigendsten Versicherungen über die Natur meiner Demonstration gegeben, und wenn ich Ihnen jetzt sage, daß ich bei Beginn der Vorlesung einen Frosch durch meinen Assistenten enthaupten und auf diese Weise in ein besseres Jenseits befördern liess, um ihm sein fortpulsirendes Herz herauszuschneiden, so wird diese Mittheilung Ihr Interesse und Ihre Aufmerksamkeit für den anzustellenden Versuch hoffentlich ebenso wenig beeinträchtigen, als der Appetit und das heitere Gleichgewicht der Gemüthsstimmung einer Tischgesellschaft gestört wird, welcher man eine Schüssel gebratener Tauben vorsetzt – trotzdem dass jeder Teilnehmer sehr gut weiss, wie vor wenigen Stunden diesen unschuldigen, gefiederten Geschöpfen die Hälse umgedreht und die Köpfe grausam abgerissen wurden.«[37]

Auch wenn Czermaks Vortrag nicht einer gewissen Theatralik entbehrt, so bedurfte er doch eines ziemlichen Wortschwalls, um der möglichen Entrüstung vorzubeugen. Wie hätte dies besser gelingen können als durch die Erinnerung seiner Zuhörer an jene Tiere, die von diesen verspeist wurden? Und wie ließe sich ein Frosch, der dem wissenschaftlichen Fortschritt geopfert wird, mit einem Frosch vergleichen, der einzig deshalb getötet wird, um verzehrt zu werden? Schlimmer noch, nicht der Frosch wird verzehrt, nur seine Schenkel. Von solch niederen Bedürfnissen hebe sich die Wissenschaft ab, sei sie doch nicht allein dem Fortschritt, sondern vor allem der Menschlichkeit verpflichtet.

Der Abstand zwischen den Laboratorien der Vivisektoren und der Küche war nicht so groß, wie von Czermak behauptet. Zumindest wirkte die Arbeit in den Laboratorien auf die Küche zurück. Plötzlich fanden sich auch dort differenziertere Vorstellungen vom tierischen Körper. Diese waren natürlich nicht mit jenen der Physiologen vergleichbar, aber nun wußte man, daß es sich beim Mark des Rückgrats um Nervenbahnen handelt, um eine Verbindung zwischen dem Gehirn als Zentrum des Bewußtseins und den peripheren Bereichen des Körpers. Die Erkenntnisse der Physiologen ließen sich allerdings nur bedingt in die Küche übertragen, denn: Sind die Fische gar, so treten ihnen die Augen wie weiße Perlen hervor.

Schmerzempfindungen sind eine Sache, der sichere Tod eine andere. Die Experimente der Physiologen zeigten auch, daß der Tod eine unscharfe Angelegenheit ist. Kein Wunder, daß zur selben Zeit das Phänomen des Scheintodes so viele Menschen bewegte. Die Ergebnisse der Physiologen fanden breiten Widerhall. Dies gilt für Haushaltsratgeber ebenso wie etwa für die Literatur. Wie hätte Edgar Allan Poe seine Geschichte vom schlagenden Herzen, welches den Mörder überführt, schreiben können, ohne sich für die Experimente der Physiologen interessiert zu haben. Oder wie hätte Mary Shelly Frankenstein mit Blitzen experimentieren lassen können, wäre nicht bekannt gewesen, daß sich abgetrennte Froschschenkel mit Hilfe von elektrischem Strom in Bewegung setzen lassen. Zuckt etwas, dann lebt es – wir schrecken zurück.

Das neunzehnte Jahrhundert kannte keine geeigneten Geräte, um den Tod eines Menschen festzustellen. Als Zeichen des wahrscheinlichen Todes galt erstens der Stillstand des Blutkreislaufs. Weder an den Schlagadern des Vorderarmes, noch an denen des Halses oder der Schläfen ist der Pulsschlag zu fühlen. Kein Herzschlag ist wahrnehmbar. Zweitens das Aufhören des Atmens. Eine ganz nahe vor den Mund gehaltene Flaumfeder oder eine bren-

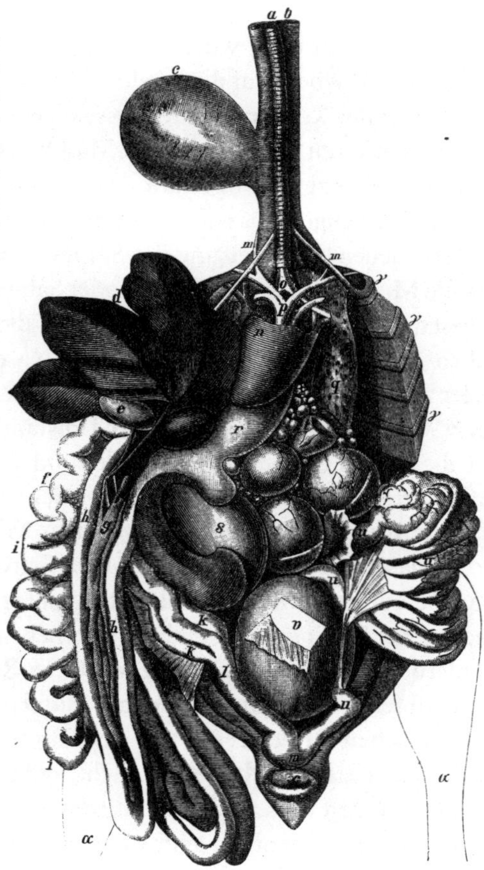

Fig. 4.

ABB. 10 Experimente zur Funktion der Nerventätigkeit fanden Eingang in das Alltagswissen der Köche, kaum jedoch Erkenntnisse über den Verdauungsapparat. Dabei hätte das, was zwischen Mund, Maul oder Schnabel und dem After geschieht, mehr mit Kochen und Essen zu tun. Sämtliche Eingeweide einer Legehenne. Carl Gustav Friderich, *Geflügelbuch*, Stuttgart 1896.

nende Kerze wird nicht mehr in Bewegung gesetzt. Ein vor den Mund oder die Nase gehaltener Spiegel läuft nicht an. Drittens die vollkommene Lähmung der Augenlider. Viertens das sogenannte Brechen der Augen. Die Augen haben ihren Glanz und auch etwas von ihrer Wölbung verloren, sie sind matt und trübe; die Pupille ist gegen alle Reize unempfindlich. Fünftens eine erdfahle Farbe und das Einfallen des Gesichts. Die Augen liegen tief in den Höhlen; die Wangenknochen stehen weiter hervor als gewöhnlich. Sechstens das Herunterhängen der unteren Kinnlade. Siebtens das allmähliche Erkalten und Erstarren des Körpers. Ersteres tritt zuerst im Gesicht, an den Gliedmaßen und am Halse, dann erst an der Brust und am Unterleib ein.[38]

Verständlicherweise wurde versucht, Scheintote, Ertrunkene, Erfrorene, Erhängte oder auch Erstickte durch langdauernde Prozeduren mittels Einblasen von Luft, durch Reibungen ihres Körpers, durch Erwärmung, durch Klistiere oder Reizungen der Sinnesorgane ins Leben zurückzuholen. Um

Hautreize zu erzielen, wurden Senfteige, geriebener Meerrettich oder zerschnittene Zwiebeln auf die Waden, die innere Seite der Schenkel oder Arme gelegt oder der Körper mit Brennesseln gepeitscht. Half dies nicht, so mußte man zu stärkeren Mitteln greifen. Man ließ heißes Pech, Wachs oder Siegellack in die Herzgrube oder auf das Rückgrat tropfen, um möglichst rasch Blasen zu erzeugen. Dasselbe konnte auch mit Hilfe eines erwärmten Messers geschehen. Zur Reizung der Sinnesorgane wurde empfohlen, stark riechende Mittel wie etwa Weinessig oder Salmiakgeist, verbrannte Federn oder angesengte Haare dem Scheintoten vor die Nase zu halten. In leichteren Fällen genüge es, Zigarrenrauch in die Nase zu blasen oder diese mit einer Feder zu kitzeln, Zunge und Mundhöhle mit etwas verdünntem Salmiakgeist oder Weinessig einzureiben. Unter Umständen solle man brennendes Licht vor die Augen des Scheintoten halten oder seinen Namen laut in sein Ohr rufen. Ertrunkene sollen mehrfach wieder lebendig geworden sein, nachdem man sie mehrere Stunden mit warmem Mist, Sand oder Asche bedeckte, wobei das Gesicht natürlich frei blieb. Erfrorenen soll geholfen haben, daß man sie von ihren Kleidern befreit in kaltes Wasser tauchte oder in Schnee packte. Bei Erhängten empfahlen sich neben einer Vielzahl von Prozeduren wiederholte Aderlässe. Die angewandten Reizungen, sei es nun mit Essig, verdampfender Salzsäure, Salmiak, Bittersalz oder ähnlichem, ebenso die mechanischen Reize, denen der Scheintote ausgesetzt wird, wie auch das heiße Wasser, in welches er getaucht, oder das Eis, auf das er gelegt wird, erinnern an den Frosch, dessen Glieder einfallsreich malträtiert werden, um ihm, obwohl er eigentlich leblos sein müßte, dennoch Lebenszeichen zu entlocken. Die Empfehlung, Scheintoten laut ihren Namen ins Ohr zu rufen oder gar ihr Gesicht zu schlagen, lassen an jene Versuche denken, die mit den Köpfen eben Hingerichteter durchgeführt wurden, um die Streitfrage endlich zu beantworten, ob das Haupt eines eben Guillotinierten noch über Bewußtsein und Empfindungsfähigkeit verfüge.

Die Zeichen des Todes waren (und sind es heute noch) schwerer zu erkennen als die des Lebens. Gelingt es, jemanden wieder ins Leben zurückzuholen, so wird seine Haut allmählich weich, einige Teile des Körpers werden warm, die Brust bewegt sich leicht, man bemerkt ein Zucken im Gesicht und an den Augenlidern, das Herz fängt leise an zu klopfen, Lippen und Backen färben sich. Endlich erfolgt Stöhnen, die Brust hebt sich, Herzklopfen ist wahrnehmbar, leise Zuckungen an den Füßen sind zu beobachten, Zittern am ganzen Leib, Husten, Niesen, Schaum vor dem Mund, Rumpeln und Kollern in den Gedärmen. Sobald der Wiederbelebte schlucken kann, verabreicht man ihm eine dünne, kräftige Brühe, teelöffelweise guten Wein und überwacht ihn, weil sich sein Zustand rasch wieder verschlechtern kann. Als sichere Zeichen des eingetretenen Todes galten jene Erscheinungen, welche durch die beginnende Verwesung hervorgerufen werden, nämlich Leichengeruch, ein schwärzliches Aussehen der inneren Teile der Nase, des Mundes und der Lippen, das Erscheinen fauliger oder schwärzlicher Flecken auf der Haut, besonders an solchen Stellen, auf denen der Körper aufliegt, Grünwerden des Unterleibes und der Austritt einer gärenden, fauligen Feuchtigkeit aus dem Mund. Nun kann man bei einem Tier, das für den Verzehr bestimmt ist, allerdings nicht warten, bis sich die ersten Zeichen der Verwesung einstellen.

Läßt sich der Tod nicht exakt bestimmen, dann gilt es, ihn klar zu definieren. In der Küche gilt ein Fisch dann als tot, sobald die Verbindung zwischen Kopf und Körper durchtrennt ist. Die heutige Medizin definiert einen Menschen dann als tot, wenn das EEG einen bestimmten Zeitraum keine Hirnströme mehr mißt. Wir wissen, daß letzteres ebenso wie die Behauptung in der Kochbuchliteratur, ein Tier empfinde nichts mehr und sei tot, wenn die Nervenverbindung zwischen Kopf und Körper durchtrennt sei, eine Hilfsdefinition ist. Hirntote Menschen lassen sich weiterbeatmen, sie werden ernährt und gepflegt, um Organe für mögliche Transplantationen vorrätig zu halten. Ob und was sie fühlen, was in ihnen vorgeht, läßt sich letztlich nicht sagen. Während manche in kleinsten Bewegungen erste Zeichen der Regeneration oder Artikulationen sehen, deuten andere diese als reflektorische Reste. Dies läßt an die Scheintoten des neunzehnten Jahrhunderts und die Diskussionen über die Mimik der Hingerichteten denken. Die Henne mit der verharschten Wunde am Kopf, der jede Sinneswahrnehmung und alles Bewußtsein abgesprochen wird, diese »atmende und verdauende Maschine«, deren »Scheinleben künstlich gefristet« wird, ist als Modell heutiger Hirntoter zu lesen. Die Experimente der Physiologen haben neben Erkenntnissen und Theorien vor allem Bilder produziert. Das gilt für die damaligen Köchinnen ebenso wie für die heutige Medizin, in der die Körper der Wiederverwertung zugeführt und nicht viel anders als Automobile auf Autofriedhöfen ausgeschlachtet werden.

4. UNHÖRBARE SCHREIE

»Stichst du mich,
so beiß ich dich;
drückst du mir die Kehle ab,
bring ich dich ins frühe Grab.«
Wilhelm Hauff, *Zwerg Nase*

Bei sehr vielen physiologischen Versuchen muß das Verhalten der Tiere nicht beschrieben werden. Ging es darum, eine Formel für die Blutmenge eines Körpers zu entwickeln, dann war das Verhalten eines Tieres während eines Experiments völlig unwichtig. Wollte man dagegen Ausfallserscheinungen untersuchen, die nach der Durchtrennung des Rückenmarks an dieser oder jener Stelle oder nach der vollständigen oder teilweisen Entfernung des Gehirns auftreten, so war es notwendig, das Verhalten der Tiere sehr genau zu protokollieren: »Sobald die Narkose sich verlor, machte der Affe wiederholte Versuche, sich aus der Seitenlage zu erheben, aber vergeblich. Zunächst fiel er immer wieder in die Seitenlage zurück, ehe es ihm gelang, sich in die Brustbauchstellung zu bringen und darin sich zu behaupten; wenn er in der Folge auf den Armen sich erhob, fiel er alsbald wieder nieder. Stellte er sich weiterhin vorn auf die Arme und setzte die Beine in Bewegung, so fiel er sogleich auf der einen oder anderen Seite um, usw. Früher oder später ließen dann die vergeblichen Aufstehversuche nach, und der Affe verblieb in Brustbauchlage bei normaler Haltung der Körperteile. So fand man ihn am Morgen nach der Operation und immer wieder in den folgenden Tagen, wenn er sich selbst überlassen blieb. Zu größeren Bewegungen kam es jedesmal, wenn der Affe in Angst oder Zorn geriet. Schon am Operationstage konnte er sich aus der Lage am Boden, unter einer kleinen Drehung um die Längsachse in die Sitzstellung bringen; selten stellte er sich blitzschnell auf die vier Extremitäten auf. Regelmäßig schlug er dann, kaum daß er stand, nach der Seite um oder in die Brustbauchlage nieder; auch kam es vor, daß er aus der sitzenden Stellung nach hinten oder vorn oder zur Seite fiel. Durch Anlehnung des Rumpfes an eine Wand des Käfigs oder durch Fassen mit der Hand an dessen Gitter konnte er für kurze Zeit in der Sitzstellung bleiben und fiel erst, wenn er sich nicht mehr stützte.«[39]

Viele der dokumentierten Reaktionen oder Bewegungen dieses Affen oder anderer Versuchstiere, denen Teile des Gehirns entfernt wurden, lassen an

Abwehrbewegungen und Fluchtversuche denken. In einem der vielen Versuchsprotokolle wird von einem Affen berichtet, der immer wieder versucht, an den Gitterstäben seines Käfigs emporzuklettern. Eines dieser Protokolle ist durch seine Detailtreue besonders beeindruckend. Die Hinterpfote eines Hundes, dessen Gehirn teilweise entfernt wurde, wird mit einem spitzen Gegenstand gereizt. Der Hund beugt das Bein und zieht es weg. Dann wird er von einem allgemeinen Zittern ergriffen. Er schließt seine Augen, richtet man, sitzt er im Dunkeln, eine Blendlaterne auf ihn. In seltenen Fällen dreht er sogar den Kopf zur Seite. Zwischen zwei Bretter geschoben, die einen engen Gang bilden, der blind an einer Mauer endet, sucht der Hund einen Ausgang. Hat er das Ende erreicht, richtet er sich jedoch vergeblich an der Wand empor. Endlich beginnt er im Krebsgang der Enge zu entkommen. Dafür benötigt er zwanzig Minuten. Nach einer Vielzahl von Experimenten wird das Versuchstier durch »Verblutung getötet«. Laut Protokoll des Versuchsleiters sei die Intelligenz des Tieres in sehr hohem Grade herabgesetzt gewesen. In seinen Augen war es so dumm, daß es noch am letzten Tag seines Daseins genauso wie Monate zuvor tobte, sobald es aus seinem Käfig gehoben wurde, um gefüttert zu werden. Dem Hund habe jeder Ausdruck von Freude gefehlt, und richtige Unlust habe er nur gezeigt, wenn er angefaßt wurde. Mit dem Tod des Hundes ist das Experiment nicht abgeschlossen. Es folgt eine Sektion, vor allem die genaue Sektion des Resthirns. Eine trächtige Hündin, bei der der größte Teil des Rückenmarks vom oberen Brustteil an exstirpiert worden war, gebar fünf Junge. Der Mutter wurde ein Junges gelassen. Dieses machte sich energisch an das Sauggeschäft und gedieh gut. Unter dem Einfluß des Saugens schieden die Milchdrüsen eine völlig normal zusammengesetzte Milch aus. Dagegen konnte keine deutliche Schweißsekretion nachgewiesen werden.[40]

Wir neigen dazu, unsere Schmerzempfindungen auf Tiere zu übertragen. Wenn ich in den Bewegungen von Versuchstieren, denen das Rückenmark durchtrennt oder Teile des Gehirns entfernt wurden, hilflose und verzweifelte Anstrengungen sehe, der Tortur zu entkommen, dann wird dies auch durch eigene Ängste bestimmt. Neurologische Ausfallserscheinungen wie Lähmungen, Gedächtnis- und Orientierungsverlust wie die damit verknüpfte Hilflosigkeit, vor allem aber auch die Verletzlichkeit unserer Identität, zählen zu den großen Ängsten des modernen, medizinisch versorgten Menschen. Noch viel schrecklicher wäre die Vorstellung, ähnlich wie Tiere gewaltsam solchen Versuchen ausgesetzt zu sein, sich in dunklen oder grell erleuchteten Räumen wiederzufinden, festgeschnallt auf einem Operationstisch ohne jedes Orientierungsvermögen aus einer Narkose aufzuwachen.

Frederick Wiseman zeigt in seinem 1974 entstandenen Dokumentarfilm *Primate* Versuche, die an Menschenaffen durchgeführt wurden. In Operationssälen werden die Körper von Affen rasiert, betäubt, die Kopfhaut wird abgehoben und der Schädel aufgesägt. Elektroden werden ins Gehirn implantiert. Andere Affen werden zu Versuchszwecken in Rotationsmaschinen eingefügt. All diese Affen erleben vor allem eines: Angst. Diese Angst schreit aus ihren Gesichtern. Eine Schimpansin, an Händen und Füßen festgebunden, wird auf einem OP-Tisch liegend auf einen Eingriff vorbereitet. Die Augen des Tieres suchen Halt im Raum, suchen nach Hinweisen, daß nichts Bedrohliches geschieht. Sie ist fixiert, aller Möglichkeiten beraubt, wegzulaufen oder sich zu verbergen. Ihre schrillen Schreie ersticken in einem fast unhörbaren Schreien, in einem unbeschreibbaren Atemgeräusch, um schließlich nur noch die Lippen zu einem lautlosen Wehklagen zu formen. Wie könnte man sich mit dieser Schimpansin nicht identifizieren. Sie zeigt Verhaltensweisen und Gebärden, die wir auch von Menschen kennen. Die große und erschreckende Irritation liegt dort, wo sie tatsächlich den Platz eines Menschen einnimmt. Auf demselben Operationstisch könnte auch ein Mensch liegen.

Wenn man zur Kenntnis nimmt, wie sehr das Schmerzempfinden vom kulturellen Umfeld abhängig ist, und daran denkt, daß die Menschen des sechzehnten Jahrhunderts noch vollkommen andere Schmerzvorstellungen hatten, obwohl sich das Nervensystem des Menschen nicht geändert hat, daß die Menschen damals ihrem Schmerz ganz anders Ausdruck verliehen haben, dann muß man sich eingestehen, daß wir sehr wenig über das Schmerzempfinden von Tieren wissen. Tiere erleben Schmerzen anders als Menschen. Ich erinnere mich an verletzte Tiere, die mit einem erstaunlichen Gleichmut die Beschädigung ihres Körpers zu ertragen schienen. Wenngleich eine gewisse Schonhaltung nicht zu übersehen war, machten sie nicht den Eindruck, besonders heftigen Schmerz zu empfinden. Eine Kuh mit einem eben ausgestochenen Auge. Eine Katze, die im Messer des Mähwerks ein Bein verloren hatte. Ohne Betäubung kastrierte Ferkel, die sich schon nach wenigen Minuten beruhigt hatten und sich ihrer gewohnten Beschäftigung hingaben. Dagegen können Katzen, fehlt ihnen jede Fluchtmöglichkeit, durch Geräusche oder Gerüche, die wir nicht einmal in der Lage sind wahrzunehmen, so in Panik geraten, daß sie am ganzen Körper zittern.

Wohl bei den meisten Menschen wird sich beim Betrachten des Filmes *Primate* ein intensives Mitgefühl mit den dort gezeigten Versuchstieren einstellen. Lassen wir unser Mitgefühl einmal außer acht und versuchen, die Anordnung dieser Szene genauer zu betrachten. An Tieren werden Versuche durchgeführt. Das Tier befindet sich im Experimentierfeld. Es ist das Experimentierfeld. Der Experimentator steht außerhalb dieses Feldes. Er beschränkt sich auf die Durchführung und Protokollierung des Experiments. Betreut wird der Hund von Gehilfen, deren Aufgabe es auch ist, die Tiere zu

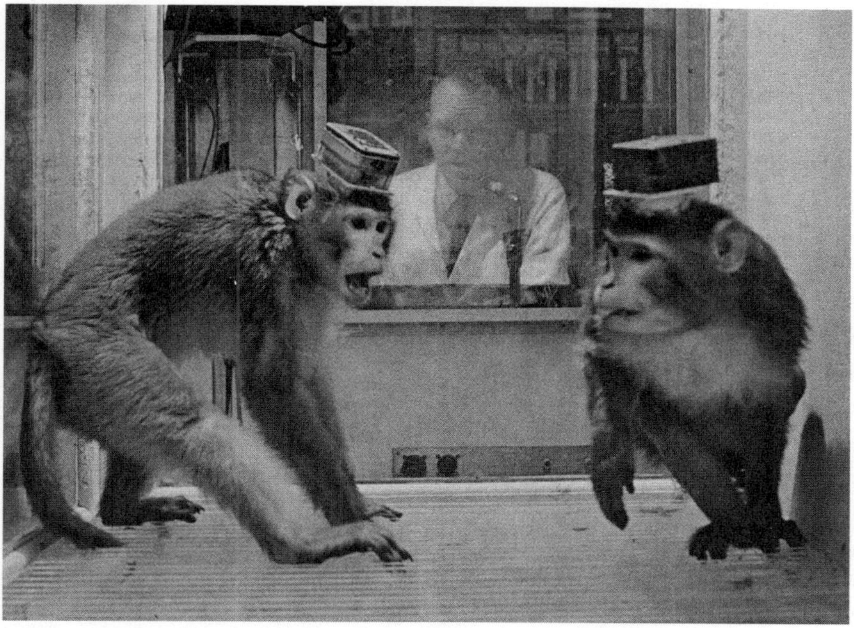

ABB. 11 Eine vielzitierte Abbildung der Tierversuchsgegner. Man muß die beiden Affen vergessen und auf den Experimentator blicken, der mittels Elektroden in Aufregung versetzt. National Geographic Society.

beschaffen. Gehilfen sind es, die das gesunde, später das kranke Tier betreuen. Wir haben einen einzelnen Hund vor Augen, für den Experimentator gibt es dieses einzelne Tier nicht. Der Betrachter des Films sieht eine völlig andere Wirklichkeit als diejenigen, die mit den unterschiedlichsten Experimenten beschäftigt sind. Im Experiment wird das Tier, ist es unbrauchbar geworden, schon bald durch ein anderes ersetzt. Jedes neue Versuchstier macht ungeschehen, was in einer Versuchsreihe mit den bereits verwendeten oder verbrauchten Tieren geschah. Alle verbrauchten Tiere sind im Abstraktum bestimmter Forschungsziele und Forschungsergebnisse aufgehoben. Man darf die Institutionen nicht vergessen, in denen solche Experimente durchgeführt werden. Ganz gleich ob an Tieren oder Menschen Versuche durchgeführt werden, sie schaffen einen Rahmen der Normalität, der systematisch desensibilisiert gegenüber Wahrnehmungen und Empfindungen, die in diesem Rahmen nicht vorgesehen sind. Und es gibt für all diese Versuche, mögen sie noch so sinnlos sein, ein sauberes Äquivalent: Präparate und gedrucktes Papier. Was die einen reinigt, ist für die anderen der Friedhof. Die Körper der verbrauchten Affen, Hunde, Katzen und Frösche sind in den Massengräbern wissenschaftlicher Publikationen namenlos bestattet.

Das Experiment kennt keine Leerstellen. Sein Ablauf ist festgelegt. Ständig ist etwas zu tun. Es wird rasiert, desinfiziert, geschnitten, gezählt, gerechnet, vermessen, beobachtet, betäubt, verglichen, registriert oder dokumentiert. Alle Aufmerksamkeit ist gebunden. Festgelegte Beobachtungsinteressen und technische Sehhilfen engen das Gesichtsfeld des Versuchsleiters ebenso ein wie die absolute Beschränkung auf die Zielsetzungen des Experiments. Alles, was nicht mit diesen Zielsetzungen zu tun hat, droht aus dem Wahrnehmungsfeld des Versuchsleiters zu fallen. Soll die Funktion des Labyrinths untersucht werden, dann ist es ohne Bedeutung, was der Hund dabei erlebt. Werden die Reflexe untersucht, nachdem Nervenbahnen an dieser oder jener Stelle durchtrennt wurden, dann geht es nicht um das ganze Tier, sondern immer nur um einen Ausschnitt. Es ist ein fragmentierter Blick, der es nahezu unmöglich macht, das Tier mit seinen Gebärden zu sehen. Kürzlich machte ich eine eigenartige Erfahrung. Ich befand mich in der Bibliothek eines anatomischen Instituts. In fast schwindelerregender Höhe stand ich auf einer Leiter und blätterte in der ungelesenen Erstausgabe von Alexander Mitscherlichs *Medizin ohne Menschlichkeit.* Unter mir ein Vertreter, der mit einem Arzt über die Laboreinrichtungen sprach. Unter anderem wollte er auch »Mäusewerkbänke« aus Edelstahl, deren Eigenschaften er nicht genug loben konnte, an den Mann bringen. Der Vertreter sprach so, als würde er einen Kühlschrank oder ein Auto verkaufen. Auch für den Arzt schienen Mäusewerkbänke das Normalste auf der Welt. Ich dagegen war sehr erstaunt, daß Werkbänke nicht nur dazu dienen, Eisen oder Holz, sondern auch Tiere zu bearbeiten.

Der absolut sachliche Ton, in dem etwa Ausfallserscheinungen und Anpassungsleistungen von Tieren beschrieben sind, denen aus Versuchszwecken Teile des Gehirns entfernt wurden, ist erschreckend. Selbst dann, wenn es zutrifft, daß vielfältigste Vorkehrungen jene, die Tierexperimente durchführen, davor schützen, das Tier als empfindungsfähiges Geschöpf wahrzunehmen, so bedeutet dies noch nicht, sie seien völlig immun gegen jede Form der Identifikation mit ihren Versuchsobjekten. Die Einführung der Narkose in die Humanmedizin hat im neunzehnten Jahrhundert das Schmerzverständnis grundlegend geändert. Ohne Zweifel hat die Narkose in einer Zeit, in der die Menschen hinsichtlich der Tieren in Experimenten zugefügten Schmerzen sensibler wurden, die Durchführung von Tierversuchen erleichtert: »Es ist [...] in vielen Fällen notwendig, die Organe der unmittelbaren Untersuchung zugänglich zu machen. Wir sind daher oft gezwungen, an lebenden Tieren vielerlei Operationen auszuführen, welche die Geschicktheit und die Erfindungsgabe des Operateurs nicht selten auf eine harte Probe stellen. Bei diesen Operationen werden die Tiere in der Regel durch Äther, Chloroform, Chloral, Morphin oder irgend ein anderes Narkotikum betäubt. Nur wenn der Versuchszweck es notwendig macht, wird die Operation am nicht-narkotisierten Tiere ausgeführt. [...] Ferner ist es vielfach sehr vorteilhaft, die willkürlichen Bewegungen des Tieres bei dem Versuch zu unterdrücken, was durch Vergiftung mit dem amerikanischen Pfeilgift Curare erzielt wird. Da dieses Gift auch die bei der Respiration tätigen Muskeln lähmt, ist es notwendig, bei dem Tiere die sogen. künstliche Atmung zu unterhalten.«[41] Wir wissen zwar wenig über Schmerzerfahrungen, dagegen aber viel über die Voraussetzungen, keinen Schmerz, eigentlich nichts mehr zu empfinden: Betäubung und Durchtrennung von Nervenbahnen.

Das Mitgefühl schwindet, je geringer die Lebensäußerungen des Tieres, je weniger das Verhalten des Tieres an das eines Menschen erinnert. Ein narkotisiertes Tier wird kaum Mitgefühl auslösen. Ein Hund, der nicht mehr bellen kann, weil seine Stimmbänder oder die entsprechenden Nerven durchtrennt wurden, wird weniger Mitgefühl auslösen als ein Hund, der ständig winselt und die kläglichsten Laute von sich gibt. H.F.D. Haberland beschrieb in seiner *Operativen Technik des Tierexperimentes* wie bei einem Hund der Nervus recurrens durchtrennt werden muß, um eine Stimmbandlähmung zu bewirken: »Die Lage des linken N. recurrens im mittleren Halsteile beim Hunde. Der Nerv läuft zwischen der Schilddrüse und der Luftröhre. Der N. recurrens beansprucht bei Hunden ein besonderes Interesse, weil er oft wegen der Bellerei zwecks einseitiger Stimmbandlähmung durchtrennt, bzw. ausgedreht werden muß. [...] Die Trachea wird wie bei der Tracheotomie [...] in Lokalanästhesie mit einem Medianschnitt freigelegt. [...] Zwei anatomische Pinzetten zerteilen vorsichtig, unter Vermeidung jeglicher Blutung, das lokale Bindegewebe zwischen der Luftröhre und dem langgestreckten kleinen Schilddrüsenlappen. [...] Beim Schneiden gibt das Tier einen heiseren Laut von sich.«[42] Vielfach haben sich Gegner der Vivisektion auf diesen Eingriff bezogen, verständlich, denn was könnte es Schlimmeres geben, als Angst und Schmerzen zu empfinden, ohne jedoch die Möglichkeit zu haben, diesen Empfindungen Ausdruck zu verleihen.

Haberland mußte wohl annehmen, daß sein für Ärzte und Physiologen geschriebenes Lehrbuch auch in die Hände von Vivisektionsgegnern gelangen könnte. Wohl deshalb stellte er in der Einleitung einige ethische Bemerkungen zur Behandlung von Versuchstieren an: »Jedes Tier verlangt eine liebevolle Behandlung. Es kennzeichnet große Gefühlsrohheit, wenn der Mensch ein Tier ohne Grund schlägt oder ihm Schmerzen verursacht, obgleich es sich für ihn opfert. Wer ein Tierfreund ist und sich nicht selbst um seine operierten Tiere kümmert, sondern alles dem Wärter überläßt, möge die Hand von allen Tierversuchen lassen. Solchen Experimentatoren fehlt die

Gabe, exakte Beobachtungen auszuführen. Denn nur derjenige achtet auf alles genau und nimmt blitzschnell Veränderungen wahr, der es wirklich liebt. Die Intelligenz des Tieres darf niemals unterschätzt werden. Alle haben ein feines Gefühl für Gutes und Böses. Eine einmalige ungerechte Maßregelung vergessen sie unter Umständen niemals, sie wirkt für immer verstimmend und schadet nur dem Besitzer. Darin gleichen sich Tiere und Menschen. Die Tiere merken sofort, ob man sie gut behandeln will. Nur die ›zahme‹, nicht die ›wilde‹ Dressur hat ihre Berechtigung. [...] Für jede Leistung belohne ich meine Pfleglinge mit Zucker oder einem besonders guten Leckerbissen. Die Nachbehandlung beansprucht größte Sorgfalt. Dann hat die Dankbarkeit dieser Geschöpfe oft keine Grenze.«[43] Das seltsame Opfer, welches das Tier hier für den Menschen bringt, läßt an den Feinschmecker Karl Friedrich von Ruhmor denken, der die Gans, die gestopft wird, sich opfern sieht, um als kunstvolle Pastete in ganz Europa den Ruhm ihres Namens zu verbreiten. Haberlands Mitgefühl verdankte sich vor allem arbeitsökonomischen Interessen; eine wirkliche Identifikation mit dem Versuchsobjekt würde jedes Experiment in Frage stellen, letztlich unmöglich machen. Dies galt auch für die Einführung der Narkose in das Tierexperiment. Viele Eingriffe lassen sich an einem ruhiggestellten Tier wesentlich leichter durchführen als an einem Tier, welches gehalten oder mit Hilfe von Apparaturen fixiert werden muß.

Curzio Malaparte hatte wohl diesen Eingriff vor Augen, als er nach dem Krieg seinen Roman *Die Haut* schrieb. Im Gegensatz zu den Versuchstieren ist der Hund seines Ich-Erzählers kein geschichtsloser Hund. Beide verbindet eine entbehrungsreiche Zeit. Als Phöbus, so heißt der Hund, eines Abends nicht mehr wiederkehrt, wird er vom Erzähler gesucht und endlich in der Veterinärklinik der Universität gefunden: »Längs der Wände standen in Reihen nebeneinander, wie Betten in einer Kinderklinik, seltsame celloförmige Wiegen: in jeder dieser Wiegen lag auf dem Rücken ein Hund ausgestreckt, mit geöffnetem Bauch oder gespaltenem Schädel, oder einer klaffenden Wunde auf der Brust. Dünne Stahldrähte, auf dieselbe Art von Holzschrauben aufgezogen, wie sie bei Musikinstrumenten zum Spannen der Saiten dienen, hielten die Ränder dieser gräßlichen Wunden auseinander: man sah das freigelegte Herz schlagen, die Lungen mit dem Geäder der Bronchien ähnlich dem Geäst eines Baumes sich blähen, genau wie die Laubdecke eines Baumes unter dem Atem des Windes, man sah die rote, glänzende Leber sich ganz langsam zusammenziehen, sah ein leichtes Beben über die weiße und rosige Gehirnmasse laufen wie in einem beschlagenen Spiegel, sah das Gewirr der Därme sich träge lösen wie ein Knäuel von Schlangen beim Erwachen aus der Erstarrung. Und kein Laut entrang sich den halbgeschlos-

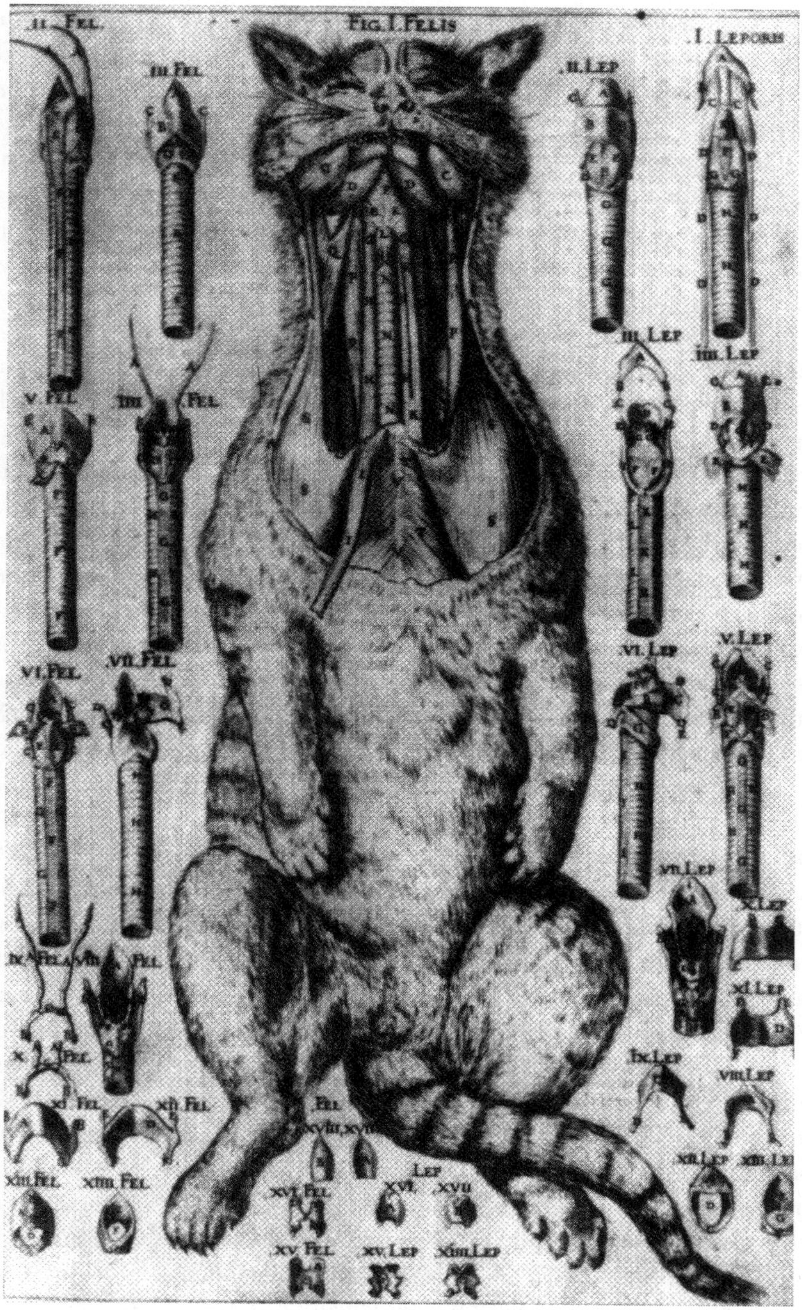

ABB. 12 Vergleichende Darstellung der Sprechorgane von Katze und Hase. Giulio Casserio, *De Vocis Auditusque Organis Historia Anatomica*, 1601.

senen Rachen der gekreuzigten Hunde. Bei unserem Eintritt hatten alle Hunde die Augen auf uns gerichtet, uns mit flehenden Bitten gemustert, Blicken voll herzzerreißenden Mißtrauens; sie folgten mit den Augen jeder unserer Bewegungen, schauten uns zitternd auf die Lippen.«[44] Phöbus' Bauch ist geöffnet, eine Sonde wurde in die Leber eingeführt. Der Hund blickt seinen Besitzer an, aber er gibt nicht das leiseste Geräusch von sich. Diese eigenartige Milde in den Augen! Weshalb aber diese Stille? Was ist das für eine Stille? Der Arzt erklärt es ihm: »Bevor wir sie operieren, [...] schneiden wir ihnen die Stimmbänder durch.«[45]

Es ist eine eigenartige Vorstellung, Lebensprozesse dadurch zu erforschen, indem man die Grundlage ihres Funktionierens, den Körper, systematisch zerstört, sei es, daß Nervenbahnen durchtrennt und Organe entfernt werden oder der Körper eines Tieres Bedingungen ausgesetzt wird, die seine Lebensfunktionen grundlegend beeinträchtigen. Es mag ein anatomischer Zufall sein, aber wie das Rückenmark so befinden sich auch die Stimmbänder im Übergangsbereich von Kopf und Rumpf. Solange es noch die Vorstellung von einer Seele gab, wurde dem Gehirn nicht diese Bedeutung zugeschrieben. Die Seele konnte in früheren Vorstellungen in sehr unterschiedlichen Bereichen des Leibes ihren Sitz haben. Heute würden wir von »lokalisiert« sprechen. Das Gehirn, dieses Zentralorgan der Kontrolle, konnte nicht Lebensort der Seele sein. Da kam schon eher das Herz in Frage. In der Antike dachte man sich die Seele auch im Atem. Das griechische Wort *pneuma* meint nicht nur Atem, sondern auch Seele. In der jüdischen Tradition konnte es auch die Kehle sein, dieses dürstende und lechzende Organ. Die Kehle ist jener Ort, an dem der Atem in den Körper strömt und ihn wieder verläßt. Die Kehle als Sitz der Seele betont den ständigen Austausch mit der Welt, Empfangen und Geben, die Beziehung zwischen Geist und Körper, Innen und Außen, Mensch und Gott, die Beziehungen zu anderen Menschen und Geschöpfen.[46] Noch heute kennen wir sehr viele Körpermetaphern, die uns die Bedeutung der Kehle als Zentralorgan des Lebens deutlich machen. Wird die Welt bedrohlich, so schnürt es uns gleichsam die Kehle zu. Wir haben das Gefühl, keine Luft mehr zu bekommen. Das Wasser kann uns bis zum Hals stehen. Wer traurig ist und nur schwer sprechen kann, hat einen Frosch im Hals. Wer überfordert ist, hat genug am Hals. Ist etwas unverständlich, so bleibt uns der Bissen im Hals stecken. Schlimmstenfalls wird einem das Messer an die Kehle gesetzt, droht jemand, uns den Hals umzudrehen. Erst als Schneewittchen den vergifteten Apfel, der in ihrem Hals steckenblieb, heraushustet, löst sich die Blockade, und sie wird wieder lebendig.

Margarete von Navarra konnte im sechzehnten Jahrhundert noch, wenn auch bereits mit Zweifeln, neugierig die Lippen einer Sterbenden beobach-

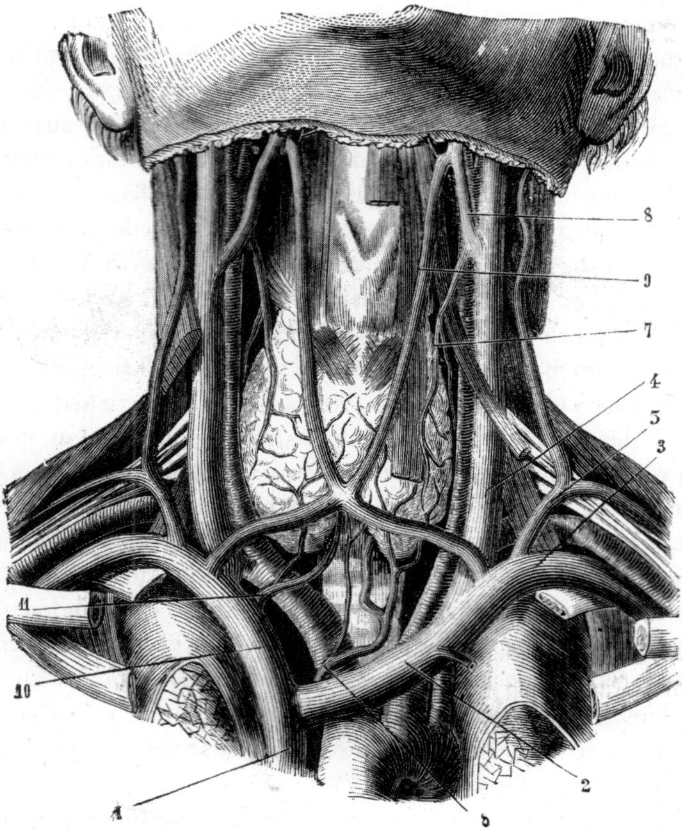

ABB. 13 Die anatomische Darstellung bedeutet das Ende jeder Metaphorik. Der geöffnete Hals läßt an eine Maschine mit Kabeln und Drähten denken, an die Röhrensysteme hydraulischer Pumpen. Das Erleben des eigenen Körpers vermag sie jedoch weder abzubilden noch auszudrücken. Carl Reclam, *Der Leib des Menschen*, Stuttgart 1870.

ten, um den Auszug der Seele aus dem Körper zu erspähen. Von einigen der ihr vertrauten Damen gefragt, was ihren Blick auf die dahinscheidende Kreatur so ergötze, soll sie erwidert haben: »Nachdem sie viele gelehrte Doktoren darüber habe reden hören, daß Seele und Geist gleich nach dem Hinscheiden aus dem Leib auszögen, habe sie nun sehen wollen, ob ihm irgendein Wind oder Geräusch oder das leiseste Ächzen beim Ablösen und Ausziehen entführe – aber sie habe nichts dergleichen bemerkt. [...] Und sie fügte hinzu, wenn sie nicht fest im Glauben wäre, wüßte sie nicht, was von dieser Ablösung und diesem Auszug der Seele aus dem Leib zu halten sei, aber sie wolle das glauben, was ihr Gott und ihre Kirche befehlen, ohne ihre Neugierde weiter voranzutreiben.«[47] Daniel Paul Schreber, der seiner Zeit entsprechend den

Sitz des Verstandes nicht nur im Kopf, also im Gehirn, sondern ebenso im Rückenmark vermutete, beschreibt in seinen *Denkwürdigkeiten eines Nervenkranken* ein Rückenmarkwunder. Die in seinem Bericht immer wiederkehrenden »kleinen Männer« versuchen ihm dieses Organ auszupumpen: »Das Auspumpen hatte den Erfolg, daß mir das Rückenmark namentlich bei den Spaziergängen im Garten, zuweilen in ziemlicher Menge in Form kleiner Wölkchen aus dem Munde entströmte. Man kann sich denken, mit welcher Sorge mich solche Vorgänge erfüllten, da ich damals noch nicht wußte, ob nicht damit in der That ein Theil meines Verstandes in die Luft verflöge.«[48] Ganz offensichtlich mischte sich in die damaligen Vorstellungen vom Bewußtsein das alte Bild der Seele, die dem Sterbenden durch den Mund entweicht. In seine Sucht, selbst kleinste Körpersensationen zu beobachten, floß wohl auch die Lektüre populärwissenschaftlicher Literatur ein, in der etwa das Zentralnervensystem unter Bezugnahme auf vielfältigste Versuche erläutert wurde. Und tatsächlich sah sich Schreber einer Vielzahl von bedrohlichen Manipulationen ausgesetzt, die – so bizarr seine Beschreibungen oft sein mögen – an Versuche denken lassen, die an Tieren durchgeführt wurden. So habe man etwa versucht, seine Schädelwand mit einer anderen Gehirnmembran zu überziehen oder Nerven aus seinem Kopf zu entfernen, um sie dann in den Kopf eines im Nebenzimmer schlafenden Patienten zu verpflanzen. Daß auch versucht worden wäre, seinen Kehlkopf zu entfernen, wird von ihm nicht erwähnt. Vielmehr habe er selbst seinen Kehlkopf »mehr als einmal zum Theil mit aufgegessen«.[49]

Die Kehle als Ort der Seele ergibt für uns keinen Sinn mehr. Aber vielleicht vermag uns das stimmlose Krächzen eines Versuchstieres daran zu erinnern, daß zu unserem Wesen nicht allein das Gehirn gehört. Werden dem Hund jene Nerven durchtrennt, die für die Tätigkeit seiner Stimmbänder erforderlich sind, so ist er weitgehend jeder Fähigkeit beraubt, seine Empfindungen zu äußern. Dem stimmlosen Hund entspricht der empfindungslose Experimentator. Ich kenne kein besseres Bild für die Trennung zwischen dem Subjekt des Forschers und dem Objekt seiner Arbeit als die Durchtrennung jener Nerven, die für das Funktionieren der Stimmbänder notwendig sind. Dafür, was im Tier vorgeht, was es empfinden mag, dafür findet sich in keinem Forschungslabor ein geeignetes Meßinstrument. Das einzige Instrument dafür wäre der Experimentator, der am Tierkörper arbeitet. Mitgefühl setzte eine gewisse Passivität voraus, eine gewisse Präsenz oder die Bereitschaft, vom Untersuchungsziel abzuschweifen oder innezuhalten. Mitgefühl heißt immer Bezugnahme auf eigene Erfahrungen und Empfindungen. In der Anordnung des Tierversuchs ist jedoch alle Verbindung zwischen Mensch und Tier gekappt, und dies, obwohl die Gemeinsamkeiten zumindest auf einer abstrakten Ebene zunehmend mehr betont werden, sei es nun was den Zellaufbau, das Gehirn oder die genetische Struktur anlangt.

Auch das Sterben eines kleinen Tieres vermag tiefe Gefühle zu wecken, vorausgesetzt, man überläßt sich diesen Gefühlen. Es ist nichts ungewöhnliches, daß Vögel gegen große Fensterscheiben fliegen. Wir denken, sie könnten das Glas der Scheiben nicht erkennen. Tatsächlich jedoch fliegen sie in eine Spiegelung der Landschaft. Es ist eine Frage der Geschwindigkeit. Manche Tiere können Spiegelungen ohne Schwierigkeiten als Täuschungen erkennen. Katzen reagieren genausowenig auf ihr Spiegelbild wie auf Tiere, die sie im Fernseher sehen. Mit Geräuschen ist es etwas anderes. Eine Katze, die gerade Junge zur Welt gebracht hat, läßt sich durch Eulengeräusche aus der Tonkonserve durchaus aus der Ruhe bringen. Aber schon nach kurzer Zeit wird sie diesen Geräuschen kein wirkliches Tier mehr zuordnen. Etwas anderes ist es bei Vögeln, die gegen Scheiben fliegen. Noch ehe sie die Täuschung erkennen können, klatschen sie gegen die Scheibe und fallen dann leblos zu Boden. Durch die Wucht des Anpralls versagt ihr Schließmuskel. Am Glas ein Kotfleck, ein Kotspritzer. Der Anprall gegen die Scheibe muß nicht tödlich sein. Der Vogel kann sich nach einer Zeit der Benommenheit wieder erholen und nach einigen schwerfälligen Flugversuchen davonfliegen.

Einmal endete die Geschichte tödlich. Eine Drossel klatschte mit einem lauten Knall gegen die Fensterscheibe, fiel zu Boden und blieb reglos liegen. Sie wurde sorgsam geborgen. Sacht in meine Hand gebettet, schien sie sich langsam zu erholen. Es waren keine Verletzungen zu erkennen. Sie vermochte ihren Kopf geradezuhalten, auch ihre Fußreflexe zeigten keine Auffälligkeit. Schob ich einen Finger unter ihre kleinen Krallen, so hielt sie sich fest. Fluchtverhalten zeigte sie nicht. Ich dachte, sie sei nur benommen und werde schon bald wieder davonfliegen. So ein kleiner warmer verschreckter Körper in der Hand, die sein rasendes Herz ebenso spürt wie seine Atmung, vermag intensive Empfindungen zu wecken. Mit einem Löffel wurde dem kleinen Vogel frisches Wasser eingeflößt. Begierig nahm er es auf, öffnete weit seinen Schnabel. Doch dann änderte sich sein Verhalten plötzlich. Er begann nach Luft zu ringen und gab, wenn auch leise, so doch klägliche Atemgeräusche von sich. Mit weit aufgerissenem Schnabel zog er Luft in sich hinein, soviel wie nur möglich. Nach einer Stunde zeigte sich keine merkliche Erholung, im Gegenteil, jetzt hatte die Drossel ihren Kopf weit nach hinten gekrümmt und die gut hörbaren Atemgeräusche erinnerten in ihrem gleichbleibenden Rhythmus an eine ganz kleine Beatmungsmaschine. So viel Anstrengung, um zu überleben. Dann, schon hatte ich alle Hoffnung aufgegeben, folgten die ersten Flugversuche. Plötzlich flatterte sie vollkommen unerwartet aus ihrem Nest. Ihre Bewegungen erinnerten an einen prall gefüllten Luftballon, den man aus der Hand gleiten läßt. Unkoordinierte Bewegungen. Dem starken Bewegungsimpuls fehlte jede Richtung. Schon nach wenigen Metern fiel sie zu Boden und blieb reglos liegen.

Worin ich die Zeichen einer allmählichen Erholung zu erkennen glaubte, erwies sich nun als letzte Anstrengung im Leben dieses kleinen Tieres. Ich hob die Drossel aus dem Gras. Jede Spannung war von ihrem Körper gewichen. Ihre Augen wirkten gebrochen. Aus dem Schnabel tropfte Blut. Helles, rotes Blut. Da wußte ich, daß dieser Vogel gerade gestorben war. Ich sage nicht verendet, sondern gestorben, weil mir der Unterschied zwischen einem Menschen und einem Tier in diesem Augenblick nicht sehr bedeutend erschien. Was ist schon ein Vogel, dessen Lebenszeit ohnehin nur in Monaten zu zählen ist, im Vergleich zu einem Menschen? Aber die große Anstrengung dieses kleinen Tieres vermochte durchaus an das Sterben eines Menschen zu erinnern. Nur wenige Stunden zuvor stand ich neben dem Bett eines sterbenden alten Mannes. Danach führte mich ein Mönch durch eine Klosteranlage, zeigte mir die Bibliothek, vor allem aber eine Sammlung historischer Uhren. Neben anderen war in einem Glaskasten eine Uhr mit rundem Ziffernblatt zu sehen. Darüber ein Kruzifix, dessen Füße auf der Uhr ruhten. Erst bei genauem Hinsehen vermochte man den Grund einer seltsamen Irritation zu erkennen. Fast unmerklich hoben sich die Augenlider des Gekreuzigten, hob sich sein Kopf. Dann sank der Kopf abrupt auf die Brust, um sich von neuem wieder zu heben, um von neuem die Lider wieder zu öffnen. Sterben im Minutentakt. Als ich die Drossel aus dem Gras hob, kaum war sie gegen die Scheibe geflogen, mischten sich solche nur kurz zurückliegende Erinnerungen in meine Wahrnehmung.

Wie groß muß ein Tier sein, daß uns sein Todeskampf noch zu bewegen vermag? Ich denke, nicht sehr groß. Nicht einmal eine entfernte Ähnlichkeiten mit dem Menschen ist dafür Voraussetzung. Es kann sogar sein, daß wir Lebewesen seiner Art mit Fallen, Gift oder anderen Mitteln ohne Erbarmen nachstellen. Dies wurde mir klar, als ich im letzten Herbst den Todeskampf einer Wespe beobachtete. Ich aß gerade Zucchini, mariniert in Olivenöl und Zitrone, einzig gewürzt mit etwas Salz und frischen Basilikumblättern. Dazu gab es Weißwein und Weißbrot. Plötzlich entdeckte ich auf meinem Teller eine kleine Wespe, die versuchte, dem Öl, in welches sie gefallen war, zu entrinnen. Mühsamste Bewegungen. Ihre Flügel waren verklebt und auf dem Rücken saß ein großer Öltropfen. Sie schien alle Kräfte zu mobilisieren, um sich zu befreien. Es war eine sehr junge und kleine Wespe, wie sie sich im Herbst häufig beobachten lassen. All ihre Bewegungen schienen lautlos, aber ich bin sicher, hätte ich ein Gehör, welches fein genug wäre, ich hätte ihr erbärmliches Zittern gehört, das Schaben und Reiben ihrer Beine, das Ras-

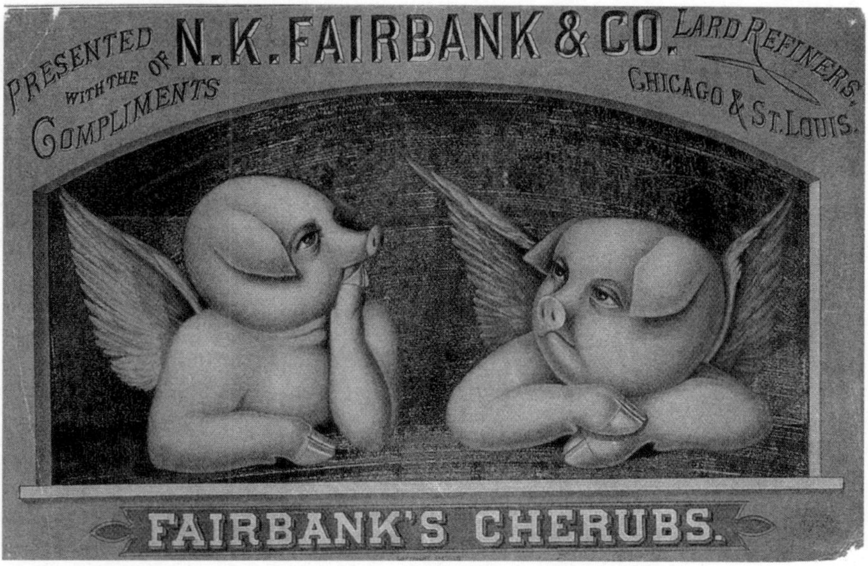

ABB. 14 Wo es an Mitgefühl fehlt, entfaltet sich die Sentimentalität. Das ist in der Medizin so und in den Schlachthöfen. Die Cherubime der *Sixtinischen Madonna* von Raffael haben sich in Schweine verwandelt. Wenn sich Schweine in fröhliche Engel verwandeln, dann muß die Konservendose wohl der Ort des Schweinehimmels sein. *Fairbank's Cherubim.* Werbeplakat für N. K. Fairbank & Co, Schmalzhersteller in Chicago und St. Louis. Zweite Hälfte des 19. Jahrhunderts.

seln ihrer Trachäen, die das Öl, anstatt es aus dem Körper zu pumpen, bei jeder Bewegung nur noch mehr aufsaugten. Mit meinem Messer hob ich das kleine Lebewesen sanft und legte es vor meinen Teller. Ich nahm an, so könnte sich die Wespe erholen. Mit einer Papierserviette tupfte ich vorsichtig den Öltropfen von ihrem Rücken. Nun waren ihre Flügel wieder frei. Ich konnte weiteressen. Dann bemerkte ich, wie dieses kleine Tier anfing, sich mit letzter Kraft in einem Kreis zu bewegen. Das ließ mich an Werner Herzogs Lastwagen denken, die im Kreis fahren, um dann in einen Abgrund zu stürzen oder in Flammen aufzugehen. Es gibt wohl kein besseres Bild für die Ausweglosigkeit einer Situation. Wer sich nur noch im Kreis zu bewegen vermag, hat jedes Ziel und jede Hoffnung verloren. Am Ende von Herzogs Film *Stroszek* dreht sich der Abschleppwagen auf dem Parkplatz vor einer Liftstation im Kreis, während Bruno in einer Endlosschleife sinnlose Runden auf einem Sessellift dreht. Der Abschleppwagen fängt Feuer, Bruno erschießt sich.

Plötzlich hielt die Wespe inne und verharrte reglos. Ohne daß ich einen Grund dafür hätte erkennen können, kippte dieses kleine Tier mit seiner schwarzgelben Zeichnung auf die Seite und blieb reglos liegen.

5. DER TOD FINDET NICHT STATT

> »Im Jahre 1848 hatte einer meiner Verwandten auf der dem Baron Sina gehörigen Pusta Alsó Besnyö bei Erczin einen Hund, den er los sein, aber nicht gern selbst tödten wollte. Da erbot sich der Schweinehirt, die Hinrichtung zu übernehmen, band den Hund an einem Stricke fest und führte ihn zu seiner Herde. Diese überfiel ihn sogleich mit lautem und grimmigem Grunzen, riß und biß ihn nieder, bearbeitete ihn, bis er wie eine Wurst aussah, fraß aber keinen Bissen davon. Nun wurden die Schweine weggetrieben; als sie aber nach einer Stunde wiederkamen, fielen sie nochmals mit gleicher Wuth über den Hund her, fraßen jedoch wieder nichts von ihm.«
>
> Brehms *Tierleben*

Je mehr in der Küche das Töten von Tieren an Selbstverständlichkeit verlor, umso schneller mußte dieser Vorgang geschehen. Das Töten wurde zunehmend zu einem exakten Einschnitt, zu einem schnellen Schnitt mit dem Messer. Nicht beliebige Gewaltanwendung, sondern gezielte Bewegung. Aber ehe die Diskussion zu einem Ende kam, brach sie ab. Die Küche war nicht länger ein Ort, an dem geschlachtet wurde. Die Beschreibungen in manchen Kochbüchern der Jahrhundertwende, wie etwa ein Fisch zu töten sei, damit er keinen Schmerz empfinde, lesen sich, wenn man daran denkt, wie zur selben Zeit in den Schlachthöfen getötet wurde, fast rührend. Man erinnere sich an den Aal, der auf den Boden geschmettert werden sollte, um ihn zu betäuben, oder an Fische, denen man aus demselben Grund auf den Kopf schlug, oder auch an Hühner und Hähne, die vor dem Kastrieren chloroformiert wurden. Daß die Fische auf Fangschiffen einfach ersticken, hat keine Köchin beschäftigt. Da gibt es niemand, der mit einem Messer dastand, um jedem Fisch das Rückenmark durchzutrennen. Wie hätten die Köchinnen daran denken können! Sie sahen es nicht. Und der Stockfisch teilte seine Geschichte nicht mit. Er lag sauber verpackt in Fässern. Das gilt auch für das Fleisch der Schlachthöfe. Seit sie sich behauptet haben, gibt es in der Küche keine Tiere mehr, sondern nur noch Fleisch, also Material, welches sich, hat es diesen Ort erreicht, längst beruhigt hat.

Der Diskurs in den Kochbüchern über mögliche Schmerzempfindungen von Tieren hat seine Fortsetzung in den Schlachthöfen gefunden. Hier ließ sich die Betäubung perfektionieren, wie dies in der Küche nie möglich gewe-

ABB. 15
Georges Franju, *Das Blut der Tiere*, Frankreich 1949. In heutigen Schlachthöfen mag zwar auch viel Blut fließen, aber sie sind sauber und hell. Gleichgebliebben ist nur die Selbstverständlichkeit, mit der die Arbeiter ihrer Beschäftigung nachgehen.

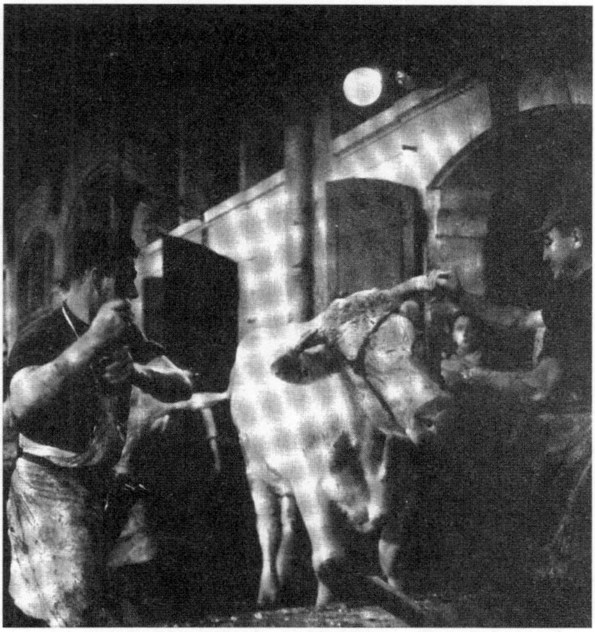

sen wäre. Im bereits erwähnten Dokumentarfilm *Das Blut der Tiere* von Georges Franju wird noch buchstäblich geschlachtet. Die Kuh, auf deren Schädel der Betäubungshammer niederfährt, wird mehr erschlagen als betäubt. Kälber und Schafe werden auf die Schlachtbank gezerrt und festgebunden. Mit einem großen Messer wird ihnen der Kopf bis auf die Wirbelsäule vom Rumpf getrennt. Die Stimme des Kommentators: »Die Konservierung des hellen Kalbfleisches verlangt das völlige Ausbluten der Tiere durch Enthauptung.« Zuckende Kälberkörper. Der Blick des Betrachters fällt in das Auge eines Kalbes. Der Kommentator: »In dem toten Tier leben noch Reflexe weiter, in denen sich ein rein vegetatives Leben ausdrückt.« Auf dem Boden der düsteren Halle dampfen Blut und Exkremente. Neben Arbeitsgeräuschen ist das Pfeifen von Schlächtern zu hören.

Genaugenommen wird in unseren Schlachthäusern nicht mehr getötet. Es wird betäubt und Blut entzogen. Der Tod des Tieres ist keine Frage mehr: »Betäubte Tiere können keinen Schmerz empfinden, und es ist ihnen unmöglich, sich gegen die Schlachtung zu wehren. Nach der Lähmung oder Verletzung der Gleichgewichtszentren im Gehirn ist das Schlachttier außerstande, sich auf den Füßen zu halten und fällt, soweit es frei beweglich ist, zu Boden. Dem am Boden liegenden, wehrlosen Tier kann ohne besondere Mühe und Gefahr das Blut entzogen werden. Nach der Blutentziehung geht das Leben des Tieres vollends rasch zu Ende, und dann ist die Tötung vollzogen. Die letzten Lebensäußerungen bestehen in zunächst heftigen, nach kurzer Zeit jedoch ausbleibenden Bewegungen der Gliedmaßen. Kleinere Muskelzuckungen, die oft geraume Zeit nach der Tötung noch wahrzunehmen sind, z.B. am Backenfleisch der Schweine, können nicht mehr als Lebensäußerungen angesehen werden.«[50]

Durch die Betäubung der Tiere seien Bewußtsein und Schmerzempfindung ausgeschaltet. Gehirn und Nerven blieben aber soweit intakt, damit nach dem Stechen Herztätigkeit und Atmung noch kurze Zeit erhalten bleibe, um das Blut möglichst vollständig herauszupumpen. Früher wurde zur Betäubung von Großvieh in Schlachthöfen das Schlagbeil oder die Schlachtmaske, bei Schweinen und Kälbern ein Betäubungshammer oder eine Axt verwendet. Schafe und Ziegen wurden meist durch einen Schlag auf die Stirn oder den Hinterkopf mit einer Keule betäubt. Bei der Schlachtmaske befand sich in der Mitte einer eisernen Platte eine Führung für einen nagelähnlichen Bolzen, der durch einen Schlag in das Gehirn des Tieres getrieben wurde. Seitlich angebrachte Scheuklappen sollten ein Erschrecken des Tieres bei der Ausführung des Schlages verhindern. Die Nachteile dieser einfachen Vorrichtung liegen auf der Hand: Wurde der Schlag nicht kräftig genug ausgeführt, erreichte der Bolzen das Gehirn nicht. Das Anlegen dieser Maske bedeutete einen unnötigen Zeitaufwand. Noch schwieriger war die Verwendung eines Schlagbeiles. Der Schlag konnte danebengehen, oft waren weitere Schläge nötig. Beim Genickstich, bei dem sich viele Metzger lebensgefährliche Verletzungen durch Stiche in die Oberschenkel zuzogen, nahm der Fleischer das Tier zwischen seine Füße und stach ihm mit einem kurzen, scharfen Messer hinter dem Kopf in das Mark, worauf das Tier zu Boden fiel. Der Genickstich wurde in Deutschland 1933 verboten, wie auch andere wichtige gesetzliche Regelungen zum Schlachten von Tieren in das Jahr von Hitlers Machtübernahme fallen.

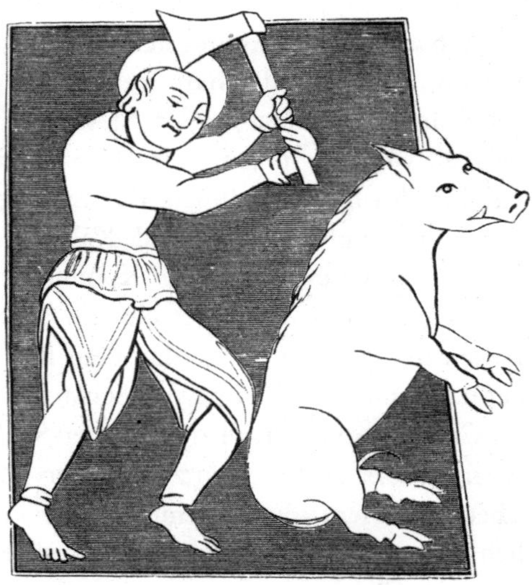

ABB. 16
Als Schweine noch erschlagen wurden. Nach einer Miniatur in einem *Cartularium* der Abtei Solignac an der Loire, Handschrift des 14. Jahrhunderts.

Heute werden Tiere in Schlachthöfen meist mit Hilfe von Bolzenschußapparaten oder elektrischem Strom betäubt: »Die Wirkung des Bolzenschusses erfolgt augenblicklich und sicher. Unfallgefahren, wie sie bei den veralteten [...], durch die Unfallverhütungsvorschriften längst verbotenen Kugelschußapparaten bestanden, sind weitgehend ausgeschaltet. Die modernen Apparate sind innerhalb kurzer Zeit nach dem Abschuß durch wenige einfache Handgriffe für den erneuten Gebrauch zu laden. Man setzt den Apparat gut zwei Finger breit über dem Haarwirbel auf die Stirne des Tieres. Durch Abziehen eines seitlich angebrachten Hebels wird die im Inneren des Apparates befindliche Patrone entzündet und durch die Pulvergase ein Bolzen in das Großhirn des Tieres getrieben. Der Bolzen wird sofort nach dem Abschuß durch Gummipuffer wieder aus dem Einschußloch herausgezogen. Entsprechend der unterschiedlichen Stärke der Schädelknochen und der Kopfhautdicke sind drei verschieden stark wirksame Patronenladungen vorgesehen. Sie sind durch verschiedene Farben kenntlich gemacht. Die elektrische Betäubung hat besonders für die Betäubung der Schweine Anwendung gefunden. Der elektrische Strom von 70 Volt wird den Schweinen mit einer Betäubungszange hinter den Ohren oder an beiden Schläfen zugeführt. Die Tiere sind beim Einschalten sofort betäubt. Bereits nach etwa 15 Sekunden ist die Betäubung so tief, daß die Schweine hernach gut 5 Minuten lang bewußtlos liegen bleiben. Werden die Tiere während dieser Zeit nicht gestochen, so stehen sie wieder auf und sind nach einiger Zeit wieder vollkommen bei sich. Die elektrisch betäubten Tiere bleiben während der Blutentziehung regungslos liegen. Dadurch ist ein ruhiges, gefahrloses Stechen und eine ebensolche Entblutung möglich. Die Entblutung erfolgt sehr gründlich, weil das Gehirn nicht verletzt ist und das Herz bis zuletzt arbeitet. (Voraussetzung ist natürlich, daß richtig gestochen wurde.) Die Köpfe der elektrisch betäubten Schlachttiere, einschließlich des zugehörigen Gehirns, bleiben ganz unverletzt. Es entsteht darum keinerlei Abfall.«[51]

1933 wurde im Reichstierschutzgesetz, in welchem die Betäubung der Tiere zwingend vorgeschrieben wurde, auch das Schächten von Tieren verboten. In der jüdischen Tradition durchschneidet der eigens ausgebildete Schochet (»Schächter«), nachdem der Hals des Tieres gestreckt wird, mit einem schartenfreien Messer in einem Zug Halsschlagadern sowie Luft- und Speiseröhre. Er wird dabei vom Menakker unterstützt, der die verbotenen Fettstücke herausschneidet und die Hüftsehne entfernt. Beide unterstehen der Aufsicht eines Rabbiners. Das Tier verendet unter heftigen Zuckungen, die das vollständige Ausbluten bewirken. Das Schächten der Muslime ist zwar weniger streng geregelt, aber auch für sie gilt, daß das Tier vollständig ausbluten muß. Viele Menschen unserer Gesellschaft betrachten das Schächten als barbarischen und grausamen Akt. Sie nehmen an, die Tiere würden einen langsamen und schmerzhaften Tod erleiden. Die Kritik bezieht sich vor allem auf die fehlende Betäubung. Es ist allerdings fraglich, ob ein Tier, das geschächtet wird, mehr leidet, als eines, das mit dem Bolzenschußapparat betäubt wird. Viele Muslime denken, die Tiere würde bei uns erschossen, obwohl sie mit Hilfe des Schußapparates nur betäubt werden. Aber was ist das für eine eigenartige Vorstellung von Betäubung? Ich erinnere mich an einen Metzgergesellen, der versucht hat, sich mit einem Bolzenschußapparat zu töten. Obwohl er es in seiner Ausbildung gelernt haben müßte, hielt er den Apparat für ein Tötungs- und nicht für ein Betäubungsinstrument. Er überlebte, allerdings mit einer zerstörten Siebbeinplatte.

Der Schrecken, den das Schächten auslöst, spiegelt kulturspezifische Schmerzvorstellungen. Der zuckende Tierkörper beim Schächten erinnert uns daran, daß wir zunehmend weniger fähig sind, unseren Empfindungen, vor allem aber unserem Schmerz Ausdruck zu verleihen. Wer heftigen Schmerz erleidet, verliert seine Fassung. Beim Schächten erschreckt uns vor allem der Blutschwall, das heftige Zucken und Schlagen des Körpers. Im vollkommenen Verlust aller Selbstkontrolle begehrt das Tier gegen das ihm zugedachte Schicksal auf. In einer großen Konvulsion wird nicht nur Blut, sondern auch Darminhalt aus dem Körper gepreßt. Es ist anzuerkennen, daß beim Schächten das Tier nicht um die Gebärde des Schmerzes betrogen wird. Der Anblick des zuckenden Körpers entläßt den, der den Schnitt führt, nicht aus der Tatsache, daß er tötet. Beim Schächten wird der Akt des Tötens nicht geleugnet. Die Handlung wird geradezu betont. Dadurch entzieht sich das Schächten letztlich jeder Mechanisierung. Die gesetzliche Regelung aus dem Jahr 1933 war ein Angriff auf ein Kernstück jüdischen Selbstverständnisses. Wir wissen es heute, das Verbot des Schächtens war eine der ersten erschreckenden Vorbemerkungen für jene Art des Tötens, bei der das Sterben unsichtbar wurde und es schließlich niemand geben sollte, der getötet hat, oder gesehen haben will, wie getötet wurde.

Unsere Gesetze sehen vor, daß Tiere nicht gequält werden dürfen. Deshalb werden sie vor ihrer Tötung betäubt. Wo es um Mengen geht, wo Tiere als »Erzeugnisse« und »Produkte« gedacht werden, da muß es für die Vermeidung von Qualen oder Schmerzen – trotz aller gegenteiliger Beteuerungen – andere Ursachen geben. Einer der wichtigsten ökonomischen Gründe ist die Fleischqualität, die nicht zuletzt davon abhängt, wie die Tiere vor dem Schlachten behandelt werden: »Sollen aus dem Fleisch der Tiere haltbare und wohlschmeckende Erzeugnisse gewonnen werden, so ist es von ausschlaggebender Bedeutung, daß mit den Schlachttieren vor der Tötung so sorgfältig wie nur möglich umgegangen wird. Schlachttiere sind keine Steine oder

Eisenstücke, mit denen nach Belieben verfahren werden kann. Die Tiere sollten von den Vorbereitungen zur Schlachtung keine Wahrnehmungen machen können. Sie sollten direkt aus dem gewohnten Stall geholt und innerhalb kürzester Zeit getötet werden. Von diesem Gesichtspunkt aus sind die Hausschlachtungen vorbildlich, die Schlachthöfe hingegen ein notwendiges Übel. Fleisch von Hausschlachtungen schmeckt und duftet zubereitet außerordentlich viel würziger und leckerer als das auf Schlachthöfen gewonnene. An dieser Tatsache ist nicht zu rütteln. Sie müßte sehr zu denken geben, denn der Wert der Fleischnahrung hängt nicht zuletzt auch von ihrem Aroma und ihrem Geschmack ab. Besonders auffällig sind die verschiedenen Geschmackswerte am Schweinefleisch wahrzunehmen. Die oft tagelangen Transporte mit der Eisenbahn stören das Gleichgewicht in den Tierkörpern ganz erheblich. Noch mehr schadet den Tieren heftiges Schlagen mit Stökken, Treten mit Stiefeln, Zerren an den Ohren und Schwänzen usw.«[52]

Würden Tiere zu lange transportiert und dabei nicht ausreichend gefüttert und getränkt, seien sie zu eng mit ihnen fremden Tieren zusammengepfercht, hätten sie Angst oder mangelnde Ruhe, so komme es zum sogenannten »Verhitztsein«, auch, wenn sie mit Stöcken geschlagen, mit Stiefeln getreten, an den Ohren gezerrt, auf Wagen oder Betäubungsfallen geworfen würden. Solche Überlegungen sind in älteren Fleischerhandbüchern zu lesen. Der Körper eines Tieres pumpt bei Aufregung oder Anstrengung Blut aus den inneren Organen zur Kühlung an die Körperoberfläche. Dadurch ermüden die Oberflächengefäße stark, weshalb beim Schlachten das in ihnen befindliche Blut nur unvollständig herausgepreßt wird. Das gleiche gilt für Tiere, die unter fiebrigen Erkrankungen leiden. Erhitzte Tiere sollten sich vor der Schlachtung einen Tag im Stall ausruhen. Werden Tiere vor dem Schlachten geschlagen, so kann sich entlang der Striemen das Fett rötlich oder dunkel verfärben. Werden sie am Abend vor der Schlachtung mit reinem Wasser getränkt und gibt man ihnen wenig Heu, so sollen sie sich besonders schön schlachten lassen. Es ist mehr eine Frage des Gewinns und weniger eine des Mitgefühls.

Von viel größerer Bedeutung als die Fleischqualität ist heute das Bemühen, Bewegungsabläufe ohne unnötige Reibungsverluste, also effizient zu organisieren. So gesehen ist jedes Schlagen mit Stöcken oder Zerren an den Ohren als unnütze Zeit- und Kraftverschwendung zu bewerten. Durch Ruhe und Güte komme man schneller zum Ziel als durch rohe Gewaltanwendung, dies wußten bereits die Metzger lange vorher.[53] Einfacher ist es, die Bewegungen der lebenden Tiere so zu steuern, daß sie nicht mit Hilfe von Schlägen und Schreien an die richtige Stelle getrieben werden müssen. Hier helfen einfachste Absperrungen und mechanische Vorrichtungen. Läuft das Schwein in eine Schweinefalle, dann verliert es, ausgelöst durch das eigene Körpergewicht, automatisch den Boden unter den Füßen und bleibt dann zwischen den Schrägwänden der Falle hängen. So unbeweglich gemacht, kann es leicht betäubt werden. Die Falle kippt in die Entleerungsstellung und schwingt automatisch in die Aufnahmestellung zurück. Solche Anordnungen setzen ein gewisses Verständnis für die Eigenart der Schweine voraus. Schweine laufen nicht gern in dunkle, ihnen unbekannte Röhren. Sie sind vorsichtig. Sie erschrecken bei ungestümen Bewegungen oder vor weißen Mänteln. Um unnötige Störungen des Arbeitsablaufes zu vermeiden, wird dem Schwein ein Fluchtweg angeboten, allerdings ist es ein Fluchtweg, der in eine tödliche Falle mündet.

Das Töten war immer ein tiefer Einschnitt. Im Schlachthof gibt es diesen Einschnitt nicht mehr. Das einzelne Tier kommt schon als geschichtsloses Material herein und ist schon tot, bevor es getötet wird. Sein ganzes Leben ist auf diesen Punkt ausgerichtet. Dadurch ist sein Tod längst vorweggenommen. Dies gilt zwar auch für das Schwein eines kleinen Bauern, aber die kleinbäuerliche Kultur kannte noch das einzelne Tier, während es dieses in der heutigen Massentierhaltung ebensowenig geben kann wie in den Schlachthöfen. Genauso wie nur einzelne Lebewesen Schmerzen und Angst zu empfinden vermögen, kann es Einfühlung nur gegenüber einzelnen Lebewesen geben. Das einzelne Tier vermag sich im Schlachthof nur in der Negation aus der Masse des angelieferten Materials abzuheben, etwa dann, wenn eines von 10.000 Rindern an BSE erkrankt ist oder wenn es einem Schwein, was sehr selten vorkommt, wieder einmal gelingt, alle Absperrungen zu überspringen und ins Freie zu gelangen. Werden Objekte in großer Zahl bearbeitet, so werden diese zwangsläufig nur dann wahrgenommen, wenn sie von Durchschnittsgrößen und Normwerten abweichen. Der Mann, der das Schwein in zwei Hälften spaltet, weiß, daß sich manche leichter und andere schwerer spalten lassen. Das eine hat harte, das andere weiche Knochen. Darauf beschränkt sich seine Aufmerksamkeit. Er muß mit seiner Energie sparsam umgehen. Der Fleischbeschauer sucht nach Auffälligkeiten, Abszessen, Parasiten oder ähnlichen Abweichungen von der Norm. Der Mann an der Wiegeschale klassifiziert nach Güte, nach dem Fettgehalt. Das Betäuben oder Töten von Tieren ist im Schlachthof eine Arbeit wie jede andere, ganz gleich, ob man den Boden reinigt, Fleischteile zersägt, zerschneidet und sortiert, als Betriebsschlosser tätig ist oder die Buchhaltung erledigt. All diese Aufgaben sind mehr oder weniger gleichwertig. Ihr Unterschied liegt einzig in der unterschiedlichen Bezahlung, Kraftanstrengung und möglicherweise in der unterschiedlichen Intensität des Gestanks. Wenn in einer Minute vier Schweine mit Hilfe einer Elektrozange betäubt und gestochen werden, dann macht das in einer Stunde 240 Tiere und in zehn Stunden, so lange dauert der Durchgang, 2400 Tiere. Es können auch hundert mehr sein. Würde man diese Schweine in einer Reihe aufstellen, so ergäbe das eine Prozession in der Länge von drei Kilometern. Wie könnte man sich da noch um ein einzelnes Schwein kümmern?

Obwohl jedes einzelne Tier Teil einer Masse ist, muß es doch einzeln bearbeitet werden oder genauer: Es wird als Teil einer langen Serie bearbeitet. Jener Augenblick, in dem das Tier in die Maschine eingefügt wird, scheint fast der einzige, in dem es aus der Masse heraustritt. Hier passiert es eine Engstelle, die an den Einfüllstutzen der Wurstmaschine erinnert. Nur wenige Sekunden gilt ihm die ganze Aufmerksamkeit eines Arbeiters. Dieser setzt die elektrische Zange hinter den Ohren an, weiß aber, daß er einen der beiden Kontakte im Auge plazieren sollte, leitet es doch dort wegen der Feuchtigkeit besser. Ein kurzer Handgriff und schon verschwindet das Schwein in der Fleischmasse. Schlachthöfe ertragen viel, nur nicht das Lebendige. Dem wird, angefangen bei den Schweinen und ihren Lebensäußerungen, bis hin zu den Mikroben der Kampf angesagt.

Die Betäubung in den Schlachthöfen hat sich im Interesse der Beschleunigung der Arbeitsabläufe behauptet. Sie ermöglicht es, das lebende Tier in ein Objekt der Arbeit zu verwandeln und ohne große Schwierigkeiten in einen mechanisierten Ablauf einzufügen. Das am Boden liegende wehrlose Tier läßt sich ohne besondere Mühe und Gefahr stechen. Perfektioniert wurde dieser Mechanismus in Schweineschlächtereien, in denen die Tiere durch Kohlendioxyd betäubt werden. Die Betäubung von Schweinen mittels Kohlendioxyd bietet mehrere Vorteile: bessere Entblutung, keine Knochenbrüche, keine Brühlungen, da kein erbrochener Darminhalt in die Lunge gelangt, keine inneren Blutungen und keine Krämpfe. Ein Experte meinte, der so organisierte Betäubungsvorgang mache einen viel humaneren Eindruck. Die Schweine würden nach der Betäubung mit Kohlendioxyd so aussehen, als würden sie schlafen. Während jedoch Lebewesen aus dem Schlaf aufschrecken, sofern ihnen Schmerz zugefügt wird, bleiben die Schweine beim Stechen regungslos. Die Betäubungszeit ist mit 90 Sekunden vergleichsweise kurz, aber der Bewegungsablauf ist straff organisiert.

Man muß die Organisation des Bewegungsablaufes genauer betrachten: In einer Röhre stauen sich Schweine. Am Ende dieser Röhre befindet sich ein kleines Riesenrad, an dem Gondeln befestigt sind, die jeweils zwei Schweine aufnehmen können, um dann in einen Schacht hinunterzuschweben und in einen Kohlendioxydsee einzutauchen. Bevor die Schweine ihr Bewußtsein verlieren, schreien sie, verdrehen die Augen, zucken und zittern. Während auf der einen Seite sich eine Gondel füllt, fallen auf der anderen Seite zwei

Schweine auf ein Blech, um von dort, mit Hacken, die durch die Fußgelenke der Hinterbeine getrieben werden, an das Förderband gehängt zu werden. Alle Bewegung ist aufeinander abgestimmt. Dort wird gefüllt, da entleert. Nichts als eine gleichförmige Bewegung. Während Bolzenschußapparate oder elektrische Zangen noch einen Menschen voraussetzen, füllt hier jemand bestenfalls die Betäubungskörbe. Es wird also nur darauf geachtet, daß der vollkommen mechanisierte Ablauf nicht unterbrochen wird. Wer tötet aber das Schwein? Der Mann, der ihnen den Entblutungsschlauch in den Hals bohrt? Dieser Mann ist nur für das Entbluten zuständig. Hier tötet niemand mehr.

Der Tod findet nicht mehr statt, weil er letztlich nicht mehr sichtbar ist. Idealtypisch trifft dies auf Transportfahrzeuge zu, die es erlauben, Tiere während der Fahrt zu töten: »Tötungsarten bei der Bekämpfung einer Seuche: Es ist immer schwierig, eine fachgerechte Tötung bei Anfall von Tausenden von Tieren zu wählen. Eine Tötung mit Blutentzug soll nach Möglichkeit vermieden werden; ebenso ist oftmals die Tötung am Gehöft infolge des Widerstandes des Besitzers nicht möglich (oder es wäre nur mit großem Aufsehen möglich, und das soll verhindert werden). CO_2-Begasung: [...] In seuchensicheren Tiertransporten sind Anschlüsse für CO_2-Begasung vorhanden. Die Tiere werden verladen und auf der Fahrt werden sie mit CO_2 getötet. Geeignet für Hühner und Schweine.«[54] Das Transportfahrzeug wird mit lebenden Tieren beladen und verschlossen. Ob es sich nun um Hühner oder Schweine handelt, sie werden während der Fahrt getötet, also in vollkommener Abwesenheit von Menschen. Man muß sich das Bild vorstellen. Da fährt ein LKW durch Dörfer und Städte, läßt Menschen, die ihn wahrnehmen, an Lebensmittel oder andere Waren denken, während sich in seinem Inneren Schweine oder Hühner befinden, die gerade mit Hilfe von Kohlenstoffdioxyd getötet werden. Kommt das Fahrzeug am Zielort an, besteht seine Fracht nur noch aus Tierkadavern, die es in die Abwurfschächte der Tierkörperverwertungsanlage zu entleeren gilt. Wie in vielen anderen Beispielen verschwindet der eigentliche Tötungsakt in der konsequenten Rationalisierung des Ablaufs und der Nutzung vorhandener Ressourcen. Jene Zeit, die für den Transport von Tieren benötigt wird, läßt sich so für ihre Tötung nutzen. Selbst die Abgase des Motors finden Verwendung.

Es erschreckt, wenn man daran denkt, wie viele Geräte und Methoden von Menschen zum Töten entwickelt wurden. Viele dieser Methoden konnten sich in den durchrationalisierten Schlachtbetrieben allerdings nicht behaupten. Ein gewisser Dr. Carson ließ 1838 eine Methode patentieren, die vor allem bei Ochsen Anwendung finden sollte. Der Ochse wurde stehend oder liegend festgebunden. Mit einem Trokar wurde der Brustkorb zwischen

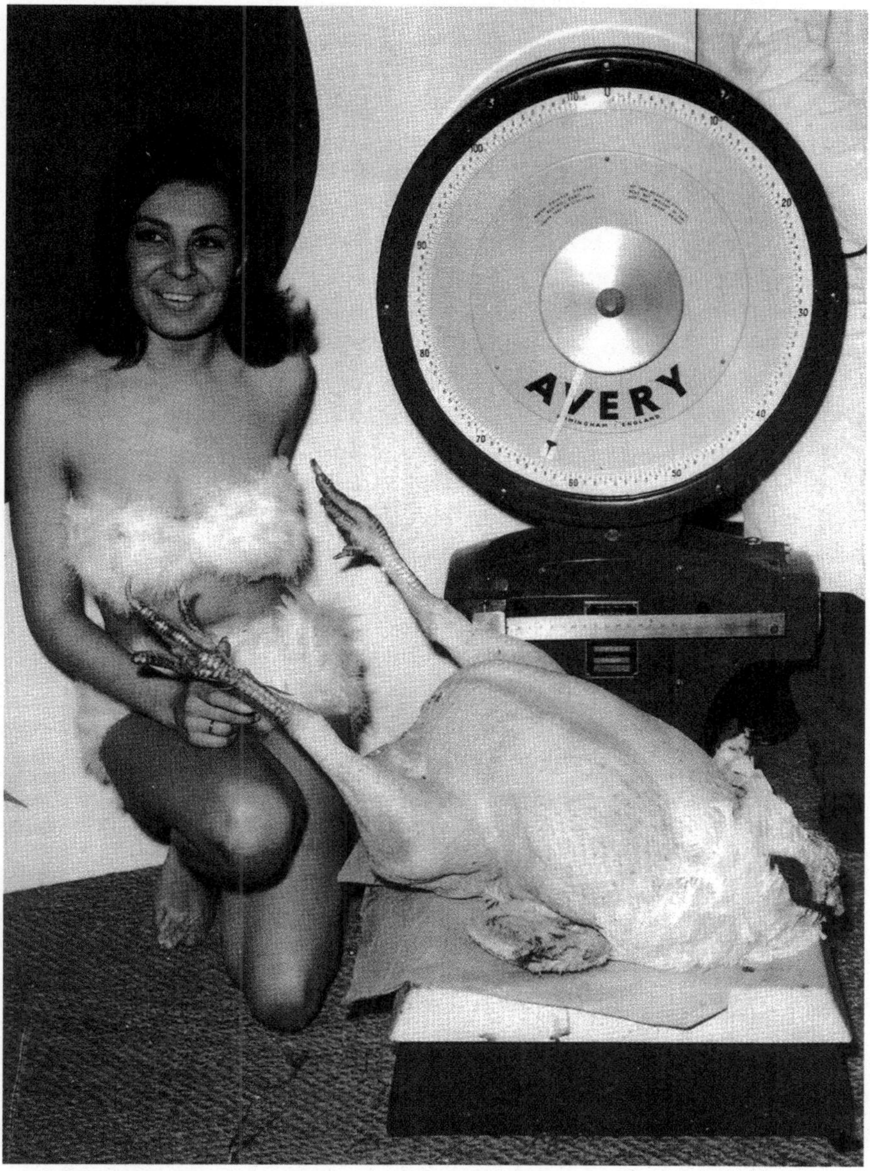

ABB. 17 Der Truthahn hat sein Federkleid verloren. Nackt liegt er da, obszön spreizt er seine Beine. Der Bikini wurde aus Truthahnfedern hergestellt. Truthahn und Frau bezeichnen sich gegenseitig. Prämierung des schwersten Truthahns auf einer Geflügelausstellung in London, 1966.

der vierten und fünften Rippe punktiert, um dann durch die so entstandene Öffnung mit Hilfe eines Blasebalges Luft in den Lungenraum zu blasen. In der Folge erstickte der Ochse, allerdings ohne zu bluten. Rationalisieren ließ sich diese Methode für große Tiere allerdings nicht. Eine verwandte Vorrichtung ist der sogenannte Vakuumkasten, der zur Tötung von Rebhühnern, Fasanen oder Wachteln Verwendung findet. Die Tiere werden in einen luftdichten Kasten gesperrt, worauf mittels einer elektrischen Pumpe ein Vakuum erzeugt wird. So bleibt das Blut im Körper erhalten. Pelztiere wie Marder oder Chincillas, deren Fell nicht beschädigt werden soll, werden mit Hilfe von Kohlenmonoxyd getötet. Überzählige Küken, die bei der Zucht von Legehennen massenweise anfallen, werden mit Hilfe eines Apparates, der mit schnell rotierenden, mechanisch angetriebenen Messern oder Schaumstoffnoppen ausgestattet ist, getötet. Eine Art Häckselmaschine. In einem Skriptum für Studenten der Veterinärmedizin findet sich unter der Überschrift »Tierschutzgerechtes Töten von Eintagskücken« folgende Beschreibung: »Der zum Homogenisieren von Eintagskücken benutzte Allesmuser ist ein Gerät, das zum Zerkleinern von Hackfrüchten oder Grünfutter verwendet wird. Die Apparatur besteht aus einem Metallbehälter, in dem eine rotierende Scheibe mit Messersegmenten und Flügelmessern das eingeschüttete Material zerkleinert.«[55]

Der elektrische Stuhl ist die Tötungsmaschine des ausgehenden neunzehnten Jahrhunderts. In ihm verdichtete sich die Faszination der elektrischen Energie und der Fortschrittsglaube der Zeit. Mit Hilfe der Technik hob sich die Welt aus ihrem Schmutz. Der elektrische Stuhl versprach, das grausame Töten hinter sich zu lassen. Der Tod sollte schmerzlos sein und vor allem sofort eintreten. Dies war bereits das Versprechen der Guillotine, doch die Schreckensherrschaft hatte diese Maschine in Verruf gebracht. Vor allem sollte nicht länger Blut fließen. Es war kein Zufall, daß gerade Edison, die Personifizierung des technischen Fortschritts, damit beauftragt wurde, den neuen Tötungsapparat zu konstruieren. Wurde die Guillotine noch an drei »Cadavern« erprobt, mußten nun, da die Tötung mit Hilfe von elektrischem Strom von verschiedenen Faktoren abhängt, umfangreiche Experimente angestellt werden. In diesen Versuchen verbrauchte Edison eine Unzahl von Tieren wie Hasen, Katzen, Hunde, Schafe oder Kälber, unter ihnen auch eine Kuh und ein Pferd. Der erste Mensch, der am 6. August 1890 auf dem elektrischen Stuhl hingerichtet wurde, ein Mann mit dem Namen William Kemmler, wurde selbst mehr den Tieren als den Menschen zugeordnet. Es handelte sich um einen Straßenverkäufer aus tristen Verhältnissen, der seine Geliebte im Streit mit einer Axt erschlug. Nach dem schrecklichen Verbrechen ging er in eine Bar und erzählte, er habe seine Frau getötet. Er ließ sich

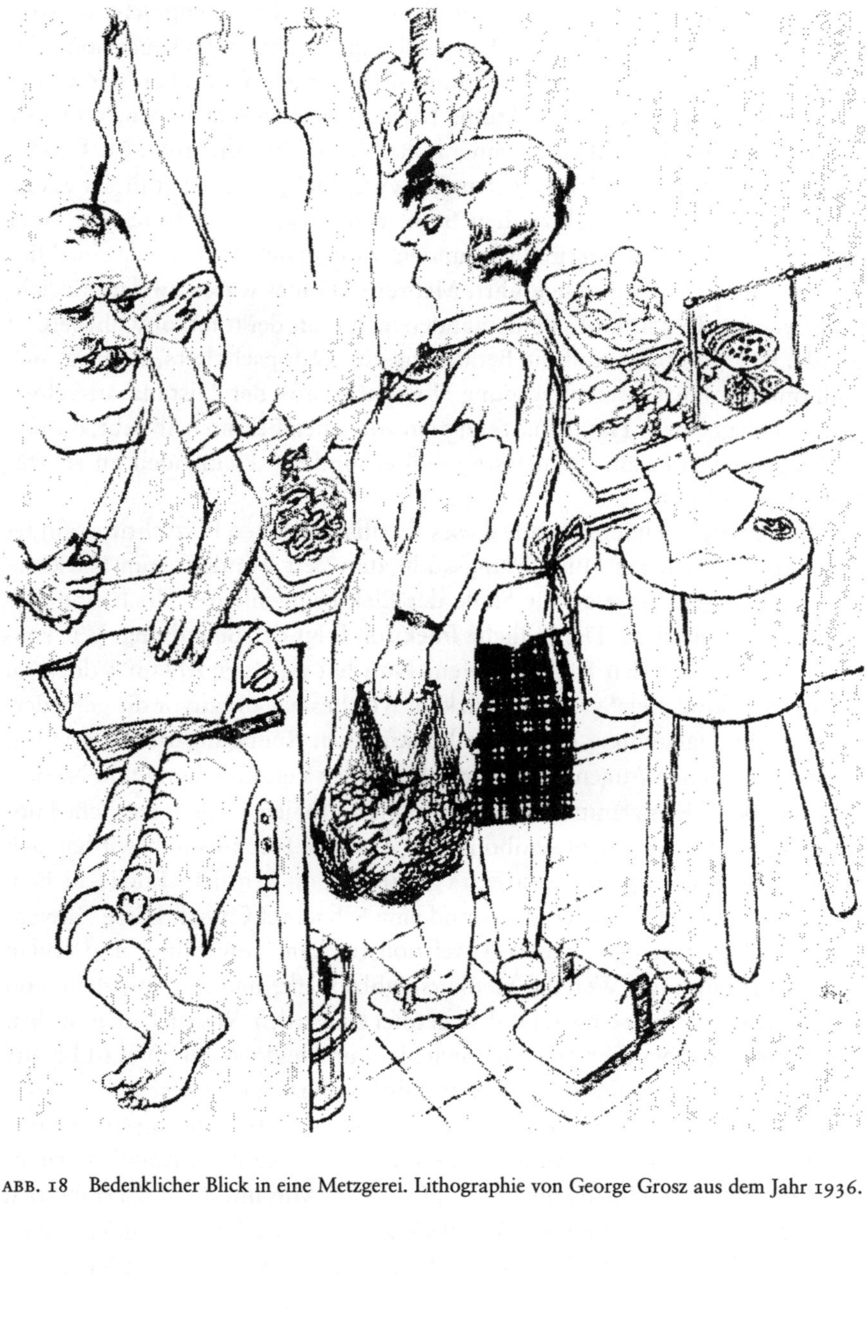

ABB. 18 Bedenklicher Blick in eine Metzgerei. Lithographie von George Grosz aus dem Jahr 1936.

ohne Widerstand festnehmen. Dem grausamen Töten, der tierischen Wut des William Kemmler, sollte in der Maschine das saubere, emotionslose und rationale Töten entgegengestellt werden. Die erste Hinrichtung verlief nicht ohne Komplikationen. Der Strom mußte ein zweites Mal eingeschaltet werden, so lange, bis der Körper des Festgeschnallten schließlich Feuer fing. Nur wenige Minuten nach der Hinrichtung soll einer der Techniker, der an der Entwicklung des elektrischen Stuhls beteiligt war, gesagt haben, ab heute befinde sich die Menschheit auf einer höheren Zivilisationsstufe. Auch wenn der Ablauf selbst nicht den Erwartungen entsprach, so war mit dieser ersten Hinrichtung auf dem elektrischen Stuhl eine zwar wenig beachtete, aber doch entscheidende Neuerung verbunden: Zum ersten Mal wurde eine Hinrichtung arbeitsteilig durchgeführt. Mehrere Männer waren an der Hinrichtung beteiligt. Der Ablauf sah niemanden mehr vor, der tötet, obwohl getötet wurde. Der Tod folgte auf die Betätigung eines Kippschalters, einer an sich vollkommen harmlosen Bewegung. Er wurde aus der Distanz ausgelöst. Niemand legte mehr Hand an, wenn man von jenen Beamten absieht, die den Delinquenten auf dem Stuhl festschnallten und die Elektroden an seinem Körper befestigten.

Die inzwischen höchste Stufe dieses »zivilisatorischen Fortschritts« findet sich dort, wo sich der Hinrichtungsstuhl zum Bett wandelt, zum Narkosebett. Jetzt treten Ärzte an die Stelle der Elektroingenieure. Noch eine entscheidende Neuerung: Die tödliche Injektion folgt der Betäubung. Wir kennen es bereits aus den Schlachthöfen. Nun hat sich der Ablauf jedoch zu einem ausgeklügelten System entwickelt, welches wie nie zuvor die geforderte szenische Darstellung eines gesellschaftlichen Reinigungsrituals erlaubt. Der entscheidende Augenblick liegt dabei in der Verabreichung von Narkotika, von Beruhigungsmitteln und Stimmungsaufhellern. Die eigentliche Hinrichtung wird so zu einem symbolischen Akt. Die Henkersmahlzeit hat sich dennoch bis heute erhalten: eine extra große Portion Kentucky Fried Chicken, zwei Pizzas, mehrere Dosen Pepsi und eine Schachtel Camel. Diese Zuwendung beruhigt diejenigen, die das Urteil vollstrecken. Zuwendung und Tod in enger Verknüpfung. Wer die Henkersmahlzeit ißt, hat sich mit dem Tod abgefunden, ist damit einverstanden, getötet zu werden. Wer sich nicht wehrt, leidet nicht, wer betäubt ist, wehrt sich nicht und leidet nicht. Dies ist bereits in den Kochbüchern des neunzehnten Jahrhunderts nachzulesen.

Dem Todeskandidaten wird 45 Minuten vor der Hinrichtung ein intravenöser Katheder gelegt, worauf er eine Injektion eines Antihistamins erhält, wodurch Würgen, Husten und Krämpfe auf ein Minimum reduziert werden sollen. Der Tod des Delinquenten soll weder erschrecken noch unmenschlich aussehen. Die tödliche Spritze wird nicht von einem Arzt oder einem

Vollzugsbeamten verabreicht, vielmehr setzt ein Computerprogramm die Kolben in Bewegung, nachdem dieses von einem Kontrollpult aus aktiviert wurde. Wir sehen also, die Maschine hat endgültig den Henker ersetzt. Die Guillotine war zwar eine Maschine, aber sie bedurfte noch des Henkers. Nun bedienen die Vollzugsbeamten ein Kontrollpult. Die Tastatur ist in einem benachbarten Raum untergebracht, und dies in doppelter Ausführung. Zu Beginn der Hinrichtung drücken zwei Vollzugsbeamte auf einen Knopf des vor ihnen stehenden Gerätes. Der Computer dient nicht nur dazu, die Abfolge der Injektionen auszulösen und zu steuern, vielmehr wählt er durch einen Zufallsgenerator jenen Beamten aus, der den tödlichen Ablauf aktiviert. Die Wahl wird anschließend automatisch aus dem Computer gelöscht. Lämpchen auf dem Schaltpult zeigen die drei Stufen der Hinrichtungsprozedur an: Entsichert (ROT), Start (GELB) und Ende (GRÜN). Der ganze Vorgang konzentriert sich auf die Bedienung und Überwachung einer Apparatur. Das Leichenauto wartet vor dem Hinterausgang.

Die Betäubung gilt im allgemeinen als harmlos und ungefährlich, da sie sich meist rückgängig machen läßt. Der Körper des Schweines wie der des Menschen erholen sich wieder. Ein deutscher Wissenschaftler soll im Selbstversuch die Ungefährlichkeit der Betäubung durch Kohlendioxyd gezeigt haben.[56] Durch die Betäubung – in der Klinik die Narkose – gerät der Mensch oder das Tier völlig in die Gewalt anderer. Die Betäubung erzeugt einen unnatürlichen Schlaf, eine Art Tod. Der Tod ist dabei bereits vorweggenommen. Gleichzeitig relativiert sie den Tod, indem sie das Sterben aller Gebärden beraubt. Die Betäubung läßt den Tod unwirklich werden. Der Kandidat wird in einen Schlafzustand versetzt, in Wirklichkeit jedoch getötet. Beim Betäuben wird nicht nur das Objekt unempfindlich, auch derjenige, der betäubt. Wer seine Katze einschläfern läßt und sich Sorgen um mögliche Schmerzen des Tieres macht, den wird der Tierarzt beruhigen, er werde ihr jetzt einmal eine Betäubungsspritze geben und dann werde die Katze noch eine Spritze bekommen und in der Folge ganz friedlich einschlafen. Walter LaGrand, der 1999 in den USA mit seinem Bruder hingerichtet wurde, wandte sich mit folgendem Argument gegen die Todesspritze und für die Gaskammer: »Durch die Giftspritze wird es mehr Exekutionen geben. Ganz ruhig schlafe der Todgeweihte ein, heißt es. Ich aber will leiden und zeigen, daß hier ein Leben genommen wird.«[57] Die Hinrichtung wurde in der Folge mit dem Argument ausgesetzt, die Tötung in der Gaskammer sei zu grausam, erfolgte jedoch wenige Stunden später mittels Injektion. William Kemmler, der als Bestie, als Tier in Menschengestalt beschrieben wurde, konnte sich erst durch seinen Tod auf dem elektrischen Stuhl zum Menschen wandeln. In Medienberichten, die nach seiner Hinrichtung erschienen, konnte seine ruhige und gefaßte Haltung nicht oft genug betont werden. Nach seiner komplikationsreichen Hinrichtung stellte Edison neue Versuche an, um das Verfahren zu verbessern. Beim ersten Tier, welches er »hinrichten« ließ, handelte es sich um ein Kalb. Da half kein treuherziger Blick.

6. BEWEGUNG OHNE REIBUNGSVERLUST

> Diese Maschine hat sich »aus einem Chaos von Eisenschrott entwickelt, und siehe da! – sie strickt. Ich bin entsetzt und erschreckt über die fürchterliche Arbeit. Ich bin der Ansicht, daß sie sticken sollte, aber sie strickt weiter ... Und der wirklich bestürzende Gedanke ist, daß das abscheuliche Ding sich selbst gemacht hat, ohne Plan, ohne Augen, ohne Herz. Ein tragischer Zufall – und er ist geschehen. Man kann sich nicht einmischen. Der letzte Tropfen Bitterkeit ist der Verdacht, daß man die Maschine nicht einmal zerschlagen kann ... Sie strickt uns ein, und sie strickt uns aus. Sie hat Zeit, Raum, Schmerz, Tod, Verderbnis, Verzweiflung und alle Illusionen gestrickt – und nichts ist wichtig. Aber ich gebe zu, daß es bisweilen amüsant ist, dem erbarmungslosen Prozeß zuzuschauen.«
>
> Joseph Conrad, *Collected Letters*

Die Fabrik kennt keine Erinnerung. Ein wesentliches Merkmal aller Verbrauchsgüter liegt in ihrer Geschichtslosigkeit. Neben allen anderen Funktionen, die der Verpackung zukommen, ist die wohl wichtigste, die Unberührtheit des Produktes zu garantieren. Wer immer eine Verpackung öffnet, sie wird zum ersten Mal geöffnet. Der Gegenstand in der Verpackung scheint jungfräulich, unverbraucht, neu, sauber, ohne Lebensspuren, keimfrei. Es scheint, als sei er nie von fremden schmutzigen Fingern berührt worden. Er kommt wie das Fruchtfleisch der Banane nach dem Abziehen der Schale zum Vorschein. Verpackung simuliert Schalen. Während bei der Banane die Schale Teil der Frucht ist, so wird alle Verpackung dem eigentlichen Produkt hinzugefügt. Die Verpackung gibt dem Gegenstand Form und Halt. Sie schafft nicht nur eine Trennschicht zwischen dem Objekt der Verpackung und der Umwelt, vielmehr schafft sie unterschiedliche Seinsstufen des Objektes selbst. Wird ein Gegenstand am Ende seiner industriellen Fertigung verpackt, so wird all das gelöscht, was bislang zu seiner Herstellung nötig war oder getan werden mußte. Die Verpackung hat die Funktion, den Gegenstand ruhig zu stellen. Diese Ruhephase folgt auf die dynamische Phase seiner Herstellung und geht der nicht weniger unruhigen Phase des Verzehrs, der Abnützung oder Zerstörung voraus. Unverpackte Dinge haben etwas Obszönes. Besonders auf Nahrungsmittel trifft dies zu. Ihre durch die Verpackung vorgetäuschte Neutralität gewinnt dort an Bedeutung, wo der Gegenstand des Verzehrs verschiedenen Tabus unterliegt. Man stelle sich Fleisch vor, welches auf den Produktionsprozeß verwiese, auf das Schreien der Tiere, den

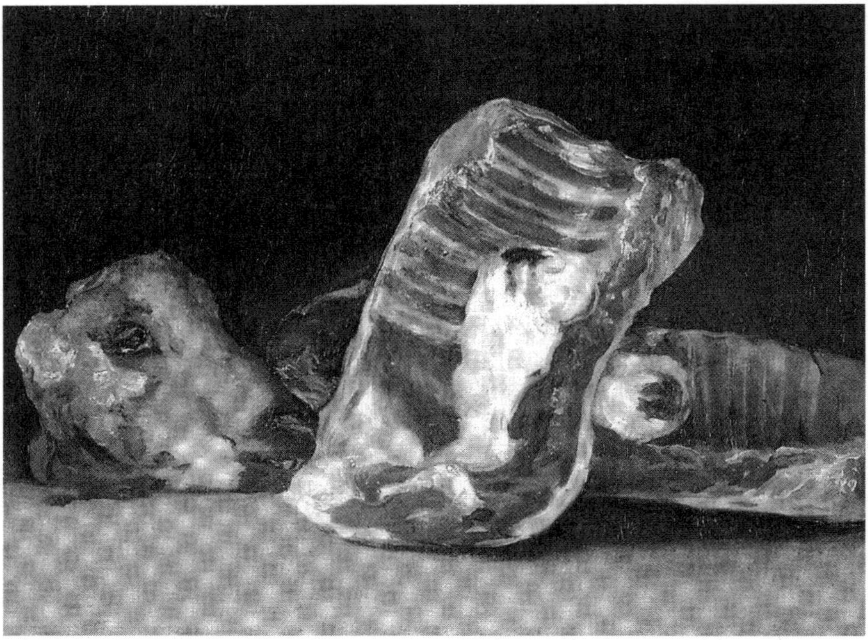

ABB. 19 Nacktes Fleisch ist obszön, in der ganzen Doppeldeutigkeit der Formulierung. Schafskopf mit Rippenstücken. Goya, *Schafskopf mit Keulen*, um 1808-1812. Louvre, Paris.

Gestank, die Fließbänder, den Schweiß der Arbeiter, ihre ewiggleichen Bewegungen, ihr Warten auf das Ende der Schicht, ihre Gedanken, die in die Ferne schweifen. Wenn Verkäuferinnen Fleisch, Wurst, Brot oder Milchprodukte mit Zangen oder Handschuhen berühren, dann denken wir zuerst an jenen Schmutz, der von Fingern und Händen auf die Nahrung gelangen könnte. Tatsächlich wollen wir jedoch nicht mehr daran erinnert werden, daß Produkte ihre Geschichte haben. Es ist weniger eine Frage der Hygiene als eine der symbolischen Befriedung.

Im neunzehnten Jahrhundert wurde der Abstand zwischen jenen Orten, an denen Tiere gefüttert und geschlachtet, und jenen, an denen sie zubereitet und verzehrt werden, zunehmend größer. Während auf der einen Seite agroindustrielle Konzerne entstanden, entwickelte sich auf der anderen Seite eine weitverzweigte Struktur der Verteilung, des Vertriebs und des Konsums. Verständlicherweise hat dieser Prozeß in Amerika wesentlich früher eingesetzt, aber auch in Europa wurden in der zweiten Hälfte des neunzehnten Jahrhunderts große Schlachthöfe im Umfeld der Metropolen errichtet. Um 1900 war der Abstand zwischen den Produktionszentren und den Orten des Konsums bereits so groß, daß sich in Kochbüchern des öfteren erwähnt findet, bestimmte Gerichte ließen sich nur noch selten zubereiten, da die einzelnen Bestandteile lebenswarm erhältlich sein müßten, die wenigsten aber in der Nähe einer Metzgerei wohnen würden. Eines dieser Gerichte ist das in Wien damals noch bekannte Bruckfleisch: »Schopfbraten (fettes, saftiges Fleisch vom Halse des Ochsen), Leber, Milz, Herz sammt Schlagader (Lichteln), Lunge (Peuschel), Rindsbries und ein Töpfchen voll Blut. Alles zusammen im Gewichte von beiläufig 2-2½ kg. Das Fleisch wird in große Würfel, die ›Lichteln‹ zu kleinen Ringen, das Herz nudelig, und die Milz zu kleinen Stückchen geschnitten. Indessen läßt man in Fett eine große, feingehackte Zwiebel anlaufen, gibt viel fein geriebenen Majoran, Thymian (Kuttelkraut) und gestoßenen Pfeffer dazu, reibt auf dem Reibeisen 1 gelbe Rübe, 1 Petersilienwurzel und etwas Sellerie und mengt es darunter. Wenn das Wurzelwerk gelblich geröstet ist, gibt man das vorbereitete Fleisch etc. hinein, läßt es etwas dünsten, spritzt Essig daran und gießt nach einiger Zeit soviel Wasser darauf, daß es davon bedeckt ist, und läßt es zugedeckt verkochen. Gegen Ende gibt man die feinblättrig geschnittene Leber, und noch Essig nach Geschmack, das Blut und das blanchirte Rindsbries hinein, läßt dies alles verkochen und salzt nach Geschmack. Man gibt Knödel dazu.«[58]

Die Eisenbahn und die Möglichkeit, künstliche Kälte zu erzeugen, schufen die Voraussetzungen für die Fleischindustrie. Eisenbahnen verknüpften einzelne Orte und bildeten allmählich ein Netz, welches das ganze Land überzog. Die Eisenbahnen des neunzehnten Jahrhunderts schufen nicht nur Verbindungen, vielmehr entstanden an ihren Knotenpunkten Städte und Industrien. Chicago wäre ohne Eisenbahn nicht denkbar gewesen. Die Bedeutung seiner Packerindustrie begann erst mit der Eisenbahn. Als der Transport auf Schienen kostengünstiger wurde als jener auf Kanälen oder Flüssen, verlor Cincinnati seine Bedeutung als Zentrum der Schweineverarbeitung. Orte, die an das Liniennetz angeschlossen waren, zogen Bewegung an, abseits gelegene Orte verloren an Dynamik. Das Modell der Schiene fand sich schon bald in den Fabriken selbst. Laufschienen, Förder- und Fließbänder. Bewegungsabläufe mit möglichst geringem Widerstand. Dabei ging es nicht einfach um eine technische Neuerung, sondern um ein radikal neues Organisationsprinzip, welches sich in den Schlachthöfen bis ins kleinste Detail durchsetzen sollte. Schweine und Rinder wurden über eine Rampe in die obersten Stockwerke hinaufgetrieben, um selbst ihr Körpergewicht, nachdem sie einmal am Band hingen und sich in die unteren Stockwerke bewegten, für die kontinuierliche Bewegung des Bandes zu nutzen. Das Blut floß durch abwärts führende Röhren in darunter bereitgestellte Bottiche. Auf schiefen Ebenen rutschten verschiedene herausgelöste Teile des Tierkörpers in die tieferliegenden Stockwerke, um dort weiterverarbeitet zu werden.

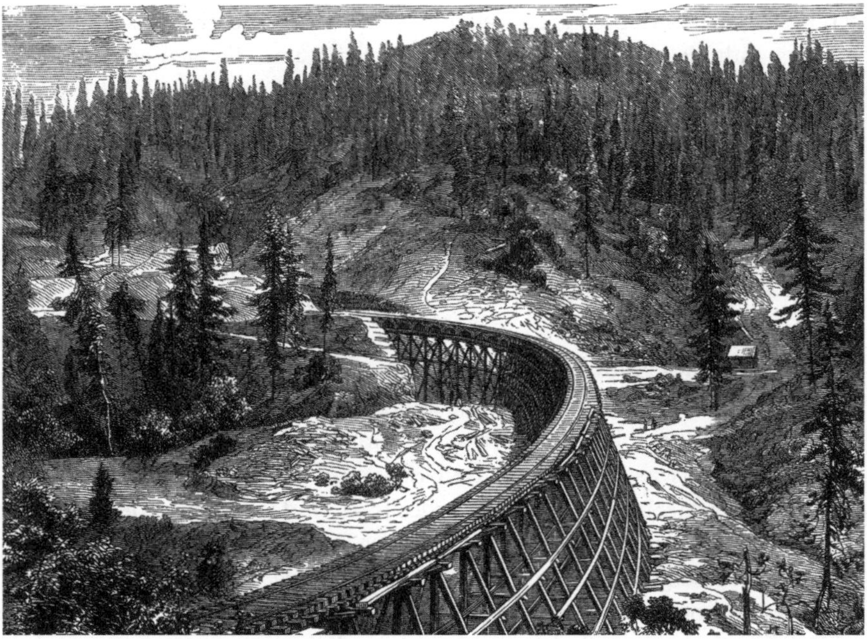

ABB. 20 Die frühen Eisenbahnlinien fügen sich noch organisch in die Landschaft, tatsächlich wurden sie bereits damals als Geraden gedacht. Bahnstrecke über die Sierra Nevada.

Mit der Kältetechnologie wurden die Schlachthöfe saisonunabhängig. Die Produktion war fortan kontrollierbar und kontinuierlich aufrechtzuerhalten. Die Grundstruktur der Kälteerzeugung erinnert an die des Produktionsprozesses selbst. Der Kompressor, angetrieben von einem Motor, ist das Herz des Aggregats und leistet die eigentliche Arbeit. Er saugt das Kältemittel aus dem Verdampfer. In diesem wirkt der gleiche kühlende Effekt, den wir spüren, sobald wir Wasser oder Alkohol auf die Haut bringen und dann verdunsten lassen: Wenn eine Substanz verdampft, dehnt sie sich aus. Die dafür benötigte Energie entzieht sie der Umgebung. Wir spüren, wie sich die Oberfläche unserer Hand abkühlt. Während eine Flüssigkeit wie Alkohol, auf die Hand aufgebracht, rasch verdampft, kann die Kühlflüssigkeit im Röhrensystem des Kühlaggregats nicht entweichen. Sie wird vom Kompressor in den Kondensator gedrückt, ein Gebilde aus Rohren und Lamellen, über die das Kältemittel seine Wärme an die Umgebungsluft abgibt. Anschließend strömt die Kühlflüssigkeit durch das Expansionsventil, Druck und Temperatur sinken stark, eine kalte Mischung aus Dampf und Flüssigkeit gelangt zurück in den Verdampfer und der Kreislauf beginnt von vorne. Wir haben also eine kontinuierliche Kreislaufbewegung in einem geschlossenen und kontrollierten System.

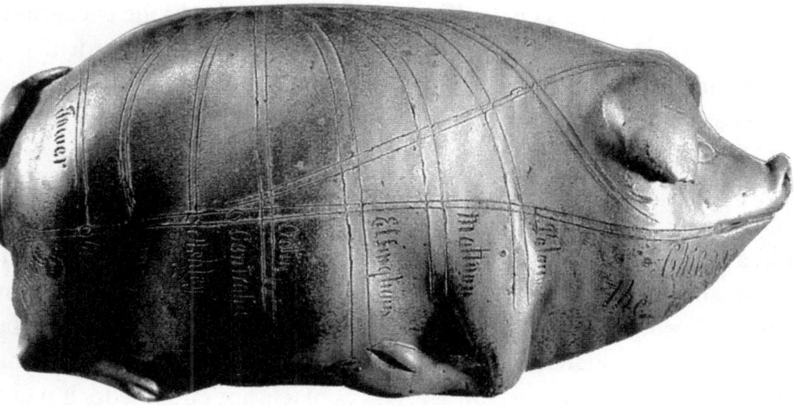

ABB. 21 Schwein, die Eisenbahnlinien und Knotenpunkte des Mittleren Westens auf den Leib geschrieben. Bei diesem Tonschwein handelte es sich wahrscheinlich um ein Werbegeschenk. Wallace Kirkpatrick (USA). Um 1880. Privatsammlung.

In der Fleischindustrie werden in einer analogen Struktur erhitzte Tierkörper aufgenommen, um nach ihrer Bearbeitung in gekühltem und beruhigtem Zustand wieder abgegeben zu werden. Weder das Aufnehmen noch das Abgeben läßt sich dabei isoliert betrachten, ist das eine doch nur in Verbindung mit dem anderen denkbar. In der modernen Fleischindustrie verschränken sich stark verdichtende Bereiche mit solchen, die nur eine geringe Dichte aufweisen. Auf der einen Seite finden sich Schlachthöfe mit riesigen Mengen an Tieren und Fleisch, auf der anderen Abertausende von Essern, die vergleichsweise geringe Mengen nach Hause tragen, zubereiten und verzehren. Wenn wir in einem Supermarkt Fleisch kaufen, befinden wir uns an einem Ort, an dem Wärme des Schlachthofes abgegeben wird. Auch wenn wir uns dessen nicht bewußt sind, hier kühlen die erhitzten Tierkörper endgültig ab, verflüchtigt sich der letzte Rest der Wärme dampfenden Blutes. Es ist eine Pumpbewegung bis in die kleinsten Kapillaren, aber ein vollkommen geschlossener Kreis ist es nur bedingt. Bemerkenswert ist in diesem Zusammenhang die Tatsache, daß die Kenntnis der Möglichkeit, Kälte künstlich zu erzeugen, lange vor den ersten Kühlaggregaten vorhanden war. Erst als die Rahmenbedingungen für die industrielle Produktion von Lebensmitteln gegeben waren, kamen Menschen auf die Idee, Kühlmaschinen zu entwickeln. Man könnte auch sagen, die neuen Formen der Produktion bildeten das Modell für das Kühlaggregat. Auch wenn sich im Schienenverkehr das Ideal einer gleichförmigen Bewegung nicht im gleichen Maße verwirklichen ließ wie in der Kältetechnologie, so wurde auch die Eisenbahn in den Konzepten der Strömungstechnik gedacht. In der industriellen Produktion und Verwertung von Tieren schloß sich der Kreis dort, wo Schlachtabfälle wiederum zur Fütterung von Rinder, Schweinen und Hühnern verwendet wurden.

Von einem Schlachthof versteht man nichts, wenn man einzelne Arbeiter betrachtet, die nichts anderes tun, als mit einer elektrischen Säge Rinder in zwei Hälften zu trennen oder Fleischteile auszulösen. Die einzelnen Arbeitsschritte oder Handgriffe sind belanglos. Selbst dem Stechen eines Schweines kommt keine Bedeutung zu. Dem Wesen des Schlachthofes kommen noch Pläne am nächsten, die nicht nur den Bewegungsablauf sichtbar machen, sondern auch seine Eingeweide, sein Innenleben: Wasserleitungen, Stromkabel oder Entsorgungsschächte, Rutschen und Rinnen, Schienen und Laufbänder. In solchen Plänen wird sichtbar, wie einzelnes miteinander verknüpft und doch voneinander getrennt ist. Der Schlachthof endet jedoch nicht an den Grenzen des Betriebsgeländes. Er setzt sich fort im Schienennetz, in den Kühlwagen und Kühlregalen. Letztlich reicht er bis in die kleinste Kochnische, in der Fleischgerichte zubereitet oder Fertiggerichte erhitzt werden. Von Anfang an bestand das oberste Ziel darin, Bewegungsabläufe im Interesse der Geschwindigkeit wie der Minimierung möglicher Reibungsverluste zu organisieren. Will man die Bewegungsabläufe eines Schlachthofes verstehen, muß man das Blut und die Schreie der Tiere vergessen. Das Blut oder die Schreie der Tiere würden in die falsche Richtung führen. Wesentlicher ist das Organisationsprinzip, welches seine Objekte vereinnahmt, jede Gewalt unsichtbar macht und den früher notwendigen symbolischen Tausch aufhebt. In den Schlachthöfen gelang es, selbst belebte Objekte so zu steuern, daß ihre Widerspenstigkeit unbedeutend wird.

Als der Gartenbauer Frederick L. Olmstedt 1850 die Packerhäuser von Cincinnati besichtigte, gab es das Förderband noch nicht. Die Menschen, die er dort sah, arbeiteten jedoch wie Maschinen und waren selbst in einen vollkommen mechanisierten Gesamtablauf eingefügt: »Wir traten in einen riesigen, niedrigen Raum und folgten einer Allee toter Schweine, die auf dem Rücken lagen, alle Viere in die Luft gestreckt. Am Fluchtpunkt angekommen, sahen wir eine Art menschlicher Hackmaschine, die die Schweine in marktgerechtes Schweinefleisch verwandelte. Ein Bohlentisch, zwei Männer zum Heben und Wenden und zwei zum Schwingen der Beile waren ihre Bestandteile. *Eiserne Zahnräder hätten nicht regelmäßiger arbeiten können.* Klatsch, fällt das Schwein auf den Tisch, zack, zack, zack, zack, zack, zack fallen die Beile. Alles ist vorbei. Kaum hat man's ausgesprochen, geht es schon wieder: klatsch, und dann zack, zack, zack, zack, zack, zack. Zum Bewundern ist keine Zeit. Geübte Griffe lassen alles, Schinken, Schultern, Rippen, Bauch und Filet sauber geviertelt an ihre Stellen fliegen, wo Helfer mit Loren und Drehtischen jedes Stück seiner Bestimmung zuführen – den Schinken nach

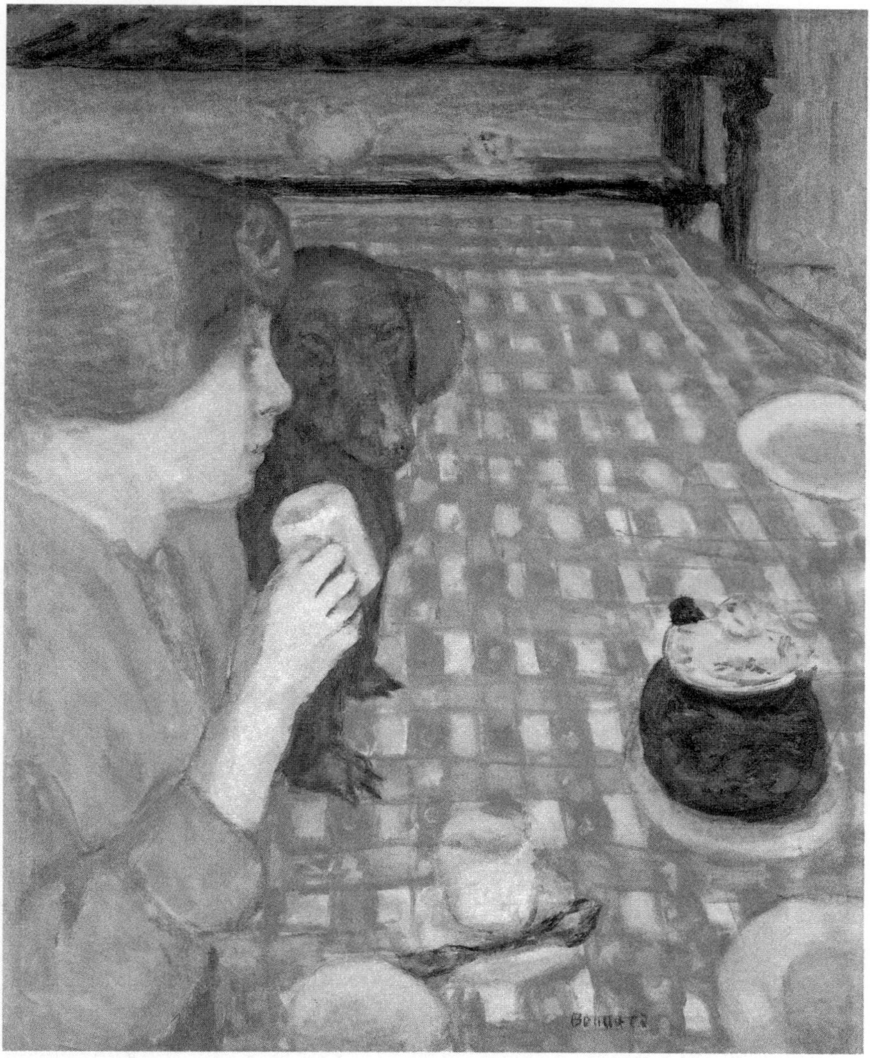

ABB. 22 Auch ein Ort, an dem die Schlachthöfe ihre Hitze abgeben. Pierre Bonnard, *Gelb und Rot* oder *Die rotkarierte Tischdecke*, 1915. Privatsammlung.

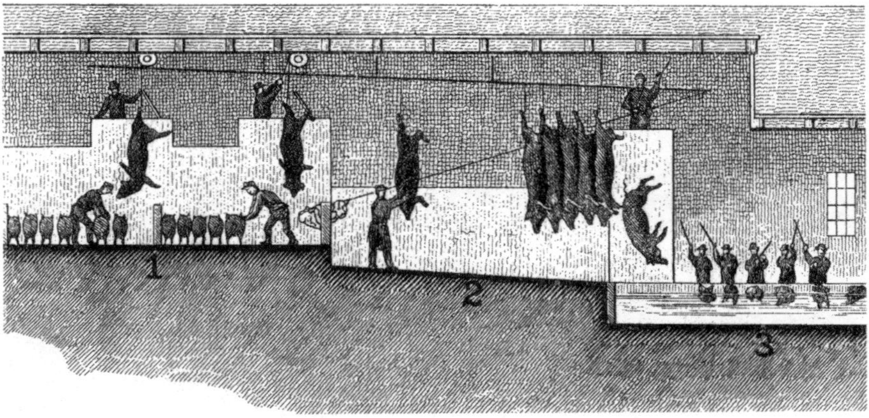

ABB. 23 Die Verarbeitung von Schweinen in einem arbeitsteiligen Vorgang. Plan eines Schlachthauses in Chicago. Um 1900.

Mexiko, die Lende nach Bordeaux. Fassungslos über die Schnelligkeit, zogen wir unsere Uhren und zählten fünfunddreißig Sekunden von dem Augenblick, wo ein Schwein den Tisch berührte, bis zur Ankunft des nächsten. Leider zählten wir nicht die Anzahl der erforderlichen Schläge.«[59]

In der tayloristischen Zerlegung der Arbeitsvorgänge in kleinste Einheiten wurde das Fließband vorweggenommen. Die »assembly line«, das Fließband, wurde zum ersten Mal um 1910 bei Ford für die Produktion des Modells T eingesetzt. Sein Vorläufermodell findet sich in der »disassembly line«, die erfunden wurde, um Schweine arbeitsteilig zu zerlegen und zu verpacken. Erstmals wurde dies in Cincinnati in die Praxis umgesetzt. Damals hingen die geschlachteten Schweine an einer rundlaufenden Kette. Die »disassembly line« gab nicht nur eine bestimmte Geschwindigkeit vor, sondern legte jeden Arbeitsschritt exakt fest, ohne daß der einzelne Arbeiter wie im tayloristischen Konzept von Vorarbeitern dahingehend hätte abgerichtet werden müssen, exakte Handbewegungen in einer vorgegebenen Zeit auszuführen. Fortan fand sich der Vorarbeiter in einer technischen Einrichtung, im Band, welches die einzelnen Arbeiter zwang, so zu arbeiten, daß sie kräfteschonend Schritt halten konnten. Analog zur Zerlegung der Tiere wurden die einzelnen Arbeitsschritte voneinander getrennt: Betäuben, Ausbluten, Aufhängen, Brühen, Entborsten, Brennkammer, Säubern, Entfernen von Augen, Ohren, Zunge und Eingeweiden, Spalten des am Band hängenden Tierkörpers und so weiter bis in die Kühlhalle, wo sich, wie Upton Sinclair schreibt, »ein Fremder in einem Wald gefrierender Schweine verirren könnte«.[60] Die »disassembly line« ermöglichte einen enormen Beschleunigungsschub, den die kurze Zeit offensichtlich macht, die es benötigte, ein Schwein zu »verpak-

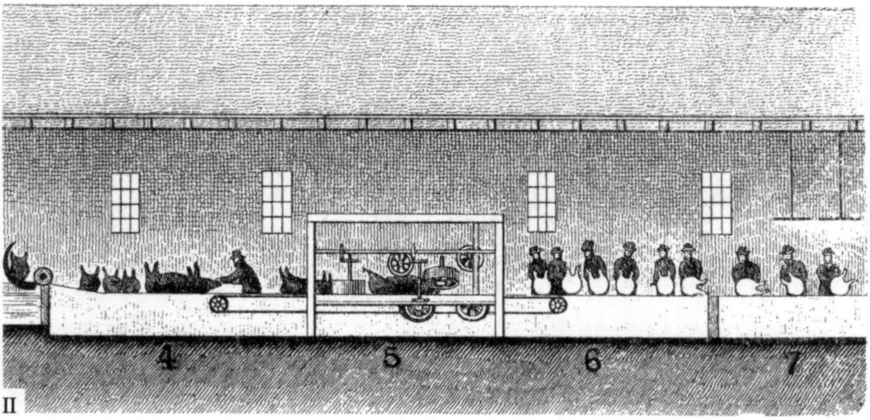

11

ken«. Allerdings war dafür eine große Zahl von Menschen erforderlich, die nur noch spezialisierte Handgriffe ausführten. Hatte Upton Sinclairs Held Jurgis in seiner polnischen Heimat beim Schweineschlachten mitgeholfen, so war dies eine Arbeit von wenigen. In den Schlachthöfen von Chicago gerät er darüber ins Staunen, wie viele Männer damit beschäftigt sein können, ein Schwein zu töten und zu zerlegen. Er ist zwar fasziniert von den Massen an Tierkörpern und Fleisch, aber für das Wesen der Masse hat er kein Verständnis. »Auf dem Höhepunkt ihrer Entwicklung standen an der *disassembly line* 126 Personen, um ein Schwein zu schlachten, und für ein Rind wurden in einem mittelgroßen Schlachthaus in Chicago sogar 157 Personen benötigt. Wahrscheinlich machte sich keiner dieser Arbeiter Gedanken über die Fragmentierung des Wissens, die Schaffung von immer spezialisierteren Tätigkeiten und die soziale Spaltung der Arbeiterschaft, die mit dieser Form der Produktion einhergingen.«[61]

Bewegung, Geschwindigkeit und Massen spielen auch in Eisensteins Film *Die Generallinie* eine wichtige Rolle.[62] Der Film, dessen Entstehung in die Zeit der Zwangskollektivierung fiel, sollte zeigen, daß sich die bäuerlichen Massen mit Hilfe der Technik aus dem Schmutz der Erde erheben können. Eisenstein dachte sich die Maschinenbewegungen als Entsprechung des Films. Wie durch die Montage einzelne Bildsequenzen zu einem Ganzen zusammengefügt werden, fügt sich im Produktionsablauf eine Bewegung in die andere. Dies auch dann, wenn der Bewegungsablauf der Zerlegung dient. Eine bemerkenswert montierte Sequenz zeigt die industrielle Verarbeitung von Schweinen. Eine Schweineherde springt in einen Fluß. Heitere Marschmusik. Eine Brühanlage. Ein rotierender Rechen hebt einen schmutzigen Schweinekadaver nach dem anderen hoch und kippt ihn in eine heiße und dampfende Brühe. Die Schweine im Fluß erreichen das andere Ufer. Wiederum begleitet

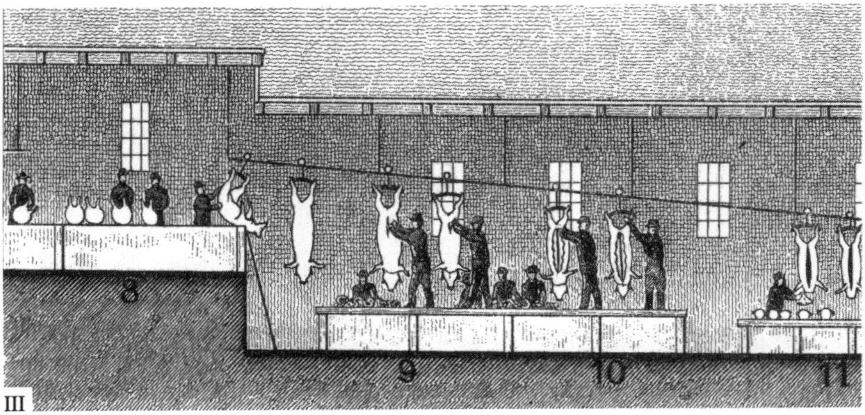

III

von heiterer Marschmusik. Ein Schweinekadaver in einer Entborstungsanlage. Eine rotierende Walze schabt alles Unebene von der Haut des Schweines, welches selbst, angetrieben durch die Bewegung der Walze, in eine Drehbewegung versetzt wird, ähnlich einer Kartoffel in einem Schälautomat. Ein tanzendes Schweinchen aus Porzellan, eine Kitschfigur, dreht sich stehend, mit hochgehobenen Händen um die eigene Achse. Entborstungsanlage. Jetzt läuft die Schweinherde einen Hügel hinauf. Ein Schweinekadaver wird hochgezogen und bewegt sich in eine Reinigungsanlage. Wieder das tanzende Porzellanschweinchen. Nun ist dessen ganzer Körper sichtbar. Ein Frauenkörper mit wegfliegendem Rock, großen Brüsten und enger Taille. Ein Kadaver verläßt die Reinigungskammer. Es sind fast keine Menschen zu sehen. Betont werden Maschinen und die von ihnen ausgehende Bewegung. Alle Bewegung ist Drehbewegung, die der Zentrifuge wie jene der Entborstungsmaschine, die Drehbewegung der Heuwendemaschine, jene des Bleistiftspitzers und die des Filmprojektors. Eisenstein zeigt nicht, wie die Schweine getötet werden. Er konnte dies nicht zeigen, weil der Tötungsvorgang damals noch Handarbeit, also nichttechnische und für ihn schmutzige Arbeit war. Er zeigt auch keine Arbeiter, die Schweine zerlegen.

Eisensteins Montageschnitte sind sehr präzise. Für die präzisen Schnittstellen des industriellen Fertigungsprozesses interessierte er sich jedoch nur sehr bedingt. Für die konkreten Schwierigkeiten im Produktionsprozeß hatte er wenig Sinn. Dafür hatten jene einen Blick, die sich für die Rationalisierungspotentiale in der Fleischproduktion interessierten: »Tausende dieser Tiere werden [...] nach einem Sammelraum des oberen Stockwerkes getrieben, dort gefesselt, mittels maschineller Vorrichtungen in den Schlachtraum gezogen und an einer Rolle in die Höhe gewunden. Diese Rolle bewegt sich an einer durch die Arbeitsräume gehenden geneigten Schiene, durch welche

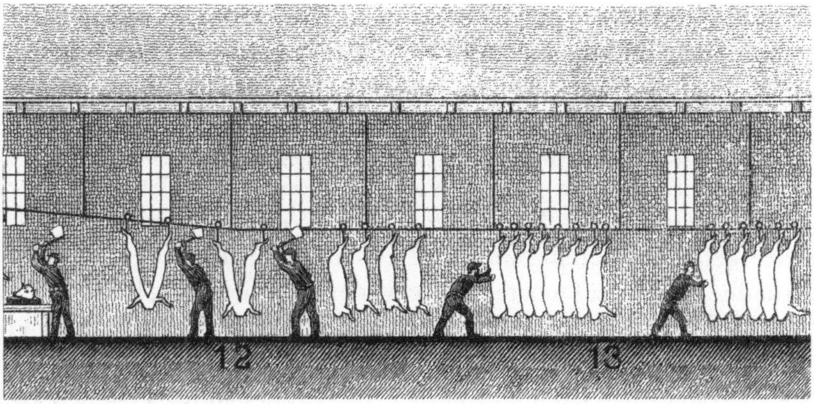

IV

Vorrichtung der Tierkörper mit einem Minimum von Kraftaufwendung ebenfalls alle diese Räume passiert. Sobald das Tier aufgewunden ist, erhält es von einem Arbeiter den sicheren Todesstoß; nach dem Ausbluten gelangt es in einen Kessel mit siedendem Wasser, in dem es eine Reinigung erfährt und zugleich für die Behandlung auf der Enthaarungstafel oder in der Rasiermaschine vorbereitet wird. In der letzteren werden die Borsten durch Messer, die sich an sich drehenden Scheiben befinden, entfernt. Eine noch weitergehende Reinigung erfahren die Tierkörper nach dem Passieren dieser Maschine in großen Bottichen von Hand. Und immer weiter rollt der Tierkörper auf dem Schienenwege; durch Wasserstrahlen wird er abgespritzt, andere Arbeiter schneiden den Kopf, wieder andere die Füße ab, ein dritter schlitzt den Bauch auf, wieder einer nimmt die Eingeweide heraus, und so geht es immer weiter und weiter, bis der Tierkörper sein einstweiliges Reiseziel, die Kühlkammer, erreicht hat. Aber die Ruhe dauert nicht lang; bald kommen neue Arbeiter, deren jeder eine eng begrenzte Beschäftigung zu verrichten hat, die darin besteht, daß jeder einen ganz besonderen Teil des Tieres herausschneidet; der eine entfernt die Schinken, der andere die Schultern, ein dritter die Speckseiten. Der ganze Betrieb funktioniert so sicher, daß von dem Stechen bis zur Einlieferung in den Kühlraum kaum fünf Minuten erforderlich sind.«[63]

Mit seinem 1919 entstandenen Merzgedicht *Die Zwiebel* verdanken wir Kurt Schwitters eine der bemerkenswertesten Schlachtbeschreibungen der Literaturgeschichte. Ohne Kenntnis der Möglichkeiten des Films hätte sie sich mit Sicherheit nicht schreiben lassen. Der Ich-Erzähler des Merzgedichts beschreibt seinen eigenen Tod: »Es war ein sehr begebenwürdiger Tag, an dem ich geschlachtet werden sollte. [Fürchte dich nicht, glaube nur!] Der König war bereit, die beiden Sekundanten warteten. Der Schlächter war auf halb sieben Uhr bestellt; es war ein viertel sieben Uhr, und ich selbst ordnete die nötigen Vorbereitungen an. Wir hatten eine geräumige Diele ausgewählt, so daß viele Zuschauer bequem teilnehmen konnten. Telephon war in der Nähe. Der Arzt wohnte im Nachbarhause und hielt sich bereit für den Fall, daß von den Zuschauern jemand ohnmächtig werden sollte. [Andenken an die Konfirmation.] Zwei gewaltige Flaschenzüge hingen unter der Decke, um mich nachher hochzuwinden, falls ich ausgenommen werden sollte. Vier starke Knechte standen für Handreichungen zur Verfügung, ehemalige russische Kriegsgefangene, breite, knochige Gestalten. [Zeitschrift für Haus- und Grundbesitz.] Zwei saubere Mägde waren auch zur Stelle, blitzsaubere Dirnen. Es war mir ein angenehmer Gedanke, daß diese beiden hübschen Mädchen mein Blut quirlen und meine inneren Teile waschen und zubereiten sollten.«[64] Daß es sich beim Objekt der Tötung um den Ich-Erzähler, also um einen Menschen und nicht um ein Schwein handelt, schockiert nur auf den ersten Blick. Tatsächlich sind die einzelnen Sätze wie in einem Film montiert, der schließlich wieder rückwärts abgespult wird. Die beiden Mädchen halten die Schale mit dem Blut unter die klaffende Wunde und quirlen umgekehrt. Der Metzger sticht sein Messer tief in die Wunde, um es dann langsam herauszuziehen. Die tödliche Wunde hat sich geschlossen, ist zugeheilt, nicht nur vernarbt, sondern gänzlich verschwunden. Was für ein Glück, daß noch nichts gekocht und zu Wurst verarbeitet wurde. Auf jeden Fall zeigt sich der Körper am Ende des Gedichts wieder intakt. Wie im Film ein Bild auf das andere folgt, tritt beim Fließband an die Stelle jedes Arbeitsschrittes ein anderer. Das Merzgedicht endet mit dem Satz: »(Sozialismus heißt arbeiten.)«

Im Gegensatz zum Film kennt die Bewegung des Fließbands nur eine Richtung. Ist das Schwein oder das Huhn einmal in das Band eingefügt, ist der Weg zum verpackten Produkt unumkehrbar. Bestenfalls könnte der Strom ausfallen oder das Band aufgrund eines technischen Defekts stillstehen. Am Schicksal der Tiere würde dies nichts ändern. Beschränkte sich das Fließband in seiner Frühzeit weitgehend auf die Gewährleistung eines gleichbleibenden Weitertransports wie auf die exakte Festlegung der einzelnen Arbeitsschritte, so haben inzwischen Maschinen eine Vielzahl von menschlichen Handgriffen unnötig gemacht. In einer Geflügelschlächterei schaffen es vergleichsweise wenige Menschen an einem Vormittag, Tausende von Hühnern in portionierte Nahrungsmittel zu verwandeln:

1) Die Hühner werden einzeln aus Kisten genommen und an den Beinen kopfüber an einer Halterung des sich langsam bewegenden Fließbandes aufgehängt. Dies erfordert keinen besonderen Arbeitsaufwand, da es die Verbreiterung des Fußes erlaubt, die Füße der Henne einfach von oben nach unten in eine Drahtschlinge zu schieben, durch die der Fuß mit den Zehen nicht mehr zu schlüpfen vermag.

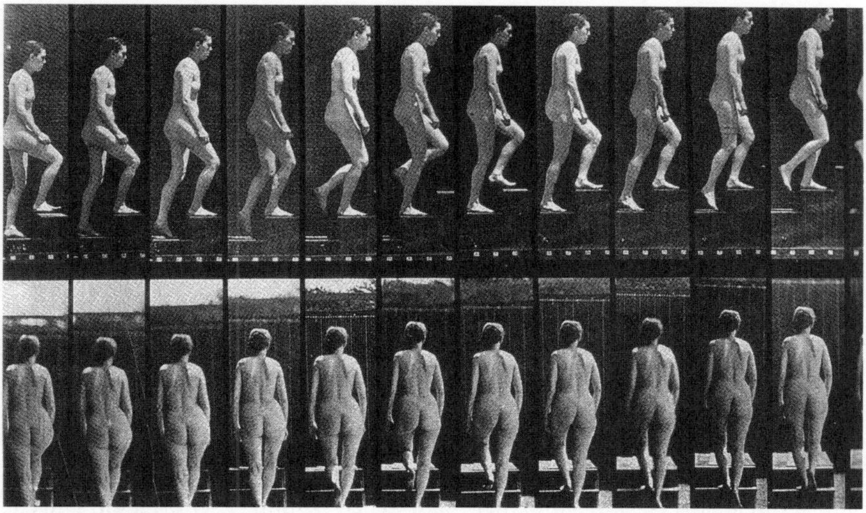

ABB. 24 Werden menschliche Bewegungsabläufe in einer Bilderserie dargestellt, so wirkt der Körper wie eine Maschine. Eadweard Muybridge, *Animal Locomotion* (plate 43), 1887.

2) Nach wenigen Metern bewegen sich die Köpfe der Hühner an zwei elektrisch geladenen Drähten vorbei, wodurch sie durch einen Stromstoß betäubt werden.

3) Die Hühner fangen wild zu gackern an. Sie schlagen heftig mit ihren Flügeln.

4) Ein junger Bursche mit einem langen Messer, welches an einen scharf geschliffenen Brieföffner erinnert. Er hält den Kopf des Tieres und durchsticht mit einer geübten Bewegung den Hals jedes Huhnes, welches an ihm vorbeischwebt.

5) Das herabtropfende Blut der immer noch heftig mit ihren Flügeln schlagenden Hühner wächst im Laufe des Vormittags zu einem breiten, sicherlich dreißig Zentimeter hohen Blutkuchen an, welcher gegen das Ende des gekachelten Raumes, dort, wo das Förderband eine neue Richtung nimmt, abfällt.

6) Nun tauchen die Hühner in eine Brühwanne. Dampf.

7) Dann passieren sie eine Maschine, die an eine Autowaschanlage erinnert. An zwei rasch sich drehenden Rotoren sind Gummibänder mit Noppen befestigt, welche die Federn von oben nach unten schlagen.

8) Für den Gestank, der sich ausbreitet, gibt es kein eigentliches Territorium. Am Fließband wird Gestank produziert, das Fließband bewegt sich durch Gestank.

9) Nach einem neuerlichen Wasserbad steht eine etwa fünfzigjährige Frau, welche die inzwischen vollkommen verstummten Hühner aus der Halterung nimmt, umdreht und am Kopf aufhängt. Die Zweckmäßigkeit der Konstruktion erlaubt es durch eine einfache Formung des Drahtes, ein Huhn sowohl an seinem Kopf wie an seinen Beinen aufzuhängen.

10) Eine weitere rotierende Gumminoppenmaschine.

11) Das Fließband bewegt sich weiter durch verschiedene andere Stationen, an denen meist dicke Frauen Flügel entfernen, die letzten Federn von diesen wahrlich geschlagenen Geschöpfen zupfen, den Kopf abschneiden (jetzt hat er seine Funktion verloren), den Kadaver öffnen, die Eingeweide herausnehmen und nach Magen, Galle, Leber, Niere, Herz, Lunge und Gedärm sortieren, d.h. in entsprechende Kisten werfen, bis sich schließlich die Hühner als Hähnchen zum Verpacken stapeln.

Die Laufschiene des Kettenfließbandes in einer Hühnermetzgerei bewegt sich vergleichsweise langsam, aber mehr als 20 Minuten benötigt ein Durchgang nicht: »Wenn man den Schlächter das Messer handhaben sah, und das Blut auf ihn spritzte, fragte man sich unwillkürlich, was wohl geschehe, wenn er niese, sich die Nase putzen müsse, wenn es ihn jucke oder irgend etwas anderes seine Aufmerksamkeit für einen Augenblick von den Vögeln ablenke. Ob sie dann wohl weitertransportiert werden und lebend in den Brühkessel gelangen? Die Zeit ist knapp bemessen, wenn alle zwei Sekunden ein Vogel auf den anderen folgt, und auf menschliche Schwächen kann dabei keine Rücksicht genommen werden.«[65] Das Bemühen, jeden nur denkbaren Reibungsverlust, jeden unnötigen Energieverschleiß zu vermeiden, findet sich bereits im Vorfeld. Die Lebenserwartung von Tieren, die gemästet werden, ist in den letzten Jahrzehnten zunehmend gesunken. Hähnchen werden bereits mit sieben Wochen geschlachtet. Ein Mastschwein mit dem Idealgewicht von 100 kg wird vier Monate gemästet. Drei Kilogramm Futter entsprechen einer Gewichtszunahme von 750 Gramm. Die Lebensdauer beträgt ein halbes Jahr.

Ob in den Schlachthöfen oder in der Massentierhaltung, wo immer der Mensch sich durch Automaten ersetzen läßt, tritt an seine Stelle die Maschine. Das Ideal der Maschine ist die perfekte Kontrolle von Bewegungsabläufen. Die Maschine erfordert eine Festlegung, unterschieden wird nur zwischen plus und minus, ja oder nein, ein und aus, rot und grün, zum Verzehr geeignet oder zum Verzehr nicht geeignet, steril und unrein, Gewinn und Verlust. Die Fleischproduktion ließ sich in fast allen Phasen des Prozesses nach diesem Prinzip organisieren. Man denke an Brütautomaten, Stiere in Samenproduktionsbetrieben, die an Nasenringen an einem Förderband befestigt ihre Runden drehen, oder an automatische Fütterungsanlagen. Inzwi-

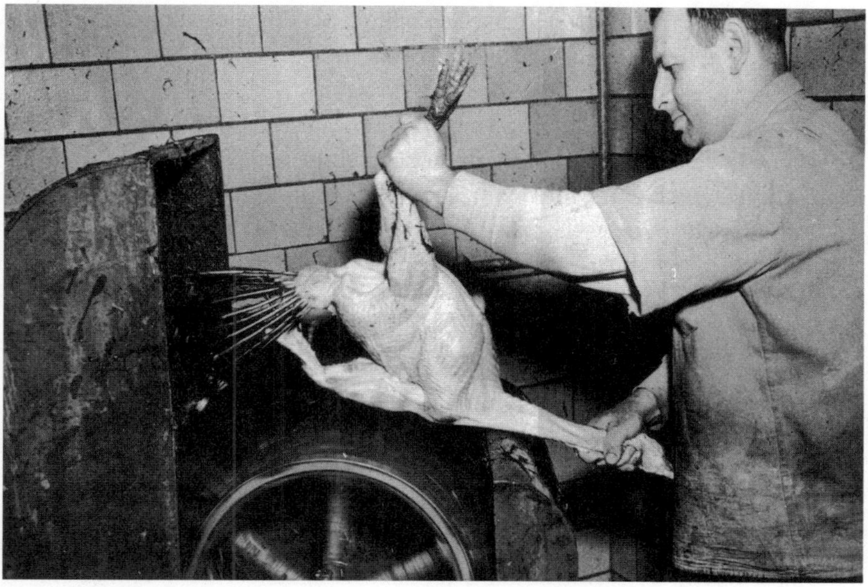

ABB. 25 Die ersten Rupfapparate benötigten noch den Menschen. Aber schon bald konnte das Huhn ganz den Maschinen überlassen werden. Konstruktion der Firma U.S. Rubber Company, 1945.

schen kann selbst das Einfangen von Hühnern in Mastbetrieben Automaten überlassen werden. In absehbarer Zeit wird es Melkroboter geben, die fast jeden menschlichen Handgriff überflüssig machen. Selbst die Tierkörperverwertung, also jener Ort, an dem verendete Tiere und Schlachtabfälle entsorgt werden, funktioniert nach demselben Prinzip. Die angelieferten Kadaver, Fleischabfälle und Eingeweide ergießen sich als nichtendenwollende Masse aus riesigen LKWs auf den Boden des Gebäudes. Wir befinden uns in einem Sarkophag, einem Fleischfresser. Die »Rohwaren« gelangen durch einen Einwurfschacht in eine Zerkleinerungsanlage, wo sie in eine breiige Masse verwandelt werden. Feste Bestandteile werden von den flüssigen getrennt. Was übrigbleibt, wird getrocknet und schließlich als sauberes und neues Produkt in Säcke abgefüllt. Die mehlige Masse in der Hand des Arbeiters erinnert an getrockneten Spinat. Die Schaltzentrale der Tierkörperverwertungsanlage läßt an den Kontrollraum eines großen Elektrizitätswerks denken. Die Schaltzentrale ist dem sauberen Bereich zugeordnet. Im Inneren des Molochs macht sich dagegen ein schrecklicher Gestank breit. Dieser Bereich wird mit Schutzmänteln betreten. Das Organische ist schmutzig, Technik dagegen gilt als sauber. Wo immer sich Technik und Maschinen behaupten, scheint aller Schmutz besiegbar. Bereits im neunzehnten Jahrhundert wurde das industrialisierte Schlachten als sauber, leicht und ansehnlich gefeiert. Nicht länger sei dies ein barbarisches und abstoßendes Geschäft.

Die automatische Einfügung von lebenden Tieren in den Produktionsablauf war für Techniker und Planer von Schlachthöfen eine der größten Herausforderungen. Bereits im neunzehnten Jahrhundert versuchte man den Tötungsakt selbst zu mechanisieren, ging doch zu viel Zeit damit verloren, jedes einzelne Tier mit einem Hammerschlag zu töten. 1866 erfand ein gewisser Windsor Leland eine »slaughtering machine«. Dem lebenden Schwein wurde ein Haken in ein Bein getrieben, um es dann mit Hilfe eines Dampfaufzuges in die Höhe zu heben. Das Schwein wurde also nicht getötet, sondern in den vorgegebenen Ablauf eingefügt: »Das Schwein wurde mit dem Bein an dem Transportband hängend weiterbewegt, so daß ihm – ohne den Hammerschlag auf den Kopf – bei lebendigem Leib die Gurgel durchgeschnitten werden konnte.«[66] Es fanden sich andere Lösungen, die nicht nur eine Vielzahl von Handbewegungen überflüssig machen sollten, sondern die trotz zunehmender Beschleunigung der Forderung nach einem schmerzfreien Tod zu entsprechen vermochten. In Geflügelschlächtereien hat sich nicht nur das Betäuben, sondern auch das Stechen mechanisieren lassen. Die betäubten Hühner gleiten nun an einem rasch rotierenden Sägeblatt vorbei, das ihre Kehle und ihre Schlagadern zum Ausbluten aufschlitzt. Mittlerweile lassen sich selbst Schweine automatisch betäuben. Ein Schwein nach dem anderen verliert auf einem abfallenden Blech den Boden unter den Beinen, rutscht vorwärts in die Fänge sich verengender Bänder, die es erfassen und bis in die Mitte eines Tunnels transportieren, wo es, eingeklemmt zwischen beweglichen Kunststoffplatten, automatisch betäubt wird.

Rationalisierung und Mechanisierung von Bewegungsabläufen kann es nur dort geben, wo große Mengen in endloser Wiederholung bearbeitet werden. Konzentration und Multiplikation. Für Eisenstein bedeutete Fortschritt nicht allein Bewegung, sondern vor allem Menge und Wiederholung, keinesfalls Differenz und Vielfalt. Er zeigt Mengen von Kühen, Mengen von Schweinen, Mengen von Küken. Aus der Vermählung des Zuchtbullen Fomka mit einer Kuh entsteht nicht ein Kalb, sondern eine lange Serie gleich aussehender Kälber. Auch wenn Eisenstein nicht zeigt, wie die Schweine getötet werden, so spielt er doch darauf in deutlicher Weise an. Statt des Tötungsaktes zeigt er eine Schweineherde, die einen Fluß durchquert. Der Fluß als Ort der Transformation, als Übergang vom Leben zum Tod, von der Natur zur Technik, vom lebenden Tier zum Fleischprodukt. Statt Blut fließt Wasser. Die Schweine werden gereinigt, während sie im Schlachthof Boden und Wände beschmutzen. Das Bild verweist auf die Hygieneversprechen der

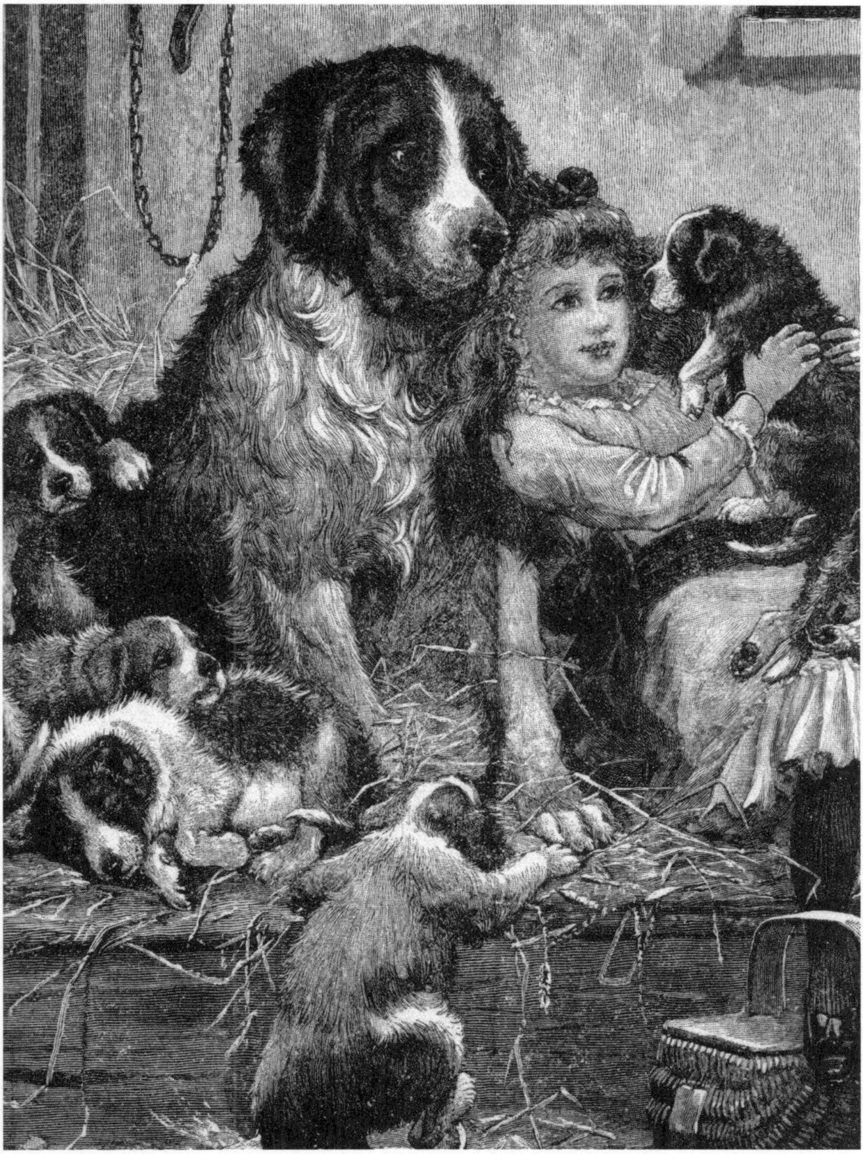

ABB. 26 Komplexe Beziehungen als Gegenstück zur endlosen Serie des Fließbandes. *A happy family*, aus einem englischen Kinderbuch der 30er Jahre.

Technik. Der Fluß, den die Schweine durchqueren, läßt an jene Bibelstelle im Markusevangelium denken, in der Jesus einen Besessenen heilt. Dämonen fahren in eine Schweineherde, die dann im See umkommt. Der Besessene antwortet auf die Frage, wie er heiße, sein Name sei Legion, denn er sei viele.[67] In der Masse geht jedes Tier, gleichgültig, ob es sich nun um ein Rind, ein Schwein oder ein Huhn handelt, verloren. Die Masse kennt kein einzelnes Tier. Der Moloch wird so zum eigentlichen Tierkörper, zu einem gefräßigen und riesigen Verdauungssystem, welches alles, was es verschlingt, in seine Bestandteile zerlegt und wieder ausscheidet.

Die Struktur der Fleischindustrie ist höchst komplex, eine Vielzahl von Bewegungen müssen möglichst exakt aufeinander abgestimmt sein, die Handgriffe und Bewegungen jener Menschen, die sich in ihren Räumen bewegen, sind dagegen denkbar einfach und stereotyp. Tagein tagaus sind sie damit beschäftigt, Hühner in Halterungen zu hängen, Aufzüge zu bedienen oder Tierkörper an ein und derselben Stelle in Teile zu zerschneiden. Beim bäuerlichen Schlachten dagegen waren die verwendeten Geräte einfach, die Arbeit insgesamt setzte aber bei aller Routine ein kompliziertes Zusammenspiel von verschiedensten Personen voraus. Das Blut mußte aufgefangen und gesprudelt, die Därme geputzt werden. Im Ofen sollte ein gutes Feuer brennen. Die Blutwurstmasse mußte zubereitet und in die hergerichteten Dickdärme abgefüllt werden. Das Abfüllen erforderte zwei Personen. Während der eine den Darm aufhielt, füllte der andere die Blutsuppe mit einem Schöpfer ein und band den gefüllten Darm mit einem Spagat zu. Schlachthöfe kennen schon lange keine Metzger mehr, die noch wissen müßten, wie ein Tier am besten zu töten, auszunehmen und zu zerlegen ist. In den Taschen der Metzger meiner Kindheit waren noch alle Geräte versammelt, die für das Töten und Zerlegen eines Tieres notwendig waren. Jedem Arbeitsschritt und jedem Körperteil des Tieres waren bestimmte Geräte zugeordnet: Schußapparat, verschiedenste Messer, eine Glocke zum Abschaben der Borsten, Sägen und Hacken, einen Stahl, um die Messer zu schleifen. Der Metzger kam in Gummistiefeln und hatte eine weiße Plastikschürze unter seinem Arm.

Schlachten durchbrach den bäuerlichen Alltag. Alle benötigten Geräte mußten erst hergerichtet und wohl oft auch zusammengesucht werden: Hack-, Schneide- und Wiegemesser, ein Fleischwolf, Brettchen zum Schneiden von Speck, Semmeln und Fleisch, mehrere Schüsseln, ein Faß zum Einsalzen des Fleisches, große Kasserollen zum Auslassen des Fettes, ein Trog zum Reinigen der Därme, eine mittelgroße Bratpfanne zum Anrösten von Zwiebeln und Speckwürfeln, Mörser, Waage, ein Sieb zum Durchseien der Wurstsuppe, Töpfe und Dosen, um das ausgelassene Fett abzufüllen, Brettchen und zwei Ziegelsteine zum Beschweren der Preßwurst sowie ein Brett

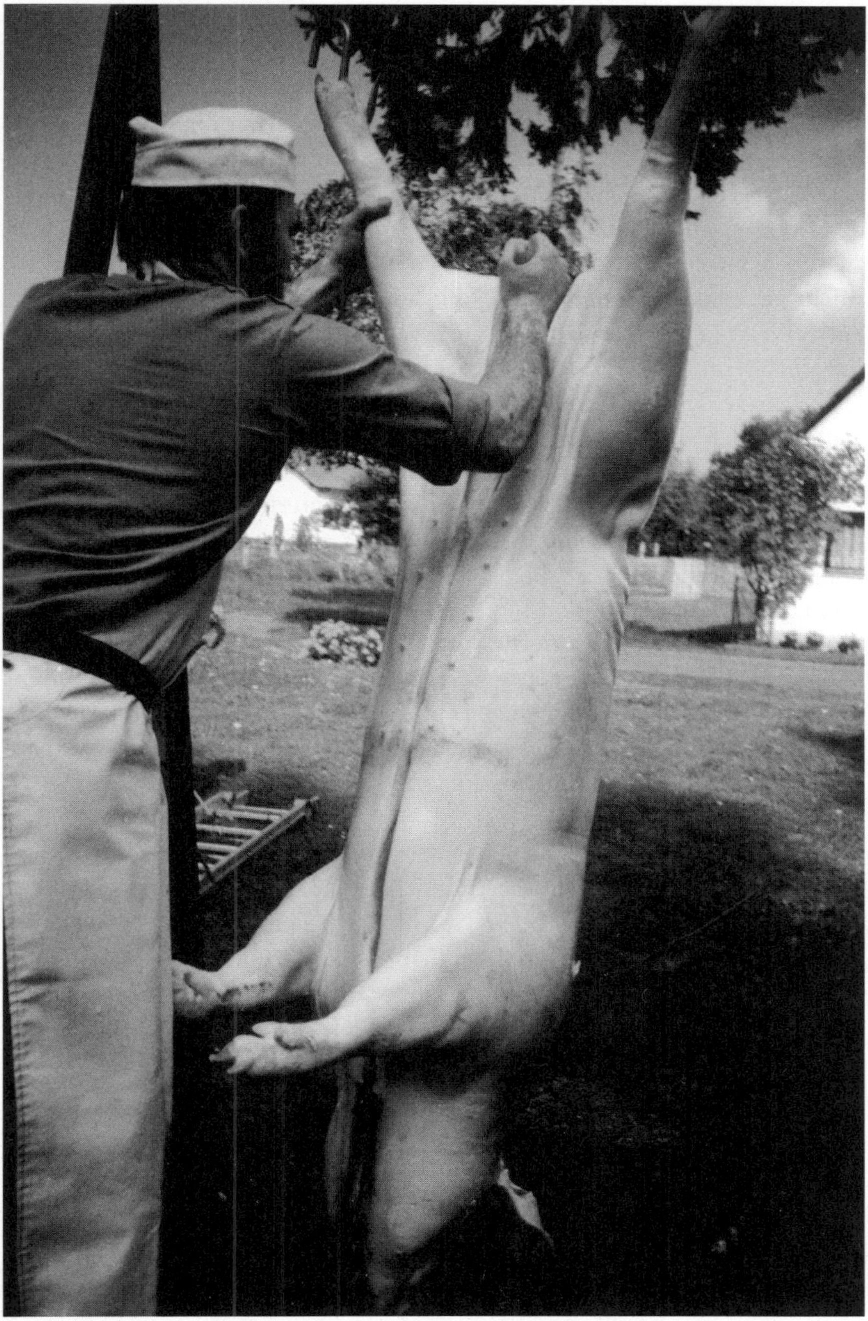

ABB. 27 Improvisiertes bäuerliches Schlachten. Photo: Wolfgang Kathan.

und einen größeren Stein für das Pökelfaß. Schließlich durfte auch der Kübel nicht vergessen werden, um das Blut des Schweines aufzufangen. Ein Schneebesen zum Rühren des Blutes. Weiters mußten verschiedenste Gewürze wie Pfeffer, Piment, Ingwer, Nelken, Wacholderbeeren, Majoran und Salz vorrätig sein.

In den großen Schlachthöfen sind dagegen alle Handlungsabläufe konsequent entmischt. Diese Entmischung trennt zwischen Innen und Außen, zwischen denen, die Produkte herstellen und denen, die sie verbrauchen; sie trennt zwischen oben und unten, links und rechts bis in kleinste Einheiten. Diese Trennung bezieht sich auch auf die, die im Produktionsprozeß beschäftigt sind. Wurde beim bäuerlichen Schlachten gemeinsam gearbeitet, ist dieses konkrete, an Gesten oder Zeichen gebundene Zusammenwirken in den Schlachthöfen aufgehoben. Auch dies kündigte sich bereits in den Eisenbahnen des neunzehnten Jahrhunderts an. Die Eisenbahn gab vor, Orte und Menschen mit Hilfe von Schienen, Brücken, Unterführungen und Tunnels miteinander zu verbinden, tatsächlich erwies sich ihre segregierende Wirkung als stärker. Aktionäre, Logistikexperten, Stationsvorsteher, Fahrkartenkontrolleure, Zugführer und Weichensteller sind zwar durch eine komplexe Struktur miteinander verbunden, tatsächlich ist diese nur noch in jeweils unterschiedlichen und kleinsten Ausschnitten erfahrbar. Wie der Aktionär nichts über die Arbeitsbedingungen eines Weichenstellers oder Bauern weiß, so kennen diese nur noch jene Bereiche, in denen sie tätig sind, obwohl ihre Arbeit an Ereignisse und Entscheidungen gebunden ist, die an anderen Orten geschehen.

Industriell gefertigte Waren teilen uns ihre Geschichte nicht mit. Das Fleisch, welches wir kaufen, ist geschichtslos. Die Verpackung bietet uns einen Ersatz für diesen Mangel an Geschichte. Sie hilft uns, über jene Bedingungen hinwegzusehen, die unabdingbar mit der Herstellung des Produktes verknüpft sind. Ginge es allein um Rinder, Schweine oder Geflügel! Jedes Stück Fleisch, das wir verzehren, ist auch mit menschlichen Erfahrungen verbunden. Die Verpackung bringt das Ding zum Leuchten und läßt so an eine andere Außenfläche der Warenwelt denken, nämlich die Werbung. Werbung gibt vor, ein Fenster in die Welt der Waren zu sein. Dieses Fenster ist jedoch blind, bestenfalls reflektiert es die Wünsche und Ängste derer, die hineinblicken. Nach den Fleischskandalen der letzten Zeit, die uns deutlich ins Bewußtsein gerufen haben, was – von Klärschlamm bis hin zu BSE-verseuchtem Tiermehl – in Mastbetrieben verfüttert werden kann, hat die Werbung den traditionellen Bauernhof entdeckt. Da wird eine Welt zitiert, die überschaubar ist, in der Menschen und Tiere noch ihren Platz haben. Diese Welt kann es aber so nicht mehr geben. Daß Lebensmittelkonzerne heutigen

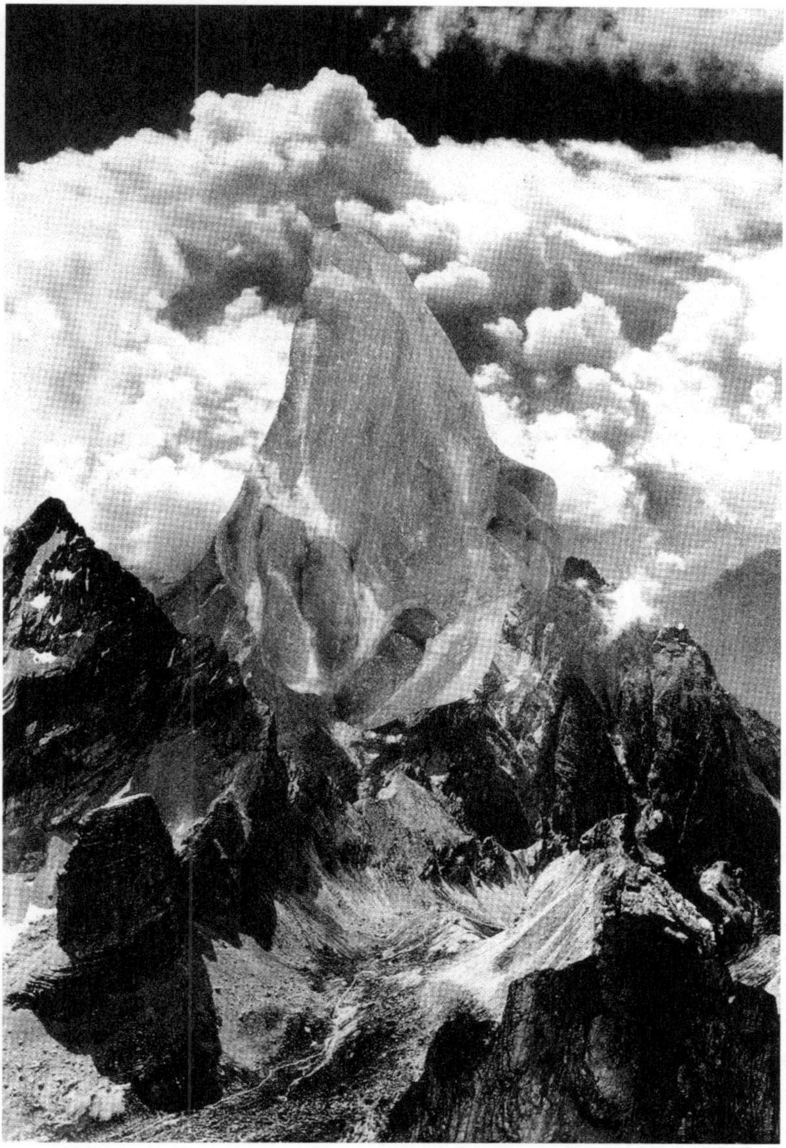

ABB. 28 Tiere werden zwar mit Natur assoziiert, im Kontext der Produktion befinden sie sich unter künstlich geschaffenen Bedingungen, gleichgültig, ob sie gemästet oder geschlachtet werden. Klima- und Kühlanlagen, Beleuchtungssysteme oder ernährungswissenschaftlich festgelegte Futtermischungen haben das Tier aus der Unberechenbarkeit der Natur gelöst. Da ist es nur konsequent, sich Berge aus Fleisch zu denken. Hannes Franz, ... *von der umsiedlung der seele*, 1997.

Kunden eine »Herkunftskontrolle« oder gar eine »Bauernhofgarantie« versprechen, entbehrt nicht einer gewissen Ironie. Der Niedergang der kleinbäuerlichen Landwirtschaft ist eng mit dem Aufstieg der Lebensmittelindustrie verknüpft, mit Kapitalkonzernen also, die einzig nach monetären Kriterien funktionieren. Es ist das Wesen des Geldes, auf keine Geschichte zu verweisen.

Was sich im Fleisch mitteilt, gelangt als meist versteckte Information auf unsere Teller und in unsere Mägen. Es ist die Aufgabe ungezählter Lebensmittelchemiker, mittels detektivischer Verfahren scheinbar neutrale Produkte mit Geschichte anzureichern. Auch wenn nicht zu leugnen ist, daß ihre Arbeit das Risiko verringert, an einer Fleischvergiftung zugrunde zu gehen, so kommt ihnen doch mehr die Funktion einer symbolischen Vermittlung zu. In ihnen findet sich der verkörperte Ausdruck jenes Mißtrauens, welches das scheinbar geschichtslose Produkt auszulösen vermag. Wie die Handschuhe, derer sich Verkäuferinnen bedienen, um Wurst, Fleisch oder andere Lebensmittel anzufassen, so stehen auch sie im Dienste des Phantasmas vom unberührten, nicht kontaminierten und keimfreien Produkt. Wann immer Lebensmittelchemiker auf die Geschichte eines Produktes verweisen, hat diese mit Schmutz zu tun. Zwar unsichtbar, aber das Produkt kann durch unterschiedlichste Keime, Hormone, Antibiotika, Insektizide, Pestizide, durch viele andere Chemikalien oder Schwermetalle belastet sein. Lebensmittelchemiker sind die Priester des heutigen Hygienekults. Sie scheiden genießbares Fleisch von ungenießbarem.

Kein anderes Tier vermag seiner Todesangst solchen Ausdruck zu verleihen wie das Schwein. Jenes Quieken der Schweine, die zur Schlachtbank getrieben werden, läßt sich mit kaum einem anderen Laut vergleichen, den Tiere in der Lage sind, von sich zu geben. Selbst Buffon, der dem Schwein fast jede Empfindungsfähigkeit absprach, erwähnt dieses Schreien ausdrücklich. Dieses geht in den Schlachthöfen in den Maschinengeräuschen unter. Auch die Arbeiter verständigen sich durch Schreie. Wo bleibt Upton Sinclairs Gott der Schweine, der jedes einzelne Tier kennt, sei es rosa, schwarz oder braun, dünn oder gefleckt? Dem diese Schweinepersönlichkeit teuer wäre, dem diese Schreie und Qualen etwas bedeuteten, der einen Platz im Schweinehimmel freihielte, das Schwein in seine Arme nähme und es tröstete, der es für sein wohlgetanes Werk belohnte und ihm den Sinn seines Opfers klarzumachen vermag? Dachte Leibniz noch, die Welt bestehe aus 0 und 1 und dem Lieben Gott, so sind nur noch 0 und 1 geblieben: Schwein – Nicht-Schwein, gesund – krank, Bewegung – Stillstand.

7. DAS ENDE DES OPFERS

> »Wir Heutigen töten auf eine Art, die uns gar nicht mehr als Tötung erscheint. Ich erinnere mich der Szene, wenn auf dem Gutshof meiner Großmutter zu Festzeiten ein Schwein geschlachtet wurde. Kein Knecht vom Hof tat es, denn die Knechte kannten ja die Tiere! Ein Berufsmetzger kam. Er hatte einen starken Knüppel bei sich, mit dem er dem Schwein auf den Kopf schlug. Eine primitive Form von Anästhesie. Dann erst kam der Todesstich. Alles ging rasch vor sich, und dennoch schien es mir schrecklich, aber auch feierlich. Wie da die Mägde bereitstanden, um das Blut des toten Tieres in Schalen aufzufangen, hatte etwas Rituelles und etwas unerbittlich Schicksalhaftes.«
>
> Luise Rinser im Geleitwort zu Eugen Drewermann,
> *Über die Unsterblichkeit der Tiere. Hoffnung für die leidende Kreatur*

Eine Abendmahlsdarstellung, entstanden um 1500. Auf der Tischfläche sehen wir Holzbrettchen, ein Messer, Trinkgefäße und einzelne Brote. In der Mitte der Tafel liegt auf einer Schüssel das zubereitete Lamm. Teller, Gabeln oder andere Tischgeräte fehlen. Die Tischgeräte entsprechen der Zeit, in welcher der Künstler selbst lebte. Wir sehen also ein Stück Kulturgeschichte des Essens. Der Kern der Erzählung war den Menschen des sechzehnten Jahrhunderts vertraut. Jesus hat sich mit seinen Jüngern zum letzten Abendmahl getroffen. Er ist der Gastgeber. Ihm steht es zu, Speisen anzubieten, zu verteilen und das Lamm zu zerlegen. Er nimmt den zentralen Platz an der Rückseite des Tisches ein. Johannes schläft in seinen Armen. Ihm gegenüber Judas mit dem Geldbeutel. Das Geld trennt ihn von den anderen. Judas ist zwar anwesend, mit seinen Gedanken aber bereits an einem anderen Ort. Schon schickt er sich an, seinen Platz zu verlassen. Dadurch nimmt er am Mahl nicht richtig teil. Alle Handlung ist nur angedeutet. Das Lamm in der Schüssel verweist auf Jesus und dadurch auf den Kreuzestod, der Geldbeutel auf den bereits begangenen Verrat. Auch Judas wird sterben. Er wird sich erhängen. Jedes Mahl kennt seine Narration. Es wird aufgetragen, zerlegt und zerteilt. Dadurch wird auf Vergangenes verwiesen, aber auch auf Ereignisse, die erst folgen werden. Die Anwesenden produzieren essend gleichsam eine Erzählung.

Ein Mahl meint nie alltägliches Essen. Es durchbricht den Alltag. Vor dem Mahl werden Hände und Füße gewaschen. Wer ißt, der bestätigt die Ordnung des Mahls. Er weiß um die Bedeutung des ihm zugewiesenen Platzes wie um jene des gereichten Fleischstücks. Die Ordnung des Mahles ist konkret. Das Mahl unterwirft alle Essenden gewissen Pflichten. Das gemeinsame Mahl benötigt ein Zentrum, in dessen Mitte der Tierkörper liegt. Durch den Verzehr formen sich die Essenden zu einem neuen Körper, tragen sie doch alle ein Stück ein und desselben Tieres in sich. Die Essenden verbindet die Abwesenheit derer, die vom Mahl ausgeschlossen sind. Dabei ist gleichgültig, ob diese nicht eingeladen wurden oder der Einladung nicht gefolgt sind. Der arme Lazarus liegt vor der Tür des reichen Prassers. Begierig schaut er auf das, was vom Tisch der Essenden zu Boden fällt. Nichts davon wird ihm abgegeben. Hunde lecken seine Geschwüre. Das Mahl verweist auf den Tod und über den Tod hinaus. Der Duft des Fleisches steigt wie der Rauch bei einem Brandopfer nach oben. Seine vertikale Ordnung kennt folgende Achse: das Tier, der Gastgeber, das Göttliche. Es wird nicht einfach ein Braten zubereitet und verzehrt, erst der Tod beziehungsweise das Opfer eines Tieres macht das Essen zu einem Mahl.

Ein entscheidendes Datum in der Geschichte der Menschheit findet sich in jenem Augenblick, als das Tieropfer an die Stelle des Menschenopfers trat. Gott verlangt von Abraham, seinen einzigen Sohn Isaak als Brandopfer darzubringen. Als Abraham nach dem Messer greift, um seinen Sohn zu schlachten, weist Gott dieses Opfer zurück: »Strecke deine Hand nicht nach dem Jungen aus und tu ihm nichts zuleide. Denn nun weiß ich, daß du Gott fürchtest und mir deinen einzigen Sohn nicht vorenthalten hast.«[68] Abraham bringt statt des Knaben einen Widder als Brandopfer dar, der sich mit seinen Hörnern im Gestrüpp verfangen hat. Während bei Aischylos Agamemnon seine älteste Tochter Iphigenie opfert, um Artemis günstig zu stimmen, tritt bei Euripides im letzten Augenblick eine Hindin an ihre Stelle. Auch die Pelopsgeschichte behandelt in ihrem Kern das zurückgewiesene Menschenopfer.[69] Während Abraham Gott gehorcht, fordert Tantalus die Götter heraus. Größer könnte sein Frevel nicht sein, lädt er die Götter doch zu einem Mahl, bei dem er ihnen seinen Sohn Pelops, den er geschlachtet und zubereitet hat, als Essen vorsetzt. Er will wissen, ob die Götter zu erkennen vermögen, daß es sich nicht um das Fleisch eines Tieres handelt. Alle verschmähen die grausige Mahlzeit. Einzig Demeter verzehrt ein Stück der Schulter, da sie mit ihren Gedanken bei ihrer verlorenen Tochter ist. Demeter, Göttin des Ackerbaus und der Fruchtbarkeit, nimmt sich – wie könnte es anders sein – ihren Teil. Die Götter fügen den zerstückelten Körper des Pelops wieder zusammen. Nur jenes kleine Stück zwischen Schulter und Hals, das Demeter verzehrt hat, bleibt verschwunden und muß durch Elfenbein ersetzt werden. Während Gott Abraham verspricht, seine Nachkommenschaft so zahlreich zu machen wie die Sterne am Himmel und den Sand am Meer, wird Tantalus

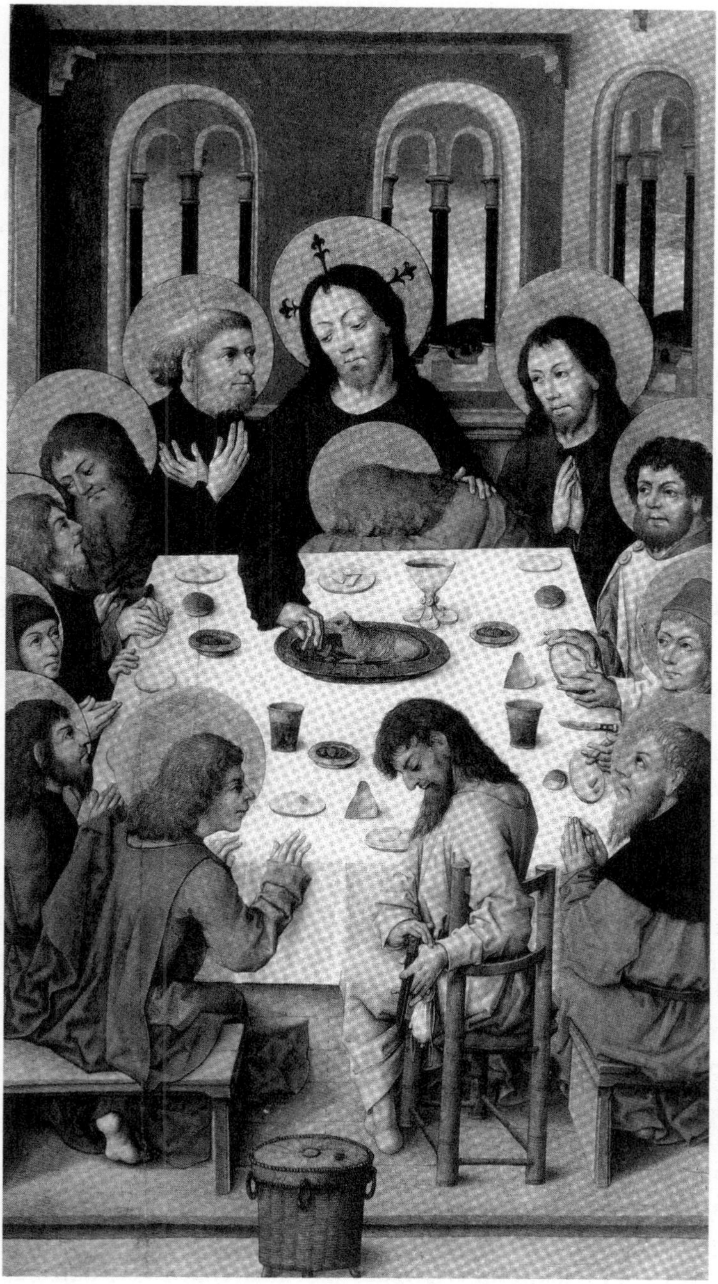

ABB. 29 Jeder bringt sein eigenes Messer mit. Mit Brot wird die Sauce aufgetunkt. Das gebratene Lamm sieht aus, als wäre es noch lebendig. Meister des Hausbuchs, Ende 15. bis Anfang 16. Jahrhundert. *Das Abendmahl.* Gemäldegalerie, Staatliche Museen zu Berlin.

von den Göttern grausam mit Hunger und Durst bestraft. Er steht in einem Teich, das Wasser reicht bis an sein Kinn, aber immer, wenn er zu trinken versucht, weicht das Wasser zurück. Und die beladenen Zweige der vielen Obstbäume werden vom Wind weggeschleudert, sooft er nach einer Frucht greift. Diese Situation ist das genaue Gegenteil des gemeinsamen Mahls. Wie in einem maschinenhaften Ablauf folgt auf jeden Versuch dessen Scheitern.

Nur wenige Abendmahlsdarstellungen zeigen die Reste des Mahls, die Schüssel mit den abgenagten Knochen. Meist sehen wir das gebratene Lamm in unberührtem Zustand. Wir sehen so gut wie nie, wie das Lamm aufgetragen wird. Anders dagegen in Darstellungen, die den Tod Johannes des Täufers zum Gegenstand haben. Oft zeigen diese, wie das abgeschlagene Haupt des Täufers aufgetragen wird. Während das Abendmahl der Kreuzigung vorangeht und in der Auferstehung seinen Abschluß findet, bildet in der Johannesgeschichte das Mahl des Herodes den Höhepunkt. Herodes hat Johannes festnehmen und ins Gefängnis werfen lassen, weil dieser ihm seine Heirat mit Herodias, der Frau seines Bruders, vorwarf. Herodias hätte ihn gerne umbringen lassen, doch Herodes fürchtet den Propheten. Während eines Festessens tanzt seine Tochter Salome vor ihm und den Gästen, sehr zu seiner Freude. In seiner Zuneigung stellt er ihr einen Wunsch frei. Er werde diesen Wunsch erfüllen, ganz gleich, was sie sich wünsche, allerdings nur bis zur Hälfte seines Reiches. Herodias gibt ihr ein, sie solle das Haupt des Johannes auf einer Schüssel fordern. Es gibt also zwei konkrete korrespondierende Orte. Hier der Saal mit der gedeckten Tafel, dort das Verließ, in dem ein Knecht das Haupt des Propheten abschlägt. Während der Körper des Propheten in einer Blutlache liegt, wird sein Haupt, so als handele es sich um ein zubereitetes Lamm, in einer Schüssel aufgetragen, allerdings nur, um mit den Augen verzehrt zu werden. Die Augen des abgeschlagenen Kopfes blicken nicht mehr zurück, der Mund öffnet sich nicht mehr zum Sprechen, nicht länger mahnt dieser Mund. Die Rede ist unterbrochen und wird gleichzeitig auf einer anderen Ebene fortgesetzt.

Der Evangelist Matthäus hat in seiner Beschreibung andere Stoffe verarbeitet. Eine ältere Geschichte findet sich bei Livius. Der Konsul Flaminius habe im Jahre 192 v. Chr. beim Mahl einen Gefangenen getötet, um seinem Lustknaben das Schauspiel einer Enthauptung zu bieten.[70] Der Getötete kann aber auch zum Verzehr aufgetragen werden. So wird er nicht nur mit den Augen, sondern buchstäblich einverleibt. Herodot berichtet von der grausamen Rache des Mederkönigs Astyages an seinem engen Vertrauten und ergebenen Verwalter Harpagos. Im Traum sieht der König seine Tochter Mandane Wasser lassen. Nicht nur die Stadt, ganz Asien wird überschwemmt. Auch sieht er einen Weinstock aus ihrem Schoß wachsen, der Asien überwu-

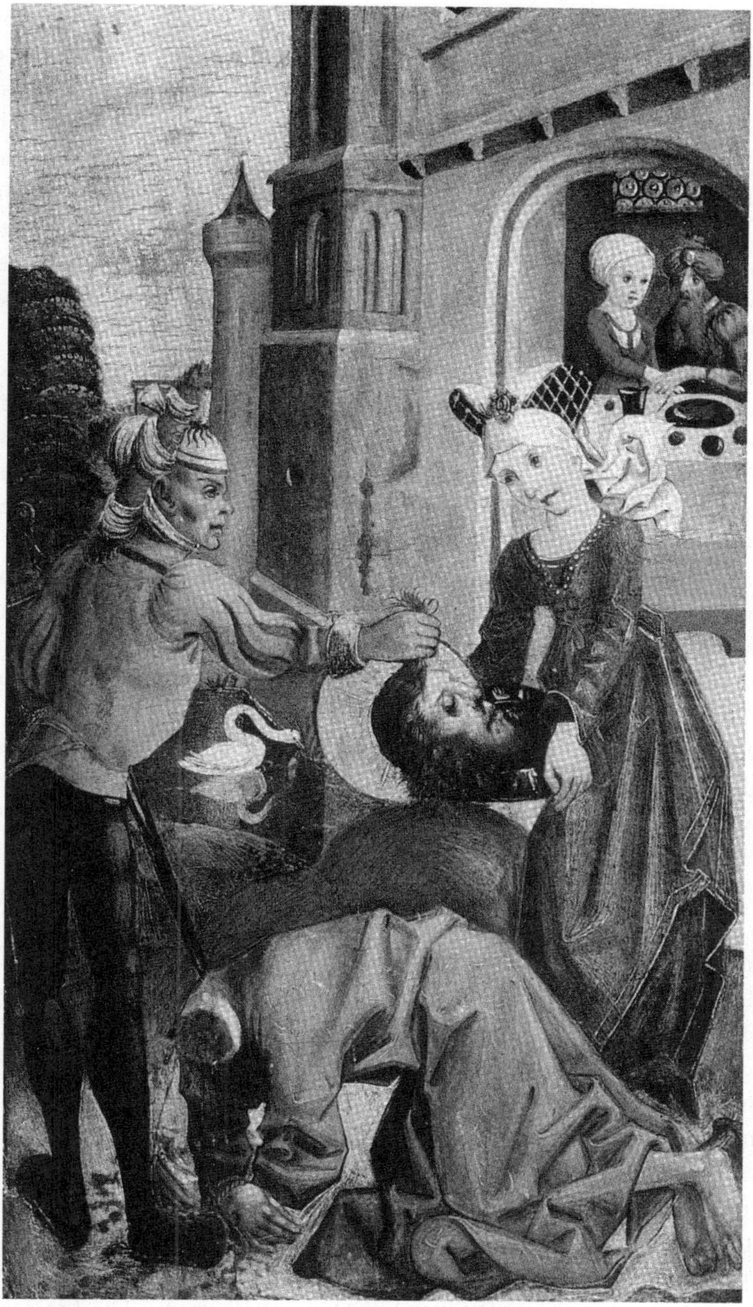

ABB. 30 Zwischen Innen- und Außenraum wird eine Achse gebildet, die dem Erzählstrang entspricht. *Enthauptung Johannes des Täufers*, um 1480. Niederösterreichisches Landesmuseum, Wien.

chert. Für die Traumdeuter kann dies nur heißen, daß der Knabe, mit dem Astyages' Tochter schwanger geht, ihn als König stürzen wird. Gleich nach der Geburt des Kindes befiehlt Astyages dem Harpagos, dieses zu töten. Harpagos gibt das Kind einem Rinderhirten mit dem Auftrag, es im Gebirge auszusetzen. Wilde Tiere sollten es zerreißen. Der Hirt läßt sich jedoch von seiner Frau, die den Namen »Hündin« trägt, überreden, den Knaben mit dem von ihr eben totgeborenen Kind zu vertauschen. Er legt dem eigenen toten Kind die kostbaren königlichen Gewänder an und trägt den kleinen Körper ins Gebirge. Nach drei Tagen holt er das blutverschmierte Gewand und bringt es dem Harpagos. Dieser läßt die Reste bestatten. Gerade zehn Jahre alt geworden, wird Kyros als Sohn der Mandane erkannt. Der König rächt sich am unwissenden Harpagos wegen der Mißachtung seines Befehls. Er lädt ihn zu einem Mahl, wo er ihm, während die anderen das Fleisch von Schafen und Ziegen verzehren, seinen Sohn als Gericht vorsetzt. Kaum hat Harpagos sein Essen beendet, will Astyages wissen, ob ihm denn das Gericht geschmeckt habe. Als Harpagos dies versichert, läßt er auf einer Schüssel, zugedeckt mit einem Tuch, den Kopf, die Hände und Füße des Knaben auftragen. Der Blick in das Gesicht des toten Knaben bildet auch hier den dramatischen Höhepunkt des frevlerischen Mahls. Herodot meint, Harpagos habe wohl die Reste eingesammelt, sei dann nach Hause gegangen, um sie dort zu bestatten.[71]

Die Verbindung mit der Geschichte des Johannes findet sich nicht nur im Mahl. Da wie dort wird durch den Tod des einen Platz für einen anderen gemacht. Bereits der Sohn des Hirten macht Platz für das Königskind. Nicht Kyros, der Sohn des Harpagos wird getötet. Erst durch dieses Opfer kann Kyros König werden. Es sind Stellvertretergeschichten. Johannes muß sterben, damit Jesus seinen Platz einnehmen kann. Auch der Kindesmord in Betlehem kennt diese Bedeutung. Wie Astyages versucht Herodes den drohenden Sturz abzuwenden. Das Kind, das getötet werden soll, überlebt in beiden Fällen. Es sind festgefügte Geschichten, in denen alle nur ihren Platz einnehmen. Salome ist nicht boshaft, sie spielt wie Judas ihre Rolle, auch wenn sie diese nicht kennt.

In einer von Boccaccios Novellen tötet ein eifersüchtiger Mann den Liebhaber seiner Frau, öffnet mit einem Messer dessen Brust und reißt ihm mit eigener Hand das Herz heraus. Zuhause läßt er seinen Koch rufen und befiehlt diesem: »Nimm dieses Eberherz und gib dir Mühe, daraus das köstlichste und schmackhafteste Gericht zuzubereiten, das dir bekannt ist. Wenn ich bei Tisch sitze, schicke es in einer Silberschüssel herein.« Die Frau ißt das Gericht. Es folgt die bekannte Frage: »Wie hat dir denn dieses Gericht geschmeckt?« Nach der Klärung, wessen Herz zubereitet, aufgetragen und verzehrt wurde, muß die Frau, das sieht die Erzählung vor, sterben. Sie stürzt sich rücklings aus dem Fenster.[72] Nicht länger ist es ein Mahl. Trotz der Dramatik ist es ein banales, alltägliches Essen. Es wird nicht getanzt. Nur zwei Personen sind anwesend, der Eifersüchtige und seine Frau. Einzig das Herz in der aufgetragenen Schüssel repräsentiert den ermordeten Geliebten. Es kommt zu einer buchstäblichen Durchmengung der beiden Körper. Wie Harpagos zum Grab seines eigenen Sohnes wird, so wird sie zum Grab ihres Geliebten. Während der Tod des einen noch auf das Leben eines anderen verwies, bezieht sich der Tod hier auf nichts Künftiges. Was bleibt, ist ein Liebesdrama, welches mit der gemeinsamen Bestattung der beiden endet. Es wird das Herz und nicht länger der Kopf aufgetragen. Die weiteren Überschreibungen der Geschichte enden im Liebesdebakel und in der psychologischen Deutung.[73]

Sowohl Herodes wie Astyages begehen einen Frevel. Sie mißachten die Ordnung des Mahls. So tragen sie selbst zu ihrem Untergang bei. Die Schüssel wird nicht in der Mitte der Tafel plaziert. Es ist kein gemeinschaftliches Essen. Astyages teilt zwar Harpagos Fleisch zu, aber von diesem würde er selbst nie essen. Es ist kein nährendes Geben. Harpagos sitzt zwar an der Tafel und ißt, tatsächlich jedoch ist er aus dem Kreis der Essenden ausgeschlossen. Herodes mißachtet die Ordnung des Mahls, da er das Haupt des Johannes wie ein Gericht auftragen läßt, dieses aber nicht verzehrt wird. Neben allen Lesarten, die solche Geschichten zulassen, geht es um jene Verpflichtungen, die das Mahl dem Gastgeber gegenüber den Mitessenden, diesen gegenüber dem Gastgeber, den Essenden gegenüber dem Tier auferlegt. Im Mahl, das in der Tradition des Opfers steht, behauptet sich das Wissen, daß dem Verzehr ein Akt des Tötens vorangegangen sein muß. Im Zeitalter industrieller Fleischproduktion ist der Essende, hat er einmal bezahlt, aus allen Verpflichtungen entlassen. Das Mahl forderte vom Gastgeber, das Tier zu töten oder dessen Tötung zu veranlassen. In der industriellen Produktion und Verwertung von Tieren ist jede Erinnerung an das Opfer aufgehoben. Das Fleisch, welches wir essen, läßt weder an ehemals lebende Tiere noch an ihren Tod denken.

Die bäuerliche Kultur wußte um die Verbindung von Verzehr und Tod. Das Schlachtessen ließ weder vergessen, daß getötet, noch, welches Tier getötet wurde. Der Tötungsakt erforderte zumindest bei größeren Tieren, daß bestimmte Teile davon an andere abgegeben wurden oder andere am gemeinsamen Essen teilnehmen mußten. Besonders beim Schwein erwies sich das erste Essen als Totenmahl für das Tier. Da lagen die Blutwürste in der Mitte des Tisches. Meist wurde dabei das Fleisch gelobt. Geschlachtet konnte erst werden, wenn sich das Schwein schuldig gemacht hatte. Das hört sich eigenartig an, aber man sagte, dieses oder jenes Schwein tue nicht mehr recht oder es sei böse – es müsse geschlachtet werden. »Böse« kannte eine Vielzahl von Bedeutungen, es konnte auch im Sinne von »krank« verwendet werden. Dabei wurde das Schwein einzig deshalb gefüttert, um getötet und verzehrt zu werden. Wurden Kühe oder Stiere geschlachtet, so fing man das Blut in einem Kübel auf und leerte es in den Trog der Schweine, die ihren Kopf tief in die rote Suppe steckten und das warme Blut mit solcher Gier tranken, daß die ausgestoßenen Luftblasen das Blut aufkochen ließen. Die Köpfe der Schweine waren schließlich bis über die Ohren rot bespritzt. Den Schweinen stand dieses Blut zu. Gleichzeitig nahm dieses Blut ihren eigenen Tod vorweg. Wurde ein Tier geschlachtet, so forderte der Stall seinen Teil. In der modernen Nahrungsmittelproduktion ist dieser Zusammenhang zerstört, sind solche Verpflichtungen verschüttet. Daß Schlachtabfälle zu Viehfutter verarbeitet werden und so in den Stall zurückkehren, ist eine Frage möglicher Gewinne, keine des symbolischen Tauschs. Schlachten in der kleinbäuerlichen Kultur kannte die Erinnerung an das Opfer. In den damit verbundenen Vorstellungen wurde durch den Akt des Tötens ein bestehendes Gleichgewicht gestört. Deshalb war es notwendig, wieder etwas abzugeben. Jedes Opfer kennt dieses Zurückgeben, ganz gleich, ob nun Milch, Wasser oder Blut verschüttet wird, Kerzen angezündet oder Blumen oder Getreidekörner auf der Erde ausgestreut werden. Die Verpflichtung gegenüber dem Tier macht besonders das Verbot offenkundig, Fleischabfälle wegzuwerfen. Mag sein, daß sich die Erfahrungen von Hungerzeiten tief in das Bewußtsein der Menschen eingegraben hatten, dieses Verbot verweist aber auch auf die enge Verbindung zwischen Mensch und Tier.

Das Christentum kennt wie das Judentum oder der Islam die Erinnerung an das Opfer. Im Zentrum der christlichen Mythologie steht der Mythos vom sohnopfernden Gott. Im Meßopfer wird die Erinnerung an den Opfertod Christi wachgehalten. Die Verbindung zum Mahl ist offensichtlich. Im Altar bricht sich der Tisch, um den sich die Essenden versammeln, um symbolisch am Opfer teilzuhaben, den Leib Christi als Brot zu essen, sein Blut als Wein zu trinken. Reste des Opfers finden sich in der geforderten Reinheit der Opfergaben. Das Brot ist ungesalzen, der Wein darf nicht geschwefelt sein. Wie beim Opfertier darf nichts verlorengehen. Wenngleich in der jüdischen Tradition das Schächten nicht als Opfer verstanden wird, mehr noch, wenn es der Kontrolle des Rabbiners bedarf, um jedem diesbezüglichen Verdacht vorzubeugen, so ist das Schächten doch mit einer Vielzahl von Reinigungsprozeduren und Vorschriften verknüpft, die auf das Opfer zurückzuführen sind. Es dürfen nur unverletzte oder makellose Tiere geschächtet werden.[74]

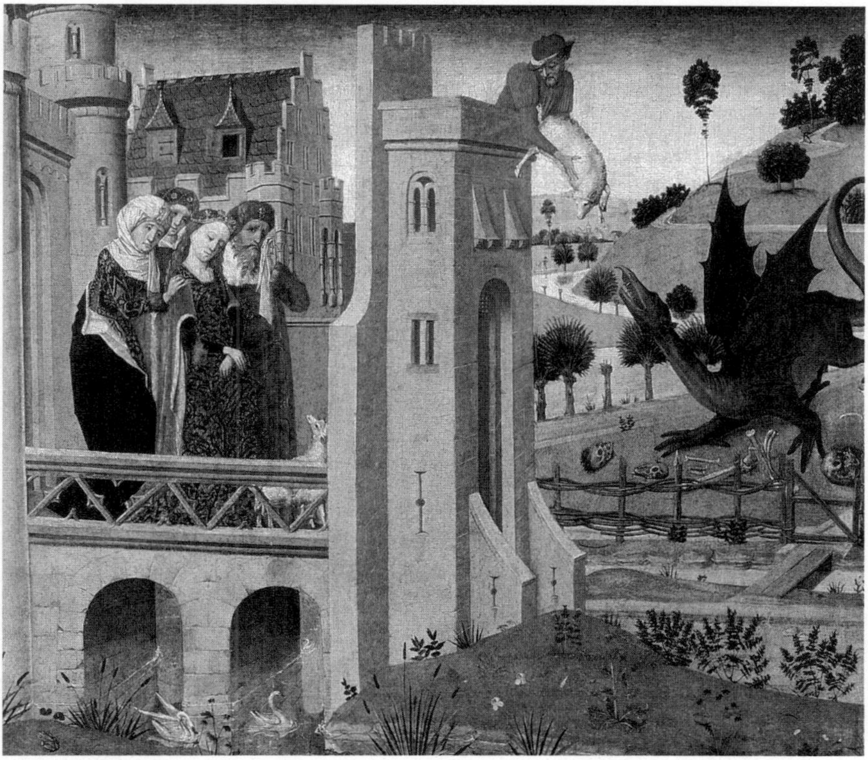

ABB. 31 Das Opfer als Beschwichtigungsversuch. Ein Drachen fordert die Tochter des Königs. Mag diese auch getötet werden, so ist es doch eine Vermählungsgeschichte. Dadurch läßt sie an das Verbindende des gemeinsamen Mahles denken. An die Stelle der Königstochter tritt symbolisch das Schaf. *Opferung der Tochter des Königs*, Gemälde des Meisters der Georgslegende, um 1460. Wallraf-Richartz-Museum, Köln.

Trotz aller Unterschiede gilt dies auch für das Schächten der Muslime. Das arabische Wort »dsibah« bezeichnet nicht nur die islamische Methode des Schlachtens, sondern meint auch »Reinigung«. Darüber kann auch die Profanität der Handlungen nicht hinwegtäuschen. Ein Kompressor, der zum Aufpumpen von Autoreifen dient, läßt sich auch zum Abhäuten eines Schafes verwenden. Aber das sorgfältige Reinigen der Hände, der Messer und des Tierkörpers erinnert wie das Wegspülen des Blutes an das Opfer. Der Koran grenzt sich gerade von diesem Opfer ab: »Ihr Fleisch (das der Opfertiere) erreicht Allah nicht, noch tut es ihr Blut, sondern Eure Ehrfurcht ist es, die Ihn erreicht.«[75] Während Metzger in unserer Gesellschaft schnell mit dem Stigma der Gewalttätigkeit und Fühllosigkeit behaftet sind, kann in islamischen Gesellschaften derjenige, der diese Handlung vollzieht, hohe Anerkennung genießen. Geschächtet wird nicht im Dunkeln oder hinter verschlossenen Türen, sondern vor den Blicken derer, die das Tier essen werden. Dies ist nur in Gesellschaften möglich, in denen Fleisch mäßig konsumiert wird und der Verzehr von Fleisch sich weitgehend auf bestimmte Anlässe wie religiöse Feste, die Feier einer Geburt, einer Hochzeit oder der Besuch eines Verwandten, der lange Zeit abwesend war, beschränkt.

Die Naturwissenschaften haben uns andere Modelle für die Zusammenhänge in der Welt geliefert. An die Stelle des symbolischen Tauschs ist eine ständige Kreislaufbewegung getreten, ein ständiger Prozeß der Organisation und des Zerfalls, der vollkommen selbsttätig geschieht: »Die Oberfläche der Erde, geschmückt mit ihrem Grün ist die unerschöpfliche und allgemeine Quelle, woraus der Mensch und die Thiere ihren Unterhalt gewinnen. Alles, was in der Natur lebt, lebt auf dem, was wächst, und die Gewächse leben ihrerseits wieder von den Trümmern dessen, was da lebte und wuchs. Zum Leben ist Zerstörung nöthig und wirklich nur, indem sie Wesen zerstören, können sich die Thiere ernähren und vermehren. Gott hat, als er die Einzelwesen jeder Thier- und Pflanzenart schuf, nicht allein dem Erdenstaub die Gestalt verliehen, sondern ihn auch belebt und beseelt, indem er in jedes Einzelwesen eine größere oder geringere Menge thätiger Grundkräfte, lebender, unzerstörlicher und allen organisirten Wesen gemeinsame, organische Theilchen einschloß. Diese Theilchen gehen von Körper zu Körper über und dienen gleicher Weise zum wirklichen Leben und zur Fortsetzung des Lebens, zur Nahrung, zum Wachsthum jedes Einzelwesens; und nach der Auflösung des Körpers, nach seiner Zerstörung, seiner Verwandlung in Asche, leben diese Theilchen, über welche der Tod nichts vermag, fort, kreisen im Weltall, gehen in andere Wesen über und bringen Nahrung und Leben in sie. Alle Hervorbringung, alle Erneuerung, alles Wachsthum durch Zeugung, durch Nahrung, durch Entwickelung, setzen also eine vorhergehende Zerstörung, eine Substanzverwandlung, eine Uebertragung dieser organischen Theilchen voraus, die sich nicht vermehren, aber stets in gleicher Zahl fortbestehend machen, daß die Natur immer gleich lebendig, die Erde gleich bevölkert ist und sie immer gleich von dem ersten Ruhme dessen, der sie geschaffen hat, wiederstrahlt. Die Wesen im Allgemeinen genommen, ist also die Gesammtmenge des Lebens immer dieselbe, und der Tod, der alles zu zerstören scheint, zerstört an diesem ursprünglichen und allen Arten organisirter Wesen gemeinsamen Leben nichts. Wie alle untergeordneten und abhängigen Mächte, greift der Tod nur die Einzelwesen an, trifft nur die Oberfläche, vermag nichts über den Stoff, kränkt die Natur nicht, die nur umso heller glänzt, die ihm nicht gestattet, die Arten zu vernichten, die ihn nur die Einzelwesen abmähen und sie mit der Zeit zerstören läßt, um sich selber unabhängig von Tod und Zeit zu zeigen, um in jedem Augenblicke ihre stets

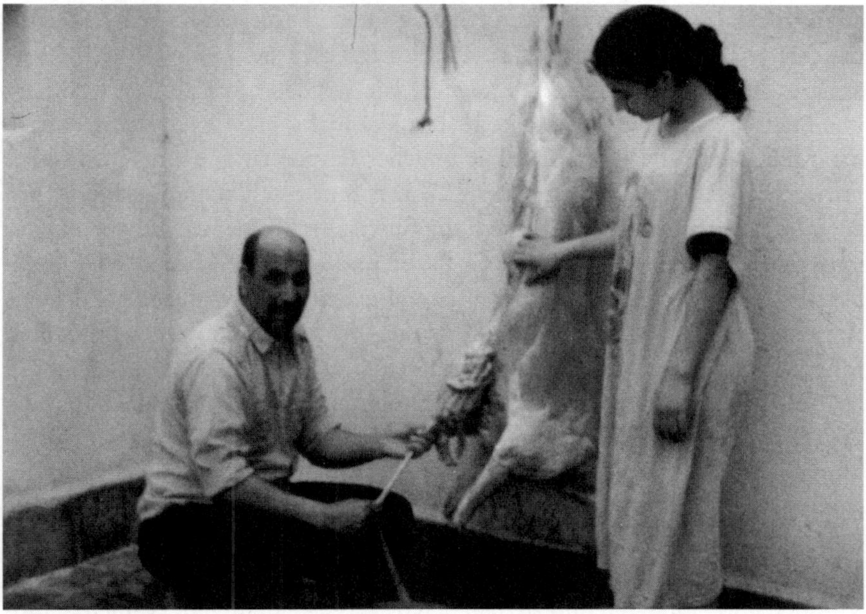

ABB. 32 Geschächtetes Schaf. Vater und Tochter. Marokko 1998.

thätige Macht auszuüben, ihre Fülle durch ihre Fruchtbarkeit zu offenbaren, und indem sie die Wesen wiedererzeugt, wiedererneuert, aus dem Weltall ein immer gefülltes Theater, ein immer neues Schauspiel zu bilden.«[76] Dies schrieb gegen Ende des achtzehnten Jahrhunderts Buffon. Hundert Jahre später ist Gott aus solchen Beschreibungen verschwunden. Mit Hilfe besserer Analysemethoden ließ sich jeder organische Körper zerlegen, nicht viel anders, als dies in Verwesungs- und Fäulnisprozessen durch die niedrigsten Organismen geschieht, die den Körper nach dem Tod innerhalb kurzer Zeit zersetzen.

Chemie und Biologie haben die Erklärung für den permanenten Umwandlungsprozeß organischer Substanzen geliefert. Diesem Modell entsprechend wurden in den Fabriken Verfahren entwickelt, die es erlaubten, Stoffe zu zerlegen und zu völlig neuen Produkten zusammenzufügen. Der technische Fortschritt schien es möglich zu machen, aus allen im Fabrikationsprozeß anfallenden Abfällen etwas Neues herzustellen, vorausgesetzt, das Material war in ausreichender Menge vorhanden. Daß sich aus den schmutzigsten Abfällen der Textilindustrie, aus alten Teppichen oder Strümpfen neue Stoffe und Tücher herstellen lassen, muß auf die Menschen des neunzehnten Jahrhunderts einen großen Eindruck gemacht haben. Abfall kann demnach nur etwas sein, was sich am falschen Platz befindet. »Von den Knochen werden die besten Theile zu Messerheften etc., zu Dreherarbeiten und einer Menge anderer Producte verarbeitet. Einige Theile werden auch zur Verfertigung von Beinschwarz oder thierischer Kohle gebraucht; andere werden gesotten, um Klebestoff für Färber und Tuchmacher daraus zu gewinnen, und alles übrige wird zu Dünger vermahlen. [...] Das Blut geschlachteter Thiere wird zur Zuckerraffinirung, zur Herstellung thierischer Kohle, zur Erzeugung der einstmals berühmten Türkischroth-Farbe und auf viele andere Weisen gebraucht. Die Ochsengalle dient als Reinigungsmittel für Wolle oder Tuch, als Arzneimittel, bei den Malern zur Reinigung der bei Miniaturen gebrauchten Elfenbeintäfelchen, zur Fixirung von Kreide- und Bleistiftzeichnungen, und zur Mischung mit gewissen Farben. Fischschuppen werden zur Nachahmung der echten Perlen, und Fischaugen für unentwickelte Knospen bei der Kunstblumenverfertigung gebraucht. Metzger- und Abdeckerabfälle werden in solcher Art abgekocht, daß sie sich als Nahrung für Hühner und Hunde eignen. Blasen und Gedärme werden für Würste und derlei Nahrungsartikel, zu wasserdichten Deckeln für Krüge und Apothekergefäße, zu Saiten für Violinen und Guitarren und zu dem den (etwas zweideutigen) Namen ›Goldschlägershaut‹ führenden schönen Häutchen verwendet. Die Franzosen kaufen unsere alten beschriebenen Pergamente und bringen sie in der Form von bockledernen Handschuhen zu uns zurück. Alle Abfälle von Haut und Pergament jeder Art sind aber ›Korn für die Mühle des Leimsieders‹. Kalbsfüße werden abgesotten, um Rindsfußöl für die Lederbereitung zu gewinnen; die Schafsfüße zur Gewinnung von Schafsfuß-Öl, das unsern Haarölmachern nicht unbekannt ist.«[77] Dieses Ideal ließ sich jedoch nie vollkommen verwirklichen. Eine Vielzahl von Abfällen läßt sich bis heute nicht in den Produktionsprozeß integrieren.

Die Vorstellung, das Leben sei nichts anderes als Ausdruck sich ständig ereignender Umwandlungsprozesse, hat nicht nur den Tod all seiner Bedeutungen beraubt, sondern das Leben selbst entwertet. Uns bleibt der Anblick eines blutenden Tieres, das zuckend auf dem Boden liegt, erspart. Aber es fällt uns schwer, uns das Tier noch vorzustellen, welches letztlich trotz aller Techniken der Zerkleinerungskunst immer noch auf dem Teller liegt. Wir essen zwar sehr viel Fleisch, aber keine Tiere mehr. Fügen Sie einmal in einem Supermarkt die im Kühlfach liegenden Fleischteile zu einem ganzen Tier zusammen, und Sie werden sehen, wie viele Löcher dieses Tier hat. Im Kühlfach finden sich nur noch Teile, die sich in die Kochnische einfügen lassen, die auf die äußerst begrenzten Möglichkeiten dieses Ortes abgestimmt sind. Das Mahl forderte noch den vollständigen Verzehr des Tieres. Wir essen Eiweiß, Fette, Kohlenhydrate und eine Vielzahl von Zusatzstoffen, die durch

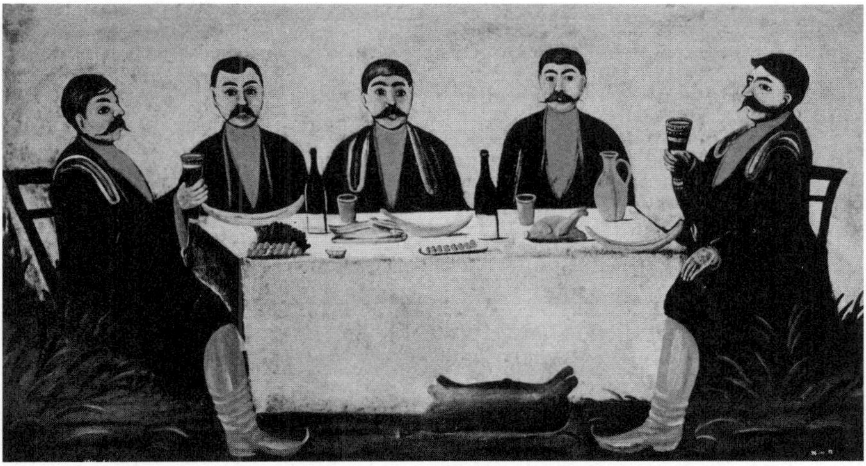

ABB. 33 Horizontale und vertikale Ordnung. Am Boden ein Weinschlauch. Niko Pirosmani, *Gelage der fünf Fürsten*, 1906. Kunstmuseum Tiblissi.

Nummern angegeben sind. Wir denken an BSE, Hormone, Schwermetalle oder radioaktive Verunreinigungen. Unter heutigen Bedingungen können wir uns kein Mahl mehr vorstellen. Gibt es keinen Tötungsakt mehr, ist das Tier, von dem alle essen, nicht mehr erkennbar, dann löst sich auch die Ordnung der Essenden auf.

Das dem Opfer verpflichtete Mahl bezeichnet immer Übergänge. Es stellt das Ereignis in einen narrativen Kontext. Die Juden erinnern sich im Pessachfest an den Auszug aus Ägypten, an das Vorüberschreiten des tötenden Engels, der die Erstgeborenen jener Häuser verschonte, die das Blutzeichen des Opfers trugen. Auch hier sterben andere stellvertretend. Im Meßopfer wird an den Kreuzestod Christi erinnert. Das Mahl dient also nicht allein dem Verzehr, sondern ebenso der Erinnerung. Mahl und Opfer fallen auch mit biographischen Übergängen zusammen, mit der Geburt, der Hochzeit, mit dem Eintritt in das Erwachsenenleben, dem Tod oder der Ankunft eines Fremden, der beim Mahl zum Gast wird. Mein marokkanischer Freund Mustapha zeigte mir am Tag des Schlachtfestes stolz seine blutverschmierte Hose. Schlachten als Fest, wohl kaum etwas könnte für uns unverständlicher sein. An welche Bedürftigen soll, wie es der Koran vorschreibt, ein Teil des Fleisches abgegeben werden? Obwohl ich ein Ungläubiger bin und auch nicht zu den Bedürftigen zähle, habe ich ein großes Stück Fleisch erhalten. Als ich zu Hause das Fleischstück aus dem Papier nahm, war ich erstaunt. Auf dem Papier lag der Beckenbereich eines weiblichen Tieres. Dies war unschwer am offen daliegenden Geschlecht zu erkennen.

Der noch nicht entfernte Darmausgang war mit einer grünen kotigklebrigen Masse verschmiert. Mögliche Deutungen sollen hier unerwähnt bleiben. Am Tag nach dem Schlachtfest erzählte Mustapha einen Traum seiner letzten Nacht. Er sei in eine Bäckerei gegangen. Ein Bäcker habe viele Brote in einen Backofen geschoben. Dann habe der Bäcker eine mit Schokolade verzierte Torte gebracht, sie mit einem großen Messer in der Mitte durchgeschnitten, um ihm eine der beiden Hälften zum Essen anzubieten.

Solange es das Mahl im Sinne der Erinnerung an das Opfer gab, war es nicht schwierig, eine Verbindung zwischen dem Lamm auf der Schüssel und dem Kreuz herzustellen. Die Metaphorik des Abendmahls ergibt für uns keinen Sinn mehr. Fleisch ist billiger als Käse, oft sogar billiger als Gemüse. Wir können ohne besondere Anstrengung jeden Tag Fleisch verzehren. Dies mag zwar entlastend sein, dafür sind wir mit Verdauungsbeschwerden, mit Fettleibigkeit, Anorexie und Bulimie geschlagen. Es gibt gute Gründe, sich mit Fett gegen die Welt zu schützen, gute Gründe, bis zur Empfindungslosigkeit abzumagern oder sich vollzustopfen, um sich gleich darauf zu übergeben. Dies weist auf ein zunehmend gestörtes Verhältnis zu allen Prozessen des Austauschs. Wir wissen nicht mehr um jene sensible Balance, die den Essenden nicht nur nährt, sondern auch in die Pflicht nimmt. Selbst Anlässe, die es erforderten, ein junges Schwein, ein Rind oder ein Schaf zu schlachten, sind uns abhanden gekommen. Das Leben des modernen Menschen kennt keine klaren Übergänge mehr. Die Vorstellung, ein Fremder könnte zu einem Gast werden, hat ihren Sinn verloren. Am vorläufigen Ende dieses Prozesses sitzen wir weitgehend isoliert an unseren Tischen. Die Essenden sind voneinander getrennt, und dies auch dann, wenn sie zur selben Zeit essen und vielleicht sogar an einem gemeinsamen Tisch sitzen. Das Drama hat seine symbolische Ebene verloren. Es hat sich in die einzelne Person verschoben.

Wir essen buchstäblich Trennkost. Schon bereitet sich die Lebensmittelindustrie darauf vor, auf individuelle Bedürfnisse zugeschnittene Menüs zu produzieren. Gab es bislang die Trennung zwischen denen, die Schweinefleisch essen und jenen, welche dieses als unrein betrachten, die Trennung zwischen denen, die Fleisch essen und jenen, die sich fleischlos ernähren, so haben wir es heute mit einem vollkommenen Durcheinander an Speisevorschriften und Nahrungstabus zu tun. Übergewichtige, Untergewichtige, Allergiker, Herz-, Leber-, Nieren-, Magen- und Rheumakranke, sie alle benötigen einen eigenen Menüplan, was gemeinsames Kochen und Essen unmöglich macht. Speisepläne nach Blutgruppenzugehörigkeit. Unser Verhältnis zu den Tieren ist ein deutlicher Hinweis darauf, daß das Gefüge der Essenden und somit auch jenes des gesellschaftlichen Austauschs zunehmend brüchiger wird. Das gemeinsame Essen löst sich auf.

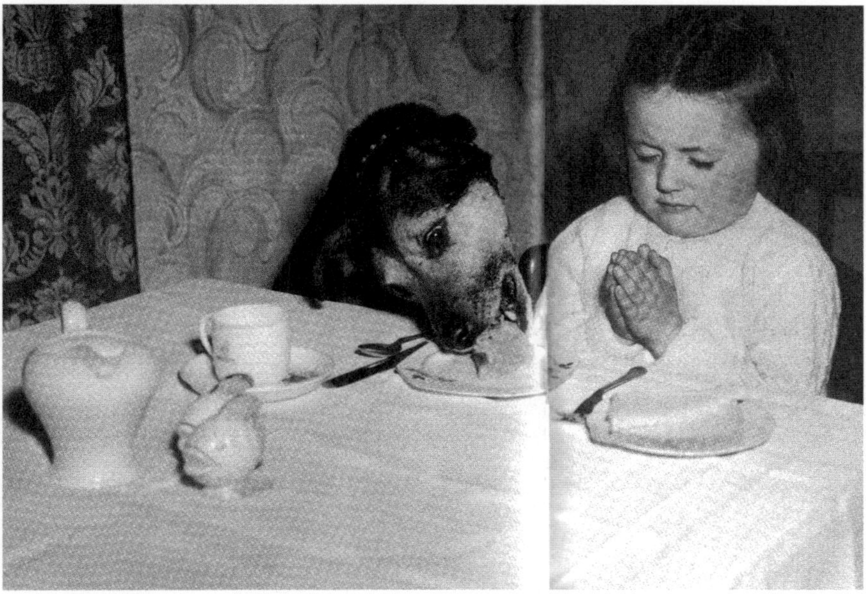

ABB. 34 Die alte und die neue Ordnung. Der Hund mag zwar Angst vor Bestrafung haben, sein Verhältnis zur Welt zeugt jedoch von einer beneidenswerten Unbefangenheit. Schnappschuß aus dem Jahr 1947.

Sollte es etwa kein entscheidendes Datum der Menschheitsgeschichte sein, als die Menschen lernten, ein Beutetier zu verzehren, ohne sich gegenseitig zu verletzen? Sollte es kein entscheidendes Datum sein, als das Tieropfer an die Stelle des Menschenopfers trat? Wer möchte denn ernsthaft heute noch die Tischfläche zugunsten des Erdbodens aufgeben? War es nicht ein entscheidender Fortschritt, als das Opfer überflüssig wurde? Ist es nicht ein enormer Luxus, keinen Hunger mehr zu kennen, nicht mehr den größten Teil der Arbeitszeit für die Sicherung der Ernährung aufzuwenden?

Es stimmt, Fleisch war noch nie so billig. Wir übersehen allerdings jene Kosten, die damit verbunden sind. Die Fleischindustrie hat den Tod all seiner Bedeutungen beraubt und die Essenden aus allen Verpflichtungen, und zwar nicht nur jenen gegenüber dem Tier, sondern vor allem jenen gegenüber anderen Menschen entlassen. Vermutlich ist es nur eine Frage der Zeit, bis das Eiweiß, dessen wir bedürfen, in riesigen Tanks von Mikroorganismen produziert wird. Die so gewonnenen Rohstoffe werden dann mittels Pumpen, Filtern, Zentrifugen, durch rasches Erhitzen oder Abkühlen sowie durch chemische Prozesse gereinigt, zerlegt, synthetisiert, um schließlich mit anderen Grundsubstanzen wie Zellulose, Fetten, Bindemitteln, Ballaststoffen,

Weichmachern oder Härtern, Geschmacksstoffen, Farbstoffen und Konservierungsmitteln zu sauber verpackten Fertiggerichten verarbeitet zu werden. Vielleicht werden schon bald die notwendigen Nahrungsmittel unter Tage hergestellt, an sauberen, hygienischen und künstlich beleuchteten Orten. Wenn sich im Zentrum des Kapitalismus noch eine letzte Erinnerung an das Opfer findet, dann in der Todesstrafe, die immer noch dem Phantasma des reinigenden Menschenopfers verpflichtet ist. Aber in der Henkersmahlzeit ist es das Mahl, welches das eine mit dem anderen verbindet und pervertiert. Der Delinquent ißt allein und wird von anderen betrachtet. Und was ißt und trinkt er? Industriell gefertigte Nahrungsmittel. Da gibt es kein Zerlegen, kein Zerteilen mehr. Das Zerlegen haben längst computergesteuerte Automaten übernommen.

8. DIE WIEDERBELEBUNG DES MAHLS

»Warum sollen wir diese Schweine denn nicht selbst abstechen und zurichten? Wir haben ja den Knecht und könnten dadurch das Geld sparen, das der Metzger verlangen würde, und ich glaube, daß wir es ebenso gut machen werden wie die Metzger. Was meinst du?« »Ich meine«, sagte der Sohn, »wir sollen es machen.« »Holen wir also zwei Packtücher und ein recht spitzes Messer und werfen wir dann das eine Schwein auf den Boden und ich [...] werde es abstechen, während ihr es festhaltet, damit es nicht fortläuft.«

Franco Sacchetti, *Die wandernden Leuchtkäfer*

Im sechzehnten Jahrhundert wurde das Verhältnis der Essenden zueinander allmählich ebenso neu bestimmt wie das Verhältnis der Essenden zu dem, was gegessen wurde. Der erste entscheidende Hinweis auf diesen Bruch findet sich in den vielen Verhaltensregeln der Zeit. So sollte möglichst unauffällig gegessen werden. Anstößig sei es, in Brei und Mus zu blasen, das Tischtuch oder das Kleid zu bekleckern, wieder auf die Schüssel zu legen, was einem aus Ungeschick entfallen sei, sich beim Essen über die Schüssel zu beugen, an den Speisen zu riechen, etwas vom Mund wieder auf den Tisch oder in die Schüssel zurückzulegen oder gar auf den Fußboden zu werfen, den anderen etwas wegzuessen, zuviel auf einmal in den Mund zu nehmen oder vom Wein zu trinken, ehe das Gekaute geschluckt worden sei, sich am Kopf zu kratzen, sich die Finger, welche die Nase geputzt haben, am Tischtuch abzuputzen, sich mit Arm und Ellbogen auf dem Tisch aufzustützen, zu rülpsen und furzen, zu laut zu sein, zu viel zu sprechen, mit schmutzigen Händen zu essen. Es sei anständiger, mit den Fingern der sauber gewaschenen Hand in das Salzfaß zu greifen, als das Salz mit dem Messer zu nehmen, mit dem man vielleicht vor wenigen Stunden einer Katze das Fell abgezogen habe.[78]

Immer noch wurde aus einer gemeinsamen Schüssel gegessen. Aber die zunehmende Betonung von Sauberkeit und Selbstkontrolle zeigt, daß damals der Abstand zwischen den Menschen größer wurde. Überall wurden drohende Vermischungen wahrgenommen, angefangen bei der Atemluft, die man in den Brei bläst, bis hin zur fettigen Hand, die nach einem Stück Fleisch greift. Fortan gilt alles als unrein, was mit dem Körper eines der Essenden in Berührung gekommen ist, besonders aber all das, was an ihm haften bleibt oder was aus dem Körper wieder an die Oberfläche gelangt. Das Auseinanderrükken der Essenden spiegelte sich besonders im Tischbesteck, das damals in Gebrauch kam. Messer, bislang Instrumente für vielfältigsten Gebrauch, wurden plötzlich nur noch zum Essen verwendet. Die Gabel trat an die Stelle der Finger, die bislang das Fleisch beim Schneiden festhielten. Teller oder Holzbrettchen wurden zwar lange vor dem Eßbesteck verwendet, aber mit der Einführung des Eßbestecks wurden auch sie neu bewertet. Eine wichtige Funktion des Tellers bestand fortan darin, das Eigene klar von Fremdem zu scheiden. Nicht länger tunkte man das Brot in die in der Mitte des Tisches plazierte Schüssel.

Ökonomische Prozesse schufen die Voraussetzung für das, was sich da an den Tischen des sechzehnten Jahrhunderts abzuzeichnen begann. Die damals entwickelten Vorstellungen von Individualität reflektieren die zunehmende Bedeutung des Handels. Kaufleute konnten nur erfolgreich sein, wenn es ihnen gelang, sich von Herkunft und sozialen Bindungen zu emanzipieren. Eßbesteck, Teller und Tischsitten machen es deutlich. Die Menschen begannen damals, sich in Abgrenzung zu anderen zu denken. Die Tischsitten, die sich durchzusetzen begannen, verweisen weit über das Essen hinaus. Geradezu modellhaft skizzierten sich in ihnen nicht nur die Vorstellungen von Individualität, sondern auch die Ideale künftigen Austauschs, nämlich mit anderen in Beziehung zu treten, ohne jedoch durch Bindungen die Zielsetzungen eigenen Handelns zu gefährden.

Die allmähliche Auflösung des Mahls, das Ende verpflichtenden Essens, spiegelt sich ebenso in der Malerei, in der Architektur, in den Wissenschaften, insbesondere in der Medizin der Zeit. Das *Anatomische Theater* erinnerte in seiner Grundstruktur noch an das Mahl. Mehrfach stand es im Kontext des Verzehrs. Am Beginn einer Sektion wurde der ganze Körper vom Anatomen und seinen Gehilfen buchstäblich aufgetischt. Die Einverleibung geschah mit den Augen. Das eigentliche Mahl fand an einem anderen Ort statt. Am Ende der Zergliederung wurde eine Art Totenmahl abgehalten, dessen Kosten aus den Eintrittsgeldern bestritten wurden. Für den Toten, meist handelte es sich um Gehenkte, wurden Messen gelesen. Es bestand also nicht nur eine konkrete, sondern auch eine symbolische Verbindung zwischen dem Sektionstisch des Anatomischen Theaters, dem Altar in der Kirche und jenem Tisch, an dem das Totenessen stattfand. All diese Orte kannten die Betonung eines Zentrums, und an allen wurde, wenn auch in sehr unterschiedlicher Weise, einverleibt. Aber die Verpflichtung gegenüber dem Körper, der zerstückelt wurde, begann sich aufzulösen. Schließlich wurde in den Sektionen jede Geschichtlichkeit des Körpers gelöscht. Leichen wurden zu verfügbarem und vergleichbarem Material. Wie der Altar, so verlor auch das Mahl seine Funktion. Ganz gleich, ob gegessen, eine Leiche seziert oder Handel getrie-

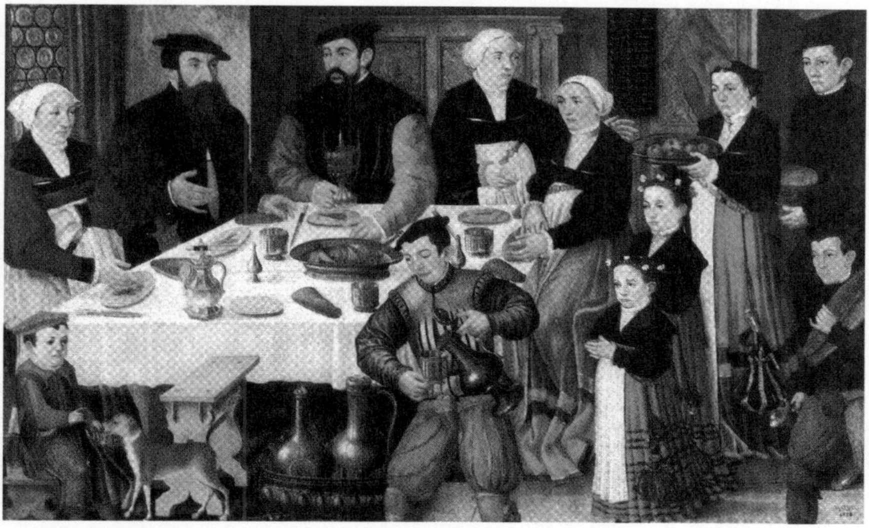

ABB. 35 An der Schwelle zu einer neuen Tischordnung. *Wohlhabende Basler Familie um 1559.* Gemälde von Hans Hug Kluber. Kupferstichkabinett, Öffentliche Kunstsammlung Basel.

ben wurde, fortan ging es um Oberflächen, die bewertet sein wollten, um möglichst exakte Trennungen. Wie der Körper, der auf dem Sektionstisch lag, konnte auch ein geschlachtetes Schwein plötzlich als isoliertes und isolierbares Objekt verstanden werden, als Fleisch, welches keine Gegenleistung fordert, als Ware unter anderen Waren, übersetzbar in Zahlungsmittel, abgelöst von jedem Ort und jeder Geschichte. Es ist kein Zufall, daß in der Malerei Portraits zur selben Zeit auftauchen wie geschlachtete Tierkadaver oder Stilleben, auf denen Tiere, Teile von Tieren, Früchte oder ähnliche Dinge zu sehen sind.

Ein Gemälde, Francesco Bassano dem Jüngeren zugeschrieben, zeigt zwei Bauern beim Zerlegen eines Schweines. Der hochgezogene Kadaver wurde bereits ausgenommen. Während einer der Bauern versucht, den Körper des Schweines mit einem Beil zu spalten, beschäftigen sich zwei Kinder neugierig, aber doch ziemlich ungerührt, mit dem Treiben der Erwachsenen. Eine der Nieren wurde auf einem Stuhl beiseitegelegt, die Blase den Kindern überlassen. Schon sind sie dabei, das eigenartige Organ zu untersuchen und aufzublasen. Das Interesse der Malerei richtete sich wie das dieser Kinder auf die Erscheinungen der Dinge, zunehmend weniger auf ihre symbolische Bedeutung. Auch wenn die Kunstgeschichte eine Reihe von mittelalterlichen Schlachtszenen kennt, findet sich erst im sechzehnten Jahrhundert das Interesse am bloßen Kadaver. Joachim Bueckelaers Gemälde *Geschlachtes*

Schwein aus dem Jahr 1563 ist eines der Beispiele. An einem dicken Ast, der durch die Sehnen der Hinterbeine gezogen wurde, hängt an der Decke eines einfachen Raumes der ausgenommene Schweinekadaver. Im Hintergrund sind ein Mann und eine Frau mit Krügen beschäftigt. Im Gegensatz zu früheren Schlachtdarstellungen ist der geöffnete Tierkörper ins Zentrum des Bildes gerückt. Es geht um den Kadaver. Daß der anatomisch richtigen Darstellung große Beachtung geschenkt wurde, erstaunt nicht. Zur selben Zeit erlebten die Anatomischen Theater ihre Blütezeit. Da sich Künstler mit der Darstellung des menschlichen Körpers beschäftigten und in den anatomischen Untersuchungen auch viele Tiere zu Vergleichszwecken zerlegt wurden, war es kein großer Schritt, den geschlachteten Tierkörper darzustellen. Sicher, damals sahen die Menschen in solchen Abbildungen allegorische Bedeutungen. Dies fiel gerade bei einem Tier wie dem Schwein nicht schwer. Mochte das Schwein noch so viele Blutwürste und saftige Schinken liefern, so wurde es doch so sehr mit den Untugenden des Menschen in Verbindung gebracht, daß seine Darstellung in geschlachtetem Zustand belehrenden Charakter haben mußte. Dennoch ist das große Interesse an der möglichst genauen Darstellung des Kadavers, der wie eine Frucht aufgebrochen ist, nicht zu übersehen. So dominant der Schweinekadaver auch sein mag, der untersuchende Blick vermochte sich allerdings noch nicht ganz zu behaupten. Das Schwein verweist mehr auf das Verhältnis zwischen Innen- und Außenraum, auf das Feld als Ort des Wachstums wie der Arbeit, auf den Keller als den Ort der Aufbewahrung und den Wohnraum als jenen des Verzehrs.

Im neunzehnten Jahrhundert wurde in der Tafel das Mahl ein letztes Mal belebt. Während in den ersten großen Schlachthöfen Tiere im Akkord getötet und zerlegt wurden, entwickelte sich das Zerlegen des Tieres zu einem gesellschaftlichen Akt des Hausherrn, des Gastgebers oder seiner Gehilfen. Die Kunst des Tranchierens bildete das absurde Gegenstück zur beginnenden Industrialisierung der Fleischproduktion. Allerdings kann nicht übersehen werden, daß diese Zerlegungskunst mehr in den Kochbüchern beschrieben als wirklich praktiziert wurde. Im Tranchieren, also im kunstgerechten Zerlegen von gebratenem oder gekochtem Fleisch, fand sich die zentrale Geste der Tafel.[79] In dieser Geste, die historisch bis auf das dem Opfer verpflichtete Mahl zurückreicht, zerlegt der Gastgeber den aufgetragenen Braten in einzelne Stücke und legt diese seinen Gästen vor. Es entbehrt nicht einer gewissen Ironie, daß das in den Sektionen entwickelte anatomische Wissen entscheidend die Kunst des Tranchierens befruchtet hat. Wurde früher der Braten in einem mehr oder weniger groben Akt in einzelne Stücke zerteilt, so bildeten sich nun exakte Regeln heraus, wie der auf dem Tisch liegende Tierkörper zu

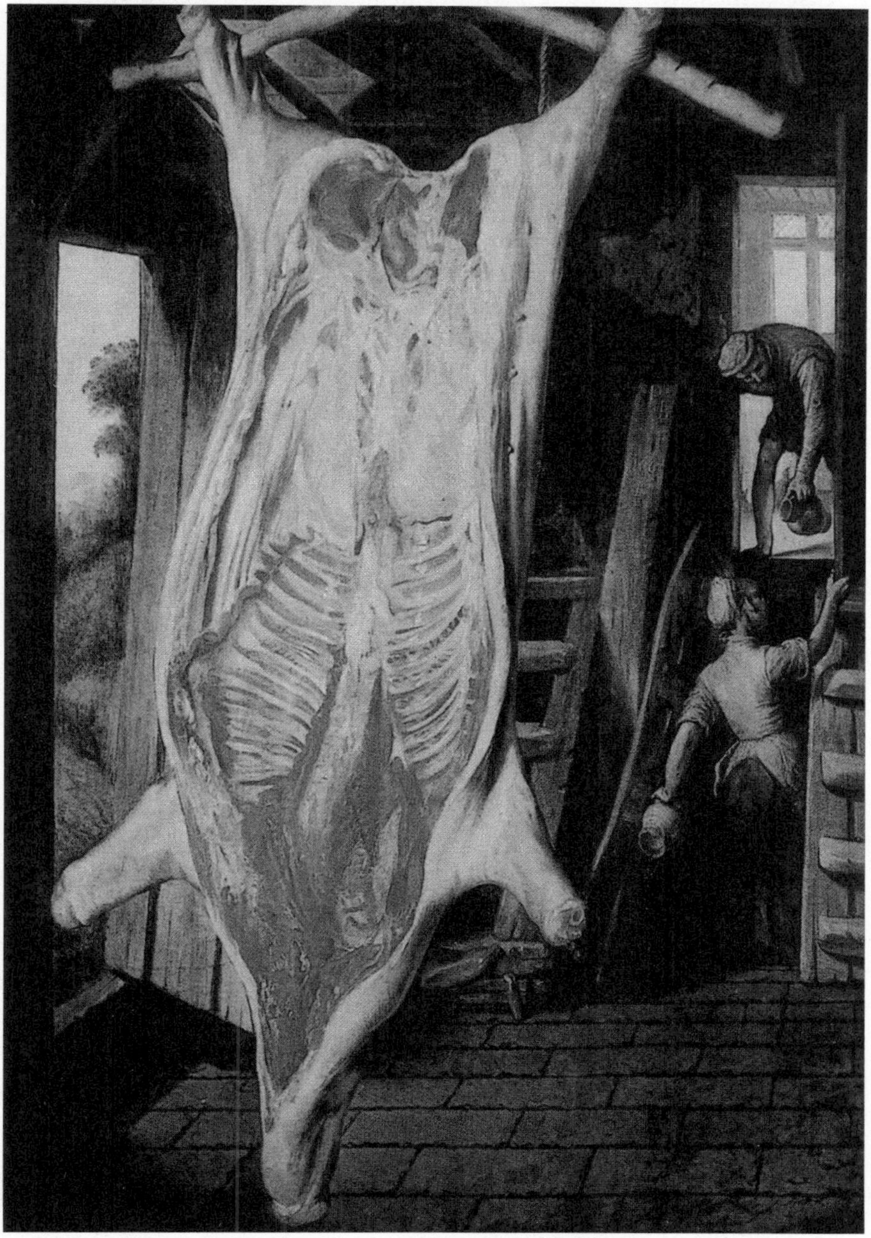

ABB. 36 Joachim Beuckelaer, *Geschlachtes Schwein*, 1563. Wallraf-Richartz-Museum, Köln.

zerlegen ist. Das Bürgertum, das sich im neunzehnten Jahrhundert seiner gesellschaftlichen Bedeutung zunehmend bewußt wurde, entdeckte nicht zufällig die Kunst des Tranchierens. In dieser der höfischen Kultur entlehnten Geste wurde der eigenen gesellschaftlichen Bedeutung Ausdruck verliehen. Manche der aufgetragenen Tiere wurden nicht deshalb verzehrt, weil ihr Fleisch von so feinem Geschmack gewesen wäre, sondern weil sie zuvor dem Adel vorbehalten waren. Obwohl der Auerhahn oft genug als zäh und übel riechend beschrieben wurde, hatte er wegen seiner symbolischen Bedeutung Platz in der feinen Küche. Die höchste Stufe fand das Tranchieren dort, wo der in der Kunst Geübte Tranchiermesser und Gabel mit eleganten Bewegungen zu führen wußte. Es handelte sich um ein miniaturisiertes Schauspiel, in dem weniger die Zerlegung selbst als die Darstellung des Zerlegungsaktes von Bedeutung war. Je üppiger allerdings die Tafeln waren, je mehr Gänge folgten, umso mehr verlagerte sich das Tranchieren auf Nebentische, wo es zur Aufgabe von Dienstboten wurde. Die Geste des Gastgebers, Essen auszuteilen, beschränkte sich so meist nur noch auf das Austeilen der Suppe.

Die »großen unzertrennten Fleischmassen« sollten ganz aufgetragen werden, um »durch ihr wohlgelungenes einladendes Ansehen den Appetit zu reizen.«[80] Entscheidend war jener Augenblick, in dem das Schaustück aufgetragen und präsentiert wurde. Wurde dieses allen Gästen vorgezeigt, so präsentierten die Diener dem einzelnen Gast, hatten sie das Fleisch an einem der Nebentische tranchiert, den mit Fleischschnitten belegten Teller. Da bisweilen auch ein Gast, der so an die Stelle des Gastgebers trat, aufgefordert werden konnte, eine Probe seiner Geschicklichkeit im Tranchieren abzulegen, empfahl es sich, um möglichen Peinlichkeiten zu entgehen, das Zerlegen des Fleisches zu üben: »Die Regeln dieser durch einige Übung, besonders bey etwas anatomischer Kenntniß und guten Messern, sehr leicht zu erlernenden Kunst, werde ich nun in möglichster Kürze mittheilen, rathe jedoch, nicht eher, als nach sehr wohl gelungenen Privatversuchen, sich an einen öffentlichen zu wagen. Da das Trenchiren des Geflügels die meiste Geschicklichkeit erfordert, so wollen wir mit dem Kapaun, den ein in der Kunst Geübter bloß auf der Gabel trenchiren kann, den Anfang machen. Man drehet die Schüssel nach zierlicher Aushebung und Einschlagung der Messer, daß er mit dem Halse zur Rechten kommt, hernach legt man die Gabel hinten quer über den Kapaun, stößt das Messer, die Schneide unter sich gekehrt, beym Halse, die Gabel aber hinten ein, und wendet ihn um, daß der Rücken oben kommt, dann ziehet man die Gabel hinten heraus, imbrochirt sie auf's neue durch den Rückgrath den Flügeln gleich etwas schräge, dem Hipauf zu; wenn solcher wohl gefaßt, so hebt man den Kapaun auf, ziehet das Messer heraus, löset Schnabel und Schenkel, und zerschneidet wie folgt: 1. Löset man mit Ober-

und Gegenschnitten den Hals. 2. Schneidet man den Ober- und Gegenschnitt am rechten Schenkel. 3. Dergleichen am rechten Flügel. 4. Wendet man den Kapaun mit Hülfe des Messers, daß der Steiß in die Höhe kommt, und verfährt gleichfalls wie bey der rechten Seite geschehen. 5. Wendet und löset das Ziehbeinlein. 6. Das rechte und linke Brustfleisch. 7. Hebet man das Achselfleisch aus, wendet den Kapaun mit Hülfe des Messers, daß der Steiß in die Höhe kommt, und 8. machet die Spaltschnitte auf beyden Seiten, und wendet ihn wie zuvor. 9. Stoßt man die Rippen auf beyden Seiten entzwey. 10. Thut man den Hipauf von der Gabel. 11. Legt man das übrige nieder und vertheilt den Rumpf.«[81]

Welcher Körperteil des Kapauns wurde als »Hipauf« bezeichnet? Dies ist nicht so wichtig, geht es doch weniger um einzelne Teile als um die Bewegungen des Zerlegens. Der Kapaun wird in einem exakt festgelegten Ablauf in genau definierte Teile zerlegt. Jede Bewegung kennt ihre Gegenbewegung. Sofern das Tranchieren geschickt ausgeführt wird, erinnern die Bewegungen an die Schritte eines Tanzes. Es geht um die möglichst vollkommene Beherrschung des Körpers wie der Empfindungen. Zwar wird im Tranchieren der Tötungsakt symbolisch wiederholt, aber jede Erinnerung an das schmutzige Schlachten ist gelöscht. Beim Spanferkel legt man das Messer auf den Rükken, schiebt die zweizinkige Gabel in die Nasenlöcher, schneidet den Kopf ab, legt ihn auf einen Teller, hebt das Wangenfleisch an beiden Seiten ab, doch so, daß es hängen bleibt, biegt die unteren Kinnbacken aus, spaltet den Kopf, und setzt ihn aufgerichtet auf einen Teller, zieht die Gabel heraus, steckt sie vorne ins Rückgrat, dreht den Rumpf mit Hilfe des Messers auf den Rücken und löst das rechte und linke Vorderbein mit Ober- und Gegenschnitt, wendet es um, um dann die Hinterbeine abzutrennen. Der Bauch wird mit einem Kreuzschnitt geöffnet. Dann stellt man das Messer zur Gabel, nimmt mit einem Löffel die Füllung heraus, legt diese auf einen Teller, um dann endlich Rippen und Rückgrat zu zerteilen. Solche Beschreibungen lesen sich nicht weniger verwirrend als heutige Gebrauchsanweisungen für Videorecorder oder ähnliche Geräte.

Wie in den Sektionen des sechzehnten Jahrhunderts handelte es sich beim Tranchieren um eine Inszenierung. Es wurde weniger etwas Ganzes zerstört als Einzelnes ins Blickfeld gerückt. Wie der Sezierte im Präparat, so wurde das geschlachtete Tier im aufgetragenen Schaustück wieder lebendig. Da grinst es von der Tafel herab, das Ferkel, früh vom Euter der Muttersau gezerrt. Sein Quieken und Schreien, seine heftige Gegenwehr sind einer Zitronenscheibe gewichen, die in seinem Maul steckt. Im Gegensatz zu den Präparaten der Anatomie existierten die der Tafel jedoch nur wenige Augenblicke. Die Tafel sollte vor allem »dem Auge der ganzen Gesellschaft eine angenehme Weide« bereiten.[82] Bevor etwas gegessen wurde, sollte man es mit den Augen verzehren. Die damit verbundene Verzögerung stand wohl auch im Dienste der geforderten Selbstbeherrschung. Das Schaustück bedurfte einer entsprechenden Rahmung durch das präzise plazierte Gedeck. In der Garnierkunst verglich sich die Köchin mit dem Maler, der auf seinem Tableau keine Leere erträgt. Da etwas gehackte Petersilie, dort ein wenig Bröseln, um die kräftigen Farben etwas zu brechen. Dies galt auch für die Tischfläche.

Erfolgte das Tranchieren an der Tafel, konnte sich derjenige, der dies durchführte, nicht einfach eine Küchenschürze überstreifen. Um sich nicht zu bekleckern, war, ganz gleich ob nun ein Ferkel, ein Kapaun oder ein anderes Fleischgericht zerlegt werden sollte, eine gewisse Distanz zwischen dem Gericht und dem eigenen Körper erforderlich. Er durfte weder Rock und Hemd, noch das Tischtuch beschmutzen. Selbst auf den Tellerrand sollte nichts tropfen. Und natürlich war es undenkbar, sich der Finger zu bedienen, um die Fleischstücke richtig zuzuschneiden und auf die einzelnen Teller zu legen.

Die verwendeten Instrumente trennen Reines von Unreinem. Dabei können sowohl die menschliche Hand wie auch das Fleisch gleichermaßen als rein oder unrein gelten, aber je nach Definition kann das eine nur das sein, was das andere nicht ist. Das Besteck schützt uns davor, daß unsere Hände beschmutzt werden. So gesehen sind die Hände sauber und das Fleisch ist schmutzig, unrein, fettig, feucht oder blutig. Aber genausogut können die Hände als schmutzig gelten. Wie vielen Menschen gibt man nicht bei der Begrüßung die Hand. Man greift Türgriffe, Münzen oder Geldscheine an, man benützt die Toilette. So gesehen gilt das Eßbare als rein und darf nicht mit dem unsichtbaren Schmutz der Hand in Berührung kommen. Wurde ein Fleischstück mit der Hand berührt, so drohte sich der an ihr haftende Schmutz jenem mitzuteilen, dem das Stück gereicht wurde.

Da mochte ein Fasan noch so schön auf einer Platte angerichtet sein, an den Kadaver wollten die um eine Tafel Versammelten nicht erinnert werden. Dank vielfältigster Geräte ließ sich der Tierkörper auf Distanz halten. Läßt man einen Fasan in den Federn abhängen, so ist es erforderlich, die Gedärme zu entfernen, da deren Inhalt sonst in Gärung übergehen und das Fleisch ungenießbar würde. Da aber das übliche Ausnehmen, also das Aufschneiden vermieden werden muß, um der Luft keine Angriffsfläche zu bieten, müssen die Gedärme durch Herausdrehen entfernt werden, was am besten dadurch geschieht, indem man einen Teil des Fingers in den Darmkanal schiebt und das nächstbeste Eingeweide, welches man fühlt, über den Finger schlingt und herauszieht. Ihm folgen alle Eingeweide, geschieht dies mit der gebotenen Vorsicht. In Kochbüchern wurde denen, die sich scheuten, dies auf diese

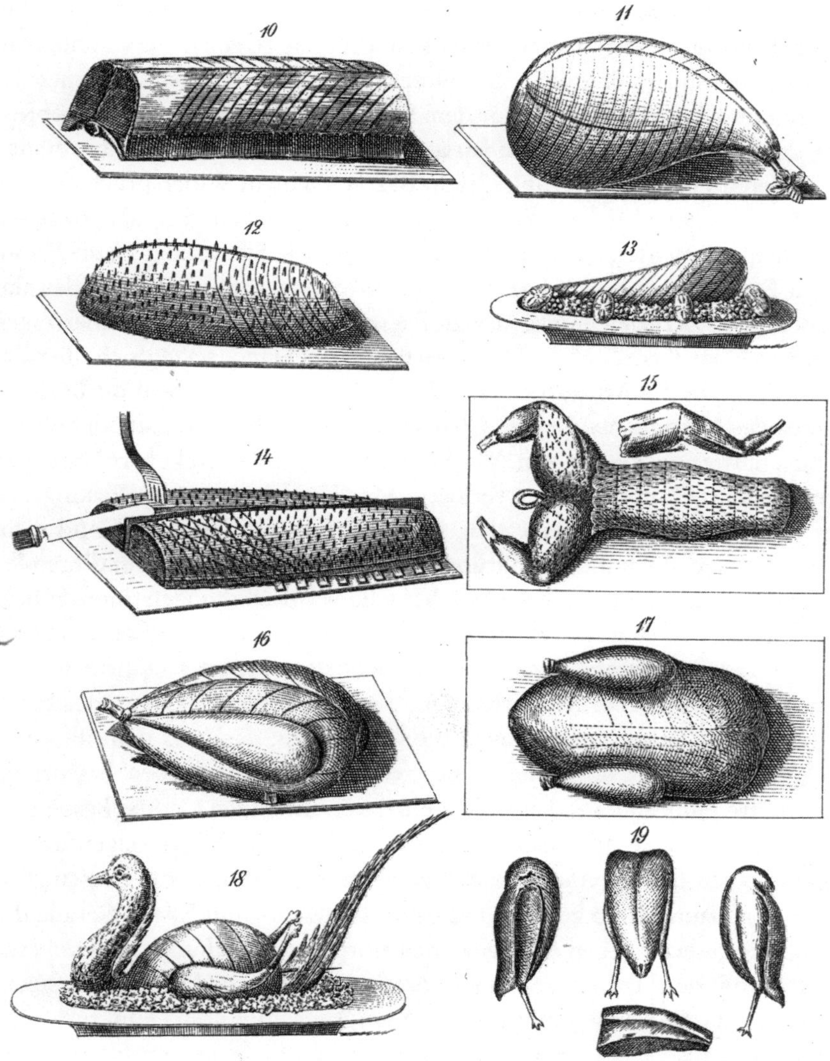

ABB. 37 Zerlegungskunst, die das Auge erfreuen soll.
Hedwig Heyl, *ABC der Küche*, Berlin 1888, Neuausgabe 1926.

Weise zu machen, nahegelegt, ein Häkchen in den Darm zu schieben, um diesen zu fassen und die gesamten Eingeweide herauszuziehen. Zum Häkchen fügten sich andere Behelfsmittel. Plastikhandschuhe sind das wohl bekannteste. Mit ihrer Hilfe läßt sich die direkte Berührung von Lebensmitteln weitgehend vermeiden. Gerade Plastikhandschuhe zeigen die erwähnte Ambivalenz besonders deutlich. Sie schützen die Hand vor dem Schmutz der Speisen und das Verzehrbare vor dem Schmutz der Hand. Daß »Schnepfenkot«, also ein aus den Eingeweiden der Schnepfe zubereitetes Gericht zu den besonderen Leckerbissen zählte, steht dazu in keinem Widerspruch.

Messer und Gabel fügten sich – bei all ihrer Nützlichkeit – als Prothesen zwischen den menschlichen Körper und das Fleisch. Sie verlängern die Hand, deren Empfindungen sich nun auf jenen Widerstand beschränken, den das Fleisch beim Zerlegen entgegensetzt. Diese Druckempfindungen übertragen sich durch das Gerät auf die Hautoberfläche der Hand, setzen sich über das Muskelgewebe des Armes fort. Die Hand selbst fühlt jedoch nur die Beschaffenheit des Instruments. Dessen Oberfläche mag rauh, glatt, kalt oder warm, es mag schwer oder leicht sein. Wird Fleisch nicht mehr direkt berührt, gehen verschiedenste Empfindungen verloren. Man könnte sagen, die Wirkung seiner Beschaffenheit verringere sich. Die Gerüche teilen sich der Hand nicht mehr mit. Vor allem die Einführung der Gabel war mit einer grundlegenden Neubewertung der Sinne verknüpft. Visuelle Wahrnehmungen traten zunehmend an die Stelle taktiler Empfindungen. Wenngleich die Verwendung von Messer und Gabel eine gewisse Geschicklichkeit erfordert, so führte diese zu einer Verarmung jener Möglichkeiten, die im komplexen Organ der Hand angelegt sind. Nicht länger diente die Hand dazu, das, was man ißt, auch wirklich anzufassen; statt Dinge zu be-greifen und zu untersuchen, beschränkte sich ihre Funktion auf das Halten eines vermittelnden Geräts. Bestenfalls durfte zugelangt werden, aber die Objekte des Verzehrs blieben eigentümlich fern. Folglich lautete eine Grundregel richtigen Verhaltens bei Tisch: Das Essen wird zum Mund geführt und nicht der Mund zum Essen. Gerade das Tranchieren setzte neben einer gewissen Körperbeherrschung einen sicheren Umgang mit dem Tranchierbesteck voraus. Ist richtiges Halten des Bestecks gefordert, wird die Hand diszipliniert. Dem Auge kommt die Funktion eines Kontrollorgans zu. Es haftet mit seinen Blicken nicht nur an Fingern und Fleisch, es schweift, um selbst die kleinsten Verstöße gegen das geforderte Benehmen zu registrieren. An der bürgerlichen Tafel war nicht nur jeder ein Betrachtender, jeder wurde auch zu einem Objekt der Betrachtung. Es galt also, einen Bissen in einer unauffälligen Bewegung in so kleinen Portionen zum Mund zu führen, daß dessen Ränder nicht berührt wurden. Das Auge wurde zum zentralen Sinnesorgan.

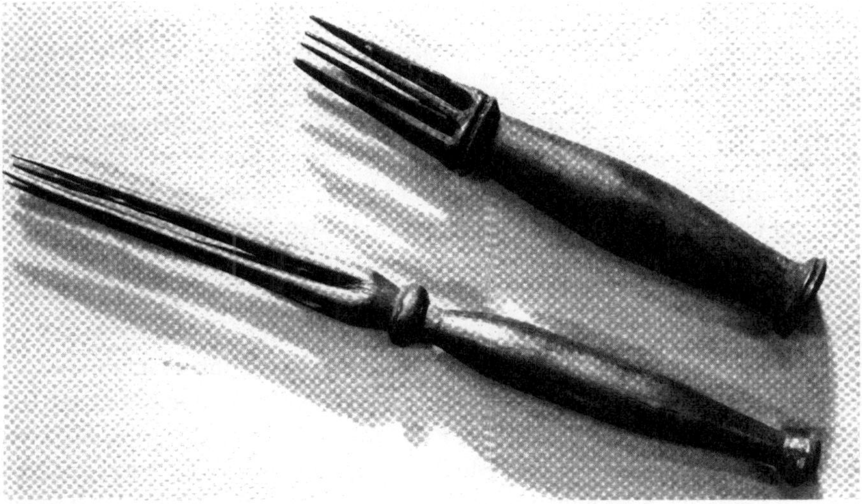

ABB. 38 Während unsere Gabeln in die Nähe eines Schöpfgerätes rücken, dienten ihre Vorläufer mehr zum Aufspießen und Bezeichnen. Die Kannibalen benutzten im alltäglichen Verzehr ihre Finger, im rituellen Genuß dagegen Eßbesteck. Achtzinkige Gabel, Fiji. National Museum of Natural History, Washington D.C. Vierzinkige Gabel, Fiji. Universitätsmuseum von Pennsylvania, Philadelphia.

Noch im achtzehnten Jahrhundert wurden die Sinne in ihrer Wertigkeit anders beurteilt. Buffon etwa beginnt zwar in seiner Abhandlung über die Sinne mit dem »Sinne des Gesichts«, zählt dann aber eine Reihe von Irrtümern auf, denen das Auge unterliege. Auf dem Grund des Auges würden die Gegenstände verkehrt abgebildet. Da wir zwei Augen hätten, würden wir alle Gegenstände doppelt sehen. Für Buffon steht der Hörsinn über dem Sehsinn, sei er doch die Voraussetzung dafür, in Gesellschaft mit anderen zu leben. Nur so vermögen wir die Gedanken anderer zu empfangen und unsere eigenen mitzuteilen.[83] Jedoch noch mehr Bedeutung als dem Ohr weist er der menschlichen Hand zu, deren Fähigkeiten der Mensch seine herausragende Stellung unter den Lebewesen verdanke. Zwar seien etwa die Zunge oder das Auge empfindlicher als die Hand mit ihren Fingern, aber aufgrund ihrer Geteiltheit und Beweglichkeit sei die Hand das einzige Werkzeug unseres Körpers, das uns von der Gestalt der Dinge einen deutlichen Eindruck zu geben vermöge: »Das Gefühl ist nur eine Berührung der Oberfläche. Man berechne die Oberfläche der Hand und der 5 Finger, so wird man sie verhältnißmäßig größer finden, als die jedes andern Theils des Körpers, weil es deren keinen gibt, der so sehr getheilt ist; daher hat sie zuerst den Vortheil, den fremden Körpern mehr Oberfläche darbieten zu können. Hierauf können sich die Finger ausstrecken, verkürzen, falten, trennen, verbinden, und sich allen Sorten von Oberflächen anpassen [...]. Wenn hingegen die Hand ohne Finger wäre, würde sie uns nur sehr unvollkommene Begriffe von der Gestalt der betastbaren Dinge geben können, und wir würden nur eine sehr verworrene Kenntnis von den Gegenständen, die uns umgeben haben, oder wenigstens viel mehr Erfahrung und Zeit brauchen, um sie zu erwerben.«[84]

Für Buffon zählen jene Tiere, die über Hände verfügen, zu den geistreichsten. So würden etwa Affen Dinge machen, die den mechanischen Handlungen der Menschen so ähnlich seien, daß es scheine, als hätten sie dieselben körperlichen Empfindungen. Alle anderen Tiere, denen Hände fehlen, könnten, da sie nicht in der Lage seien, etwas zu ergreifen, keine deutliche Kenntnis von der Gestalt der Dinge haben. Das Hauptorgan ihres Gefühls sei die Schnauze, die im Gegensatz zur Vielgliedrigkeit der Hand nur zweigeteilt sei. Nach Buffon müssen Tintenfische, Polypen und andere Insekten, die über eine Vielzahl von beweglichen Gliedern verfügen, eine weit ausgeprägtere Kenntnis von der Welt haben als die meisten der anderen Tiere: »Die Fische, deren Körper mit Schuppen bedeckt ist, und die sich nicht biegen können, müssen die dümmsten von allen Thieren sein; denn sie können keine Kenntniß von der Gestalt der Körper haben, weil sie kein Mittel besitzen, sie zu umfassen; und überdies muß der Eindruck der Empfindung sehr schwach und die Empfindung sehr stumpf sein, weil sie nur durch die Schuppen hindurch fühlen können. [...] Die Schlangen sind jedoch weniger dumm, als die Fische, weil, obwohl sie keine Extremitäten haben, und mit einer harten und schuppigen Haut bedeckt sind, sie doch das Vermögen haben, ihren Körper nach mehreren Richtungen auf den fremden Körpern zu biegen, und folglich sie auf eine gewisse Art anzugreifen, und viel besser zu befühlen, als die Fische thun können, deren Körper sich nicht gut biegen kann.«[85] Erstaunlicherweise hierarchisiert Buffon die Lebewesen nach ihren Greiforganen und nicht nach ihrem Gehirnvolumen. Die Tafel macht die neue Bewertung der Sinne deutlich. Betont wird distanziertes Betrachten. Es ist ein kontrollierender und klassifizierender Blick, der sich am Schaustück, am Gedeck, am Tischtuch wie den Essenden festmacht, um die kleinsten Abweichungen vom vorgegebenen Ideal zu erkennen.

Von Rembrandt kennen wir eine Zeichnung, die zwei Metzger beim Ausweiden eines Schweines zeigt. Zweimal hat er einen geschlachteten Ochsen gemalt. Beide Gemälde fallen aus dem Rahmen der Genremalerei des siebzehnten Jahrhunderts. Beide Gemälde bleiben geheimnisvoll. Rembrandt ging es nicht darum, einen geschlachteten Ochsen möglichst genau abzubilden. Im Gegenteil, die Farbe ist dick, mit groben Strichen aufgetragen. Die kräftige Pinselführung und Farbgebung läßt keinen Zweifel, daß es ihm nicht um eine exakte anatomische Darstellung ging, auch nicht um die Darstellung einer Alltagsszene. Seine geschlachteten Ochsen sind unbarmherzig aufgebrochen, ausgeweidet und gehäutet. Sie hängen in dunklen Räumen. Einzig das Licht, welches wohl durch eine geöffnete Tür hereinfällt, hebt dieses Fleisch vom Hintergrund ab. Rembrandt zeigt uns keinen schlaffen Kadaver. Es ist, als strotze dieser immer noch vor Kraft. Die geschlachteten Schweine in der Genremalerei der Zeit verweisen vor allem auf den Verzehr. Rembrandts geschlachtete Ochsen hängen dagegen da, als würden sie nie verzehrt. In beiden Gemälden befindet sich der Kadaver im Zentrum. Unser Blick wird in die klaffende Wunde, in das Innere des aufgebrochenen Körpers gelenkt. Der ganze Kadaver ist eine einzige Wunde. Erst auf den zweiten Blick nehmen wir die Frau im Hintergrund wahr. Die erste der beiden Abbildungen ist um 1640 entstanden. Hier scheint die Frau im Hintergrund des aufgespannten Kadavers am Boden beschäftigt. Sie beachtet den Tierkörper nicht. Fünfzehn Jahre später malt Rembrandt ein zweites Mal einen geschlachteten Ochsen. Am Bildaufbau hat sich nicht viel geändert. Die Farbe ist noch etwas gröber aufgetragen. Die Oberfläche hat noch mehr an Bedeutung verloren. Nun aber blickt die Frau im Hintergrund auf den aufgebrochenen Kadaver. Dadurch bildet sich eine Brücke, besser noch ein Dreieck zwischen dem Ochsen, der Frau und dem Betrachter des Gemäldes. Der Anblick eines geschlachteten Ochsen war für die meisten Menschen des siebzehnten Jahrhunderts nichts ungewöhnliches und vermochte weder Schrekken noch ein besonderes Mitgefühl mit dem Tier auszulösen. Innerhalb des erwähnten Dreieckes gibt es Fragen über Fragen, je nachdem, welchen Bezugspunkt wir gerade einnehmen. Warum hat Rembrandt eine Arbeit wiederholt, die bereits erledigt schien, an einem Gemälde gearbeitet, für das es keinen Auftraggeber gab?

Unweigerlich muß man an biblische Motive denken, im ersten Gemälde an die ährenlesende Ruth, im zweiten an die Frauen unter dem Kreuz. Aber hier hängt nicht Christus am Kreuz, sondern ein geschlachteter Ochse. Die Bürger von Amsterdam dürften nicht deshalb an diesem Gemälde Anstoß genommen haben, weil – wie manche behaupten – das Fleisch so echt dargestellt sei, daß man es nicht von wirklichem Fleisch unterscheiden könne, sondern weil es weit über das Schlachten und die bloße Darstellung eines Tierkörpers hinausweist. In Rembrandts zweitem Gemälde erkennt man die Frau nur, wenn man genau hinblickt. Sie verschwindet fast in der Farbe, ihr Körper ist bis auf das Gesicht und die Brust durch einen Pfosten und den massigen Ochsenkörper verdeckt. Sie ist mit nichts beschäftigt, sie blickt nur. Durch diesen Blick wird eine unmittelbare Beziehung zwischen ihr und dem Kadaver hergestellt. Ihr Blick bleibt allerdings unbestimmt. Obwohl man an Kreuzigungsdarstellungen denken mag, die Frau verhält sich doch anders.

Ihr Blick schwebt irgendwo zwischen Schrecken und Neugier. Das Gemälde geht zwar von einem bekannten Sujet aus, es verweist aber in eine nicht näher bestimmte Zukunft. Wie in seinem zweiten Anatomiegemälde, welches kurze Zeit danach entstand, so vermag auch dieses die Empfindung eines unbestimmten Schreckens auszulösen. Obwohl Rembrandt sein Gemälde mit völlig anderen Augen betrachtet haben muß, läßt uns heute jener Assoziationsraum, den er öffnet, ebenso an das Opfer wie an die heutige Fleischindustrie denken. Auf jeden Fall wußte er, und er wußte es vielleicht wie kein anderer, daß es nicht auf die Erscheinung, nicht auf die Oberfläche ankommt, sondern darauf, was sich in der Tiefe eines Bildes verbirgt.

Dieses Sehen war den Menschen an der bürgerlichen Tafel des neunzehnten Jahrhunderts ebenso fremd wie Buffons Lob der Hand. In der Tafel wurden Trennungen zum Ideal erhoben, mochte das Gemeinsame noch so sehr betont sein. Betont wurden vor allem Oberflächen. Der Anblick des Bratens und der Tafel wie der flinken Hände, die das Wangenfleisch von den Knochen des Ferkels lösten, war wichtiger als alles, was sich unter der Oberfläche dem wohlkalkulierten Eindruck entzog. Rembrandts geschlachtete Ochsen hätten dem kunstbeflissenen Publikum des neunzehnten Jahrhunderts vor allem sagen können, daß der Anschein trügt, daß das Schaustück der Tafel nicht nur auf Vermögen und Besitz verweist, sondern auf jeden, der an der Tafel Platz genommen hat, auf dessen Verletzlichkeit ebenso wie auf die Gefahr, nicht viel anders als ein Braten einverleibt zu werden. Nicht nur Rembrandt, auch Buffon hätte diesbezüglich weiterführen können. Aber sowohl die Schaustücke als auch der Eifer, mit dem diese vorgezeigt und zerlegt wurden, die vielen Regeln der Tafel sowie die Beachtung kleinster Ungeschicklichkeiten fanden ihre Entsprechung in der Klassifikationswut jener Zeit. Man mußte an einer Tafel wissen, wo dieser Künstler oder jenes Tier einzuordnen ist.

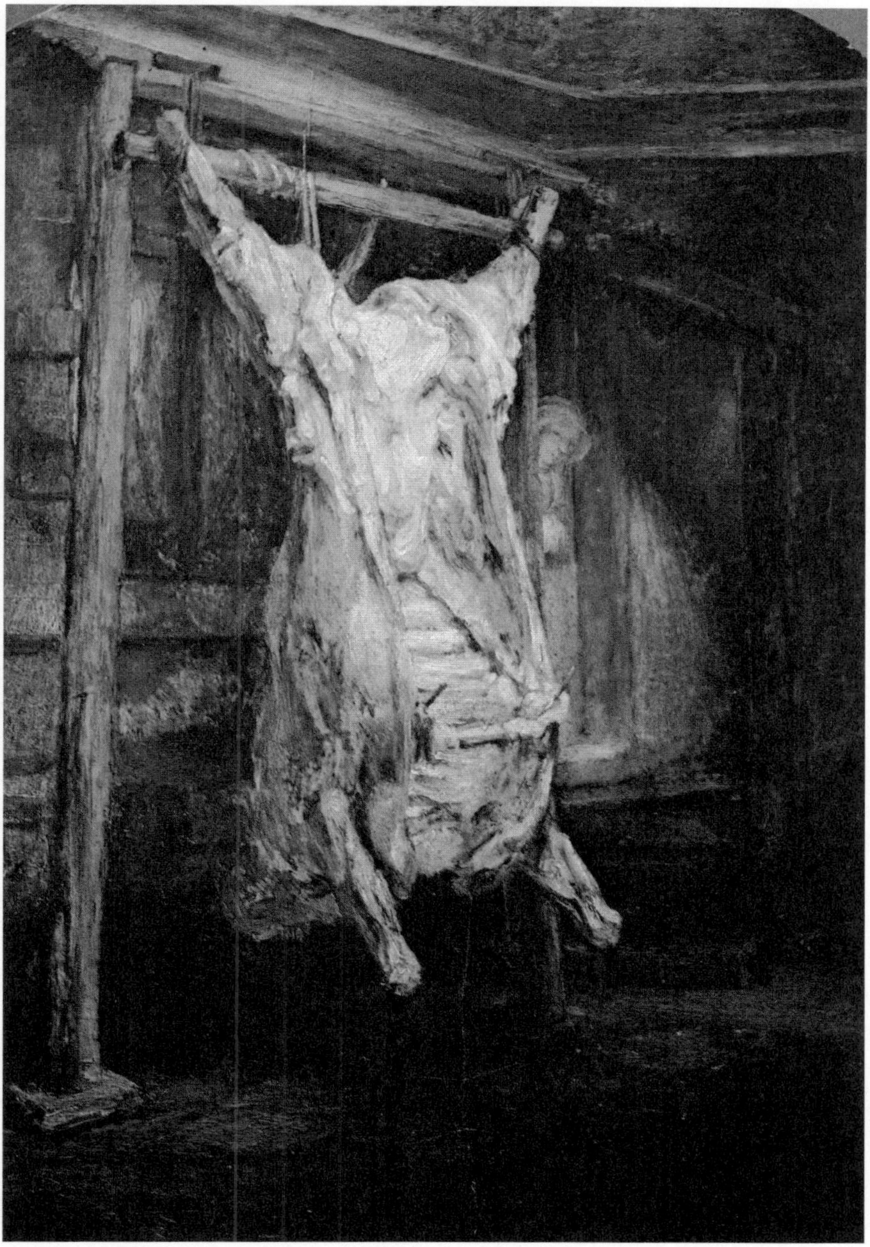

ABB. 39 Kreuzigung eines Ochsen. Rembrandt, *Der geschlachtete Ochse*. 1655. Musée National du Louvre, Paris.

9. DIE TRENNUNG DER ESSENDEN

»Ein raffinierter Koch kombiniert Sachen, die gar nichts miteinander zu tun haben wie Ente und Orange, Ananas und Schinken. Das ist die Kunst. Ich bin auch Künstler, so wie ich mein Geschäft mit meinem Vergnügen verbinde. Geld ist mein Geschäft und Essen ist mein Vergnügen. Und Georgie ist auch mein Vergnügen, allerdings auf einer viel privateren Ebene, als sich den Mund vollzustopfen und die Kloschüssel zu füllen, obwohl diese Vergnügen zusammen gehören, weil die unanständigen Körperteile und die schmutzigen Körperteile so nah zusammenliegen, so daß man schon daran sieht, wie Sex und Essen zusammengehören.«

Peter Greenaway, *Der Koch, der Dieb, seine Frau und ihr Liebhaber*

Das Ideal der Tafel war die Tischgemeinschaft, der freundschaftliche Zirkel. Um ängstliches Rangabmessen zu vermeiden, wurde statt des eckigen Tisches zunehmend ein runder Tisch verwendet: »Bey runden Tischen ist jeder Platz, ohne Unterschied, gleich, bey großen Tafeltischen aber machen jetzt nicht mehr das Obenan, sondern die Mitte auf beiden Seiten, die Ehrenplätze aus, wodurch man allerdings etwas mehr, den vor Zeiten wirklich peinigenden Collisionen, und den nicht selten damit verknüpft gewesenen, unangenehmen Folgen ausweicht.«[86] Wie der runde Tisch sollten einheitliches Geschirr und Besteck den Eindruck vermitteln, als hätten sich gleichwertige Personen um die Tafel versammelt. Die verwendeten Eßgeräte hatten vor allem neutral zu sein. Im Ideal waren sie vollkommen identisch und maschinengefertigt. Wer »einiges Gefühl von Geschicklichkeit hat, wird von selbst wissen, daß die übereinstimmendste Gleichheit in allen Arten des Geschirres, als Porzellan, Silberzeug, Gläser, sogar der Tafeltücher und Servietten erforderlich sey, um den angenehmen Eindruck des Ganzen zu erhöhen; alt und neu, schwer und leicht, zwey- und dreyerley verschiedenartige Muster, würden einer übrigens noch so guten Bewirthung, einen gewissen Anstrich von Aermlichkeit geben, und manchen Anwesenden leicht auf die Vermuthung bringen, daß der Gastfreund den ganzen Apparat von einigen gefälligen Tandlern zusammengebracht habe.«[87] Tatsächlich jedoch spielte das ständige Rangabmessen eine entscheidende Rolle, mehr noch, die Tafel diente dem Prestige des Gastgebers.

Die Essenden an den Tafeln waren vor allem Konkurrenten. Der Braten verwies auf die Erfahrung, daß alles, was jemand verzehrt hat, von einem anderen nicht mehr verzehrt werden kann. Alle Zuvorkommenheit und

Höflichkeit vermochte nicht über das fragile Verhältnis zwischen den Essenden hinwegzutäuschen. Um offen ausgetragene Auseinandersetzungen möglichst zu vermeiden, sollte das Gespräch auf Gegenstände gelenkt werden, die ohne Gefahr erörtert werden können: »Die Litteratur, die Künste, die Wissenschaften, die Galanterie, das Theater, die Chronique scandaleuse der Koulissen, die Gastronomie u.s.w. werden [...] reichlichen Stoff liefern, und wenn dieser erschöpft ist, kommt ja das Dessert.«[88] Die Tafeln des neunzehnten Jahrhunderts behaupteten das Verbindende zwischen den Essenden letztlich über diejenigen, die ausgeschlossen waren. Insbesondere verband die Anwesenden die Distanz zu den einfachen Menschen, die einzig als Dienstboten vertreten waren. Kinder wurden in Nebenzimmer verbannt. Ihre Anwesenheit hätte nicht nur die Ordnung der Tischfläche, sondern vor allem jene unter der Tischfläche bedroht. Natürlich hatten Hunde keinen Platz. Dienstboten waren zwar notwendig, sie sollten aber überall entfernt werden, wo auf sie verzichtet werden konnte. Letzteren kam die Funktion von Automaten zu. Diskret und maschinengleich hatten sie für den reibungslosen Ablauf der Inszenierung zu sorgen. Diener, sofern sie unentbehrlich waren, befanden sich in einem Zustand von gleichzeitiger An- und Abwesenheit. Sie sollten zwar alle Wünsche, noch ehe sie ausgesprochen wurden, erkennen, gleichzeitig aber taub für alles sein, was nicht ihre Funktion betraf. Nichts in ihrer Mimik oder ihrem Verhalten sollte darauf hindeuten, die Unterhaltung zu hören oder zu verstehen. Die Verständigung mit den Dienern beschränkte sich auf Befehle und Instruktionen. Eine der Empfehlungen lautete entsprechend, sich von ihnen keine Neuigkeiten und keinen Tratsch anzuhören und ihnen jede Einmischung in die eigenen Angelegenheiten zu verbieten. »Die Gegenwart der Lakaien hat noch einen andern Nachteil: sie ist so zu sagen ein Protest gegen die Dauer des Mahles, dessen Länge diese Leute innerlich von Herzen verwünschen. Die leckern Sachen, die sie beständig vor Augen haben und nicht genießen können, werden zu wahrhaft peinvollen Entbehrungen für sie, so daß sie tagtäglich alle Qualen des Tantalus erdulden. Man liest auf ihrem Gesichte die Empfindungen, die sie unausbleiblich haben müssen, wenn sie das Mittagessen, das sie bereits verzehrt haben, oder das ihrer noch harrt, mit dem vergleichen, das sie vor Augen haben, und der Anblick dieser schmachtenden Mienen und gierig verzerrten Mäuler ist wirklich dazu angethan, den Appetit des unerschrockensten Feinschmeckers lahm zu legen.«[89] Die Diener werden zwar nicht zu den Wilden gezählt, doch scheint der Abstand zu diesen fast geringer als zu denen, die von ihnen bedient werden.

Der Gegensatz zu den Schlachthöfen und Fabriken hätte nicht größer sein können. In den Schlachthöfen bewegten sich schweißgebadete Körper, die in der Zeit, die das Tranchieren eines Kapauns erforderte, eine Unzahl von Schweinen zerlegten. Während es dort stank, duftete es hier, während dort alles im Schmutz versank, verwandelte sich da jede noch so kleine Unordnung schon nach kürzester Zeit in behagliche Ordnung. Dennoch lassen sich beide Orte nicht isoliert voneinander denken. Den Überfluß an Bratenstücken und Zeit gab es nur, weil er andernorts abgeschöpft wurde, die Tafel konnte sich endlos in die Länge ziehen, weil andere einem strikten Reglement unterworfen waren. Poularde und Kapaun wurden dem Huhn, der Feldhase dem Kaninchen, das Kalb dem Schwein vorgezogen. Die Poularde, das Kalb, mehr noch das Ferkel waren Luxusgerichte. Sie wurden verzehrt, bevor sie ihre Funktion erfüllen konnten, nämlich Eier zu legen, Milch zu geben oder Fleisch anzusetzen. Trotz aller Versuche des neunzehnten Jahrhunderts, das Mahl neu zu beleben, kannte die Tafel analog zur industriellen Fertigung von Gütern vielfältigste Separationen. In ihr spiegelte sich die industrielle Produktion von Gütern, der das Bürgertum letztlich seinen Wohlstand verdankte. Im kunstvollen Tranchieren fand sich das Kippbild einer Gesellschaft, in der alle menschlichen Beziehungen und Erfahrungen zunehmend zerhackt und atomisiert wurden.

Obwohl in den Kochbüchern des neunzehnten Jahrhunderts immer wieder betont wurde, das steife Zeremoniell und die veraltete Etikette seien abgeschafft, schien an den Tafeln alles eingefroren: »Man muß, wenn man in Gesellschaft speist, ohne sich selbst unbequem zu fühlen, soviel Rücksicht für seinen Tischnachbar an den Tag legen – daß derselbe in keiner Weise in seiner angenehmen Beschäftigung behelligt wird – und darin eben besteht die Kunst des Essens bei Tische. Das Speisen bei Tische in einer Gesellschaft zu Hause oder zu Gaste, ist ein so ernster Act, daß man dabei, sich aller alltäglichen Gewohnheiten entschlagend, sich ganz an die Regeln der Wohlanständigkeit und des Bontons halten muß. Alle Eigenheiten des Charakters lassen sich zu anderen Gelegenheiten eher entschuldigen, als bei Tische – doch hier in Gegenwart seiner Tischgenossen muß man alle jene Aufmerksamkeiten berücksichtigen, welche die Lebensart verlangt, will man anders nicht dem gerechten Spotte der Gesellschaft anheimfallen und als Ignorant gebrandmarkt dastehen. [...] Um mit Anstand und ohne Gezwungenheit bei Tische zu essen, ist es vor allem nöthig, daß man sich so bequem als möglich placire und sich auf den kleinsten Platz bei Tische einzuschränken verstehe. Man sitze nicht zu hoch, nicht zu tief, nicht zu nahe und nicht zu ferne des Tisches und halte den Oberleib möglichst gerade. Wenn die Hände nicht mit dem Zummundebringen der Speisen beschäftigt sind, so halte man dieselben am Rande des Tisches knapp neben dem Gedeck in Brusthöhe ruhig, ohne sie zu spreizen oder mit den Ellbogen den Nebensitzenden zu incommodiren. Die

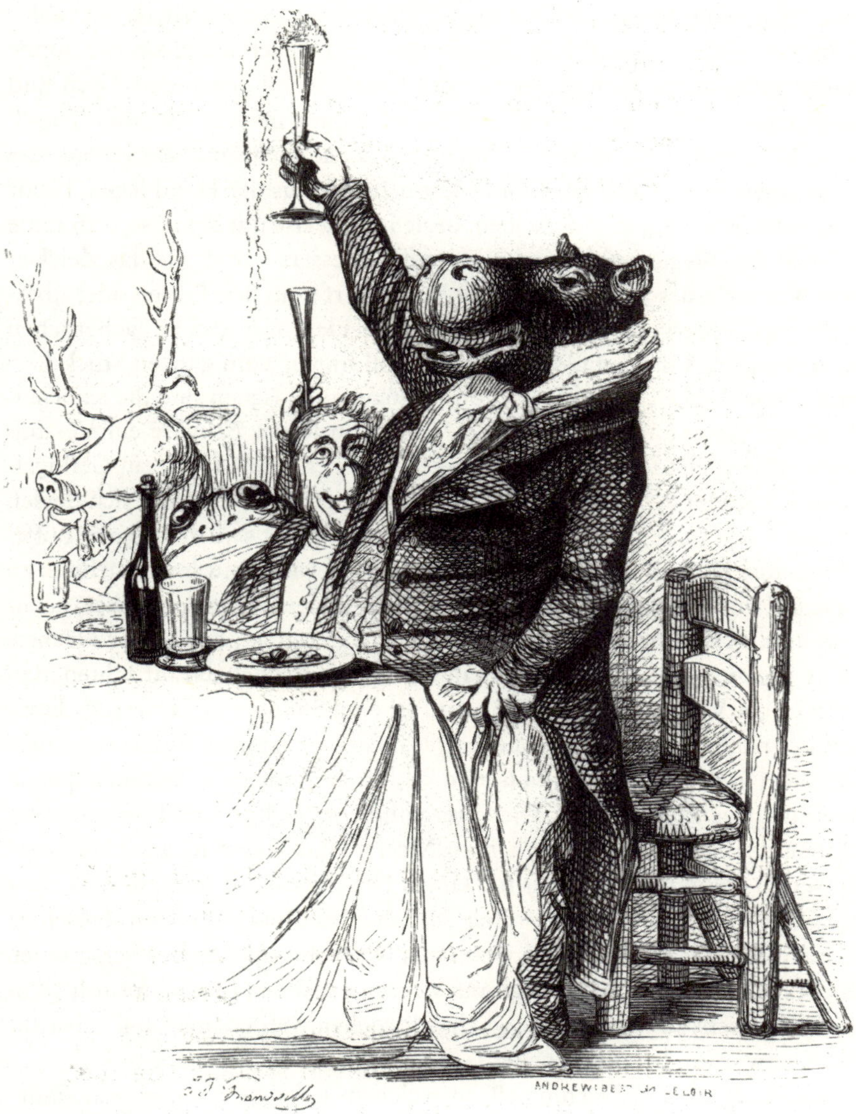

ABB. 40 »Ein Flußpferd, dessen Galanterie schon bekannt ist, brachte den Toast aus: ›Dem Geschlechte, welches das Leben verschönt!‹« Jean-Ignace-Isodore Gérard, *Bilder aus dem Staats- und Familienleben der Tiere*. 1846.

Suppe wird stets mit der rechten Hand gegessen – es ist hiebei der Oberarm etwas an den Körper zu schließen und der Löffel niemals ganz voll zu nehmen. Alles Schlürfen und Schnalzen bei Tische ist zu vermeiden, da es absolut nicht zum guten Tone gehört. Wenn man den Teller hebt, um die Suppe besser aufzufassen, so hat dies mit der linken Hand gegen den Tisch und nicht gegen sich zu geschehen. Die Gabel nimmt man in die linke Hand, während man mit der rechten schneidet. Man soll während des Essens von Fleischspeisen niemals Gabel und Messer früher aus der Hand legen, bevor man mit dem Gebrauche derselben, beziehungsweise mit dem Essen zu Ende ist, weil das Weglegen der Gabel oder des Messers soviel wie das Zeichen zum Wechseln des Services bedeutet. Auch darf man den Braten oder überhaupt das Fleisch am Teller nicht kleinschneiden, weil das zu lächerlichen Bemerkungen Anlaß gibt, sondern man soll immer vom ganzen Stück herunterschneiden. [...] Beim Essen von Geflügel und Fischen sind die Knöchelchen und Gräten auf den Rand des Tellers zu legen. Es wäre ein Verstoß gegen die Regeln der Wohlanständigkeit und des guten Tons, ein Geflügelstück in die Hand zu nehmen und abzunagen, ebenso muß man sich dessen erinnern, daß man nicht etwa in der Zerstreuung mit seinem eigenen Löffel oder Gabel in die Platte hineinlange und sich etwas damit herausnehme; zu diesem Zwecke ist immer das Vorlegebesteck in der Schüssel, welches, nachdem man sich bedient hat, wieder so hineinzulegen ist, daß es der Nächste leicht erfassen kann. Dabei muß man vorzugsweise noch darauf achten, daß der Stiel des Vorlegebestecks nicht mit Fett oder Sauce betropft werde, damit sich der nächstfolgende Gast die Finger nicht beschmutze. Sowie man stets die Gabel in der linken Hand bis zum Schluß des Ganges zu behalten hat, so darf auch das Messer nicht, wie vorerwähnt, weggelegt – und niemals zum Munde gebracht werden. Hält man Messer und Gabel in der Hand und conversirt während des Essens mit einem Nebengaste, so sind auf die Dauer der Conversation die Hände ruhig zu halten und darf man mit denselben nicht agiren. Besser ist es aber, wenn man während solchen Conversationen das Besteck auf die Assiette legt und zu essen aufhört; überhaupt soll während des Essens so wenig als möglich gesprochen werden, man soll lieber die Pause abwarten, bevor ein neuer Gang servirt wird.«[90]

Essen als starres Zeremoniell, in welchem jeder gezwungen war, möglichst alle Lebensäußerungen zu kontrollieren. Wie beim Tranchieren wurde auch dem Essenden genau vorgeschrieben, wie er die Eßgeräte zu benützen, in welcher Hand er was zu halten habe und wann er es weglegen dürfe. Neben jedem Teller fand sich eine Vielzahl von Messern, Gabeln, Löffel, Löffelchen, ganz abgesehen vom Vorlegebesteck, mit dem Bratenstücke, Saucen oder andere Speisen aus Schüsseln auf den einzelnen Teller gehoben wurden. Die einzelnen Gäste saßen zwar vor einem üppig gedeckten Tisch, der Zugriff auf die dargebotene Fülle war jedoch strengen Vorschriften unterworfen. Die geforderte Steifheit wurde bereits durch die mit Tellern, Gläsern und Bestecken überladene Tischfläche erzwungen. Die vielen Eßgeräte durften nicht durcheinander geraten. Allein dies setzte einen gewissen Mindestabstand zum Nachbarn voraus. Die vielen Werkzeuge, die wohlgeordnet nebeneinander lagen, zwangen zu einem disziplinierten Sitzen. Der Oberkörper sollte sich nicht über den Tisch beugen, nicht nach hinten lehnen, der Abstand zum Tisch sollte nicht zu groß, aber auch nicht zu klein sein, die Ellbogen durften keinesfalls auf dem Tisch aufgestützt werden, unnötige Bewegungen waren zu vermeiden, der Tischnachbar sollte möglichst nicht berührt, während des Essens sollte nicht gesprochen werden. Die Hände mußten sich stets auf dem Tisch befinden und sichtbar sein.

»Dicht an den Rand der Tafel, 80 cm voneinander entfernt, setzt man für jede Person einen flachen Teller auf. – Rechts von dem Teller kommen Löffel und Messer, links die Gabel zu liegen, oben quer neben den Teller legt man ein Dessertmesser und einen kleinen Löffel. Auf die Teller werden die Servietten sowie ein Brot gelegt, letzteres kann auch neben Messer und Gabel seinen Platz finden. Hinter jeden Teller stellt man ein Wasser- und ein großes und ein kleines Weinglas. Die Wasser-, sowie auch die Weincaraffen oder Weinflaschen werden je nach der Personenanzahl auf Untersatzeln auf der Tafel vertheilt. In gleicher Weise werden Salz-, Senf- und Pfeffernecessaire in entsprechenden Zwischenräumen postirt, daß sie von jedem Gast ohne Belästigung des Nachbars bequem erreicht werden können. Ferner dürfen auch ein oder mehrere Essig- und Ölnecessaire, sowie Brotkörbchen und Zuckerschalen auf einer wohlbesetzten Tafel nicht fehlen. Nachdem auf diese Weise der Tisch gedeckt ist, wird zu jedem Couvert ein Sessel gestellt. [...] Um mit den Bestecken gehörig wechseln zu können, müssen dieselben in hinlänglicher Anzahl vorhanden sein, denn so wie ein Gast Gabel und Messer auf seinem Teller liegen läßt, will er frisch bedient werden. An einer großen Anzahl von Tellern darf es gleichfalls nicht fehlen. [...] Daß alle Teller, Schüsseln, Terrinen, Platten und Gläser auf der ganzen Tafel gleich sein sollen, versteht sich von selbst. Die Teller sind vor jedem Gericht zu wechseln und stets zu erwärmen. Beim Wechseln werden den Gästen die Teller stets von der linken Seite genommen und gegeben.«[91]

Die Tafel zerfiel durch ihren strengen szenischen Aufbau in exakt voneinander getrennte Episoden. Wie im Theater die Kulissen wechseln, veränderte sich auch die Ordnung auf dem Tisch. In der Mitte der Tischfläche konnte ein schöner Korb mit Früchten, aber auch Blumen oder mit Kerzen bestückte Kandelaber stehen. Jeder Gang hatte sein eigenes Geschirr. Jeder Wechsel des Gedecks war als Szenenwechsel zu lesen. Jedes Gericht wurde durch ein neues Gedeck angekündigt. Auf die Suppe folgten zwei Gänge, etwa zuerst ein ansehnliches Stück gesottenes Rindfleisch, dann gebratener Fisch. Den Höhepunkt bildete ein Braten als Hauptschüssel, eine Kalbskeule, ein kalekutischer Hahn oder drei Fasane, neun Rebhühner oder Schnepfen, schließlich der Nachtisch. So glich »der abwechselnd besetzte, abgeräumte und von neuem besetzte Tisch einer Bühne, deren Dekorationen ebenso schnell wie gewandt von einem tüchtigen Maschinisten verwandelt werden.«[92] Im Idealfall waren die einzelnen Gerichte kontrapunktisch gesetzt. Leichtes sollte auf Schweres, Gebratenes auf Gesottenes, Sättigendes auf Appetitanregendes, Warmes auf Kaltes folgen. Jeder Gang forderte einen entsprechenden Wein. In den einzelnen Szenen wurde Ordnung zu Unordnung, Sauberes zu Schmutz, um dann wieder in einer neuen Ordnung aufzugehen. Sollte am Beginn ein Blumenstrauß die Mitte der Tafel zieren, dessen Blüten kaum Gerüche verbreiten, so ließ sich dieser am Ende durch einen ersetzen, dessen Blüten stark duften. Jetzt wurde auch nicht mehr Fleisch gegessen, sondern Kaffee zu sich genommen. Und am Ende, so riet einer der Autoren, solle sich der Gast so unbemerkt verabschieden, als würde er eine Theaterveranstaltung verlassen.

Ständig drohte diese mühevoll behauptete Ordnung aus dem Gleichgewicht zu geraten. Wir können uns solche Essen nur als Tortur vorstellen und denken lieber an *Das Gastmahl des Trimalchio*.[93] Dort wird zwischen zwei Gängen auf einer Platte eine gebratene Wildsau hereingetragen, während wütend bellende Hunde um die Tafel rennen. Das Schwein ist aufgeputzt wie eine alternde Diva, die sich selbst in die muntere Gesellschaft drängt. An den Zitzen liegen Ferkel, aus feinstem Mehl gebacken. Man muß ja wissen, daß es eine Muttersau ist. Es bleibt keine Zeit, das Objekt zu bestaunen, denn schon schlägt ein Riese mit einem einzigen Hieb den Bauch in zwei Hälften, Drosseln fliegen heraus, die von geschickten Vogelstellern mit ihren Leimruten wieder eingefangen werden. Verschiedenst zubereitete Vögel und andere Kleinigkeiten lockern das schwere Essen auf. Der Abend zieht sich in die Länge. Drei weiße Säue werden an einem Halfter und mit einem Glöckchen geschmückt hereingeführt. Die größte verschwindet wieder in der Küche und kehrt schon kurze Zeit später auf einer riesigen Platte zurück. Das Schwein ist nicht ausgenommen. Unverzeihlich. Der Koch wird bestraft. Er muß das Vergessene an Ort und Stelle nachholen, aber kaum ist der Bauch aufgeschlitzt, quellen feinste Brat- und Blutwürste aus dem Magen. Später wird noch ein gebratenes Kalb hereingetragen, das einer, der mehr an einen Wahnsinnigen als an einen Diener denken läßt, mit seinem Schwert in Stücke schlagen wird. Sichtbares, Unsichtbares und Zweifelhaftes in enger Verschrän-

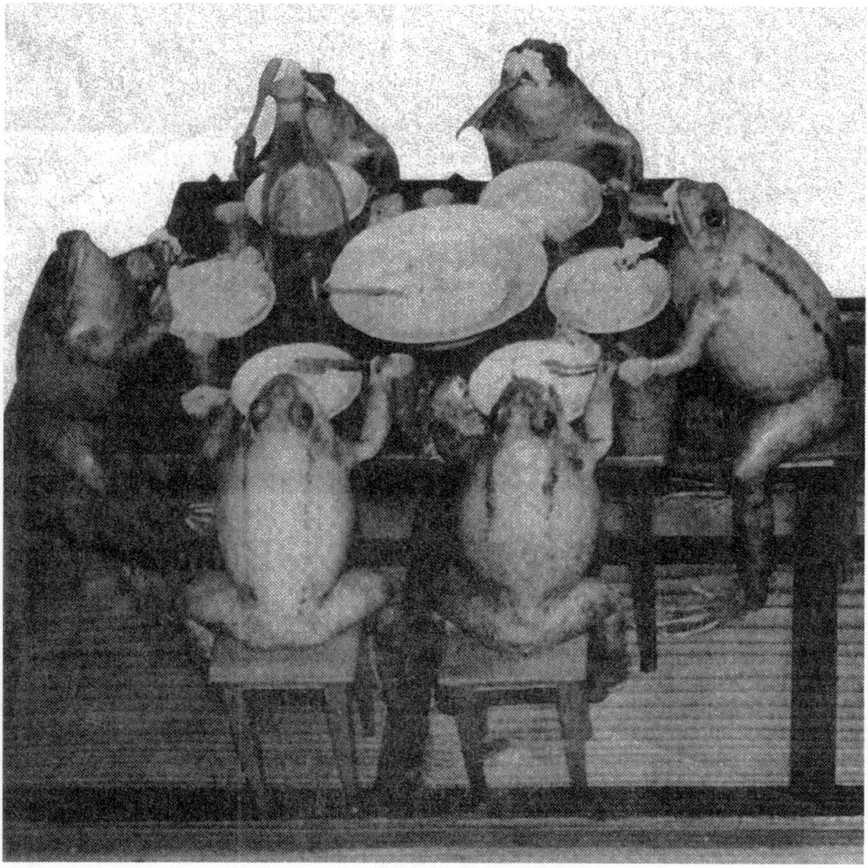

ABB. 41 Frösche beim Mahl, allerdings mit Sand gefüllt und präpariert. François Perrier, 19. Jahrhundert. HeimatmuseumKöln, Estavayer-le-Lac.

kung. Zwar geht es auch hier um Schaustücke, aber eine starre Ordnung findet sich nicht. In der dekadenten römischen Gesellschaft erreicht die Lust des Verzehrs dort ihre höchste Steigerung, wo Regeln gebrochen werden. Ist die mit Fischen und Vögeln garnierte Mastgans wirklich aus Wachs und nicht doch aus dem Kot des Trimalchio fabriziert? Jedenfalls ist sie aus Geld gemacht, das der begabte Koch in Schweinefleisch verwandelt hat. Angedeutet wird nicht nur die Nähe zum Abort, sondern auch die zum Tod: Trimalchio läßt ein silbernes Totengerippe hereintragen, dessen bewegliche Glieder sich hin- und herdrehen lassen. Er projektiert sein eigenes Grabmahl. Tod und Gewalt sind Themen dieser Völlerei, hier gibt es die Nähe zwischen Verzehr und Tod, zwischen Mensch und Tier. Überleben ist eine Frage der

Macht. Die Kastraten und Sklaven scheinen sich dessen bewußt zu sein. Kein Zweifel, der Narzist Trimalchio inszeniert sich selbst in seinem Gastmahl. Er ist zwar Gastgeber, aber um ein Mahl im eigentlichen Sinn handelt es sich nicht. Seine Tischgenossen sind in diesem Spiel nichts als von ihm bezahlte Statisten. In der starren Tafelordnung des neunzehnten Jahrhunderts hingegen verschwand selbst der Gastgeber in der Tafel.

Um die Tafel versammelte sich eine Männergesellschaft, die Frauen nur in zwei Formen ein Anwesenheitsrecht zubilligte, einmal in der Rolle der sorgenden Gattin, die sich im Hintergrund hält und dem Mann die publikumswirksamen Gesten überläßt, dann als Objekt der Unterhaltung und Begierde. Die Tischfläche markierte die Trennlinie zwischen Selbstkontrolle, Vernunft und Begehren. Sie trennte den Körper der Sitzenden in Unterleib und Oberkörper, schied zwischen oben und unten, rein und schmutzig, kontrolliert und unkontrolliert, Aufnehmen und Ausscheiden. Das makellos reine Tischtuch läßt an die Weißwäsche denken, welche die Braut als Zeichen ihrer Unberührtheit in die Ehe mitbrachte. Das Verhalten an der Tafel kannte zwei gegensätzliche, aber sich doch ergänzende Gesten. Oberhalb der Tischfläche kultivierte Höflichkeiten, vor allem ein vieldeutiges und wohl oft auch inhaltsleeres Sprachspiel, unter dem Tisch Beine, bei entsprechender Gelegenheit bereit, sich zu strecken, ihren Weg zu suchen, in Berührung zu treten, vorerst als scheinbar irrtümliche Bewegung, um dann, folgten entsprechende Gesten, in ein intimes Zwiegespräch zu treten. In diesem Fall hatte sich der Oberkörper weiterhin in der gewohnt starren Art zu zeigen.

Die Tischfläche wurde besonders durch ein makellos weißes Tischtuch betont. Nicht die geringste Spur, nicht der kleinste Fleck, kein einziges Stopfloch sollte auf Vergangenes verweisen. Als saubere Fläche mußte es sich von allem Schmutz abheben. Das Mahl, das noch dem Opfer verpflichtet war, betonte dagegen den Kontakt zur Erde. An der Tafel wurden alle diesbezüglichen Verbindungen konsequent ausgeblendet. Wurde früher das Tischtuch auch dafür verwendet, sich Hände oder Mund abzuwischen, so übernahmen nun Servietten, die in kunstvoll gebildeten Figuren, etwa als Pfau oder als Fächer auf dem Tisch lagen, diese Funktion. Das Tischtuch erinnert an den Rock einer Frau. Wie dieser die Beine der Frau zum Verschwinden bringt, so verdunkelt das Tischtuch all das, was sich unter seinen Falten abspielt. Wie der Rock bildet das Tischtuch eine Glocke. Alle Geheimnisse finden ihr Zentrum unter dieser Bedeckung. Über der Tischfläche gibt es keine Geheimnisse, bestenfalls Vieldeutigkeiten. Die Tafel betonte das Sichtbare, sei es durch die üppige Anordnung, das Schaustück in Form eines Bratens oder die Darstellung jedes einzelnen, der an ihr Platz nahm. So viel Reglement bedurfte eines Gegenstücks. Dies konnte sich in den Bewegungen von Füßen und

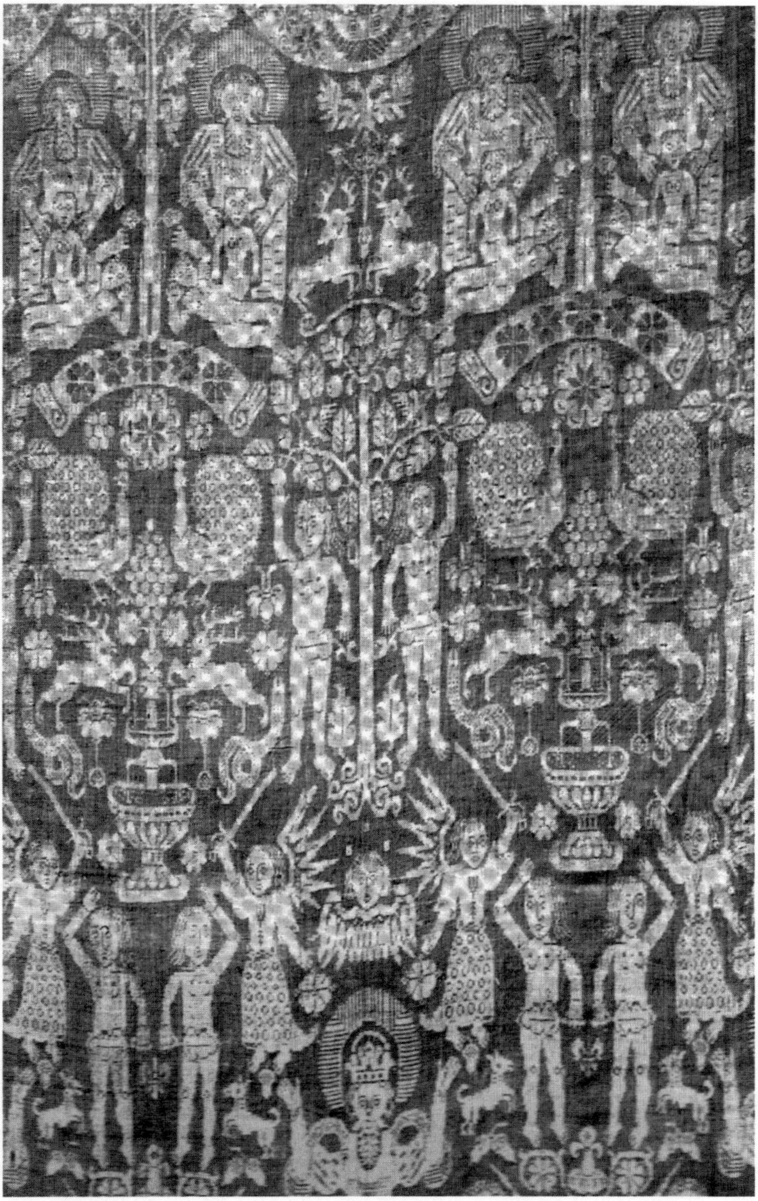

ABB. 42 Mythologische Tranchierkunst. Gott löst aus Adams Körper eine Rippe. Die Tafel beschäftigt sich auch mit Rippen und Frauenkörpern, aber wo fände sich einer unter den Essenden, der den Witz zu verstehen vermöchte, verschwindet das Tischtuch mit seiner Erzählung doch unter Schüsseln und Tellern, Servietten und Besteck. *Coffeetuch*. Halbseidene Damastdecke mit biblischen Motiven, Oberlausitz 1779. Museum für Kunst und Gewerbe, Hamburg.

Beinen finden, die suchten, tasteten, sich zurückzogen oder gegen Schienbein und Schenkel traten.

Während die sorgende Gattin förmlich in ihrer Rolle aufging und sich um die kleinsten Dinge zu kümmern hatte, begegnen uns jene Frauen, die begehrt wurden, im Kippbild des Bratens, der zerlegt, besessen und offengelegt sein will. Die Frauen, ähnlich aufgeputzt wie der aufgetischte Braten, ließen die Männer zu Konkurrenten werden. Nahmen Frauen an einer Tafel teil, so waren sie in eine entsprechende Ordnung zu fügen: »Mehr Aufmerksamkeit Überlegung und genaues Abzählen hat der Gastfreund bey Tischgesellschaften von beyderley Geschlecht nöthig, um a) eine sogenannte Buntereihe zu bilden, nach welcher, jede Dame zwischen zwey Chapeaux, und jeder Chapeau zwischen zwey Damen zu sitzen kommt, b) die Unterhaltung zu beleben, und c) sich selbst dadurch die Bedienung der Damen zu erleichtern, daß er die neben ihnen sitzenden Chapeaux für ihre Bequemlichkeit und die Erfüllung ihrer Wünsche sorgen läßt. – Wenn die Buntereihe in voller Ordnung gebildet ist, so muß auch jeder Dame ein Chapeau und so umgekehrt gegenübersitzen, nur placirt man nie die Dame neben den Gemahl, oder die Schwester neben den Bruder, nicht einmal einander gegenüber, weil eheliche und geschwisterliche Verhältnisse zu beengt und alltäglich sind, um auf geistreiche Unterhaltungen – die wahren Würzen des Mahls einer gebildeten Gesellschaft – einzugehen.«[94]

Eine schwierige Anordnung. Die zugeordnete Gesprächspartnerin konnte langweilig, die begehrte Frau an einem anderen Platz des Tisches gebunden sein. Folglich erstaunt es nicht, daß jene Versprechen, welche die Frauen nicht einzulösen vermochten, am Braten abgehandelt werden konnten. Besonders eignete sich diesbezüglich das große Familiengefüge der Hühner: »Das junge Hähnchen [...] steht zur Zeit des Carnevals in der Blüte seiner Kraft und Schönheit. Der Carneval ist daher auch die Zeit, wo man am meisten gemästete Hähnchen speist, die ganz für sich allein einen recht ansehnlichen Braten geben, und deren saftstrotzende Fettfülle gleichzeitig drei verschiedene Sinne ergötzt. Das Hähnchen ist der Sohn des Hahnes und der Henne, aber ein Sohn, den man seinen Eltern vorzieht, denn das Huhn findet, sobald es ein gewisses Alter erreicht hat, nur noch zur Verbesserung der Fleischbrühe im Suppentopfe Platz, und der Hahn erscheint nur dann auf unsern Tafeln, wenn er noch Jungfer ist: alsdann ist er allerdings ein sehr leckeres Essen von besonderer Schmackhaftigkeit und sogar, wenn man einem tüchtigen Arzte und Kenner, dem Herrn Gasteldy glauben darf, eine stark auf das Genital-System wirkende Speise, woraus erhellt, daß nicht bloß der Tod das ihm vielbeneidete Temperament dieses Tieres unangetastet läßt, sondern daß die Kraft desselben sogar derart ist, daß es denen, die es essen,

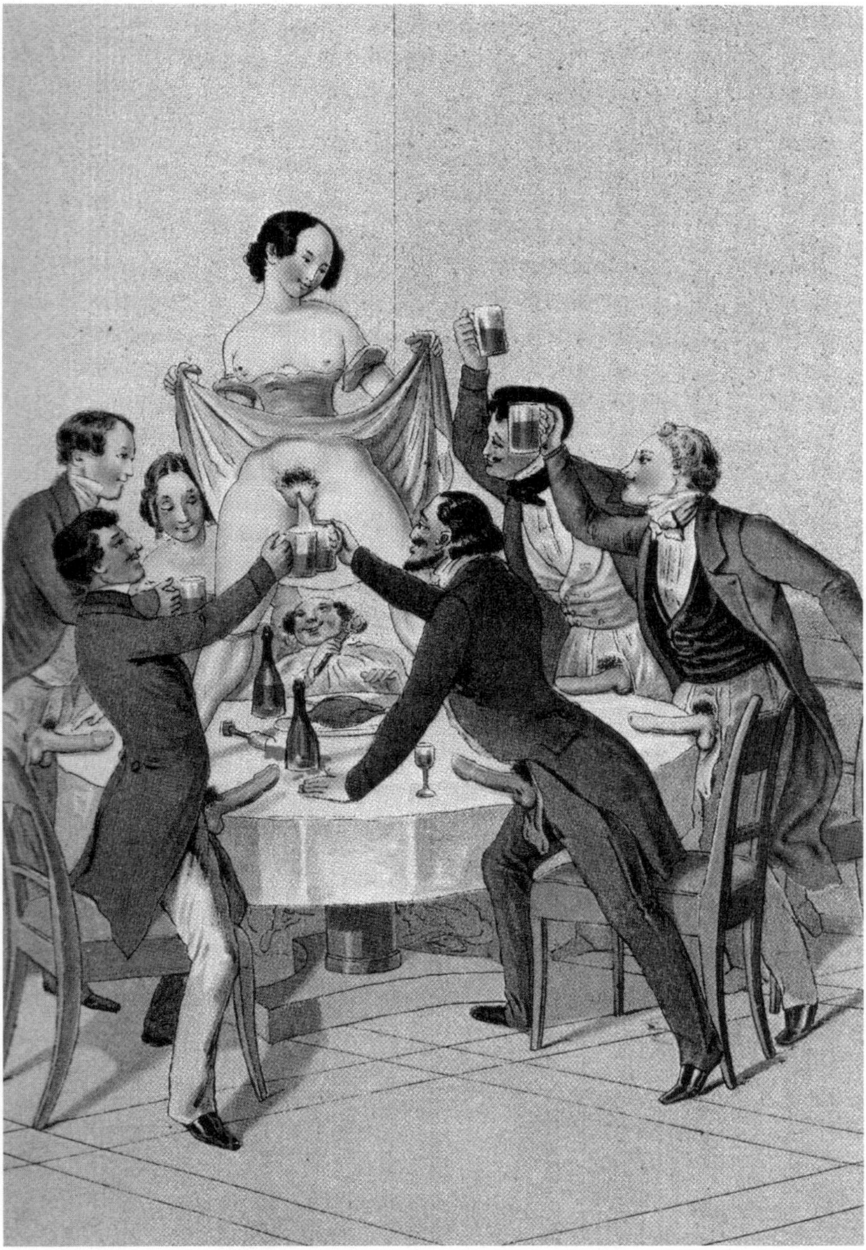

ABB. 43 Die Ordnung der Tafel auf den Kopf gestellt. Die Tischfläche wird zur schmutzigen Fläche. Hergezeigt wird das, was es zu verbergen gilt. Die Frau tritt an die Stelle des Bratens, der, zwischen ihren Beinen liegend, erscheint, als hätte sie ihn ausgeschieden. Peter Fendi, Aquarell, erste Hälfte des 19. Jahrhunderts.

einen Teil seiner guten Eigenschaften mitteilt. [...] Verlassen wir das Kind und wenden wir uns mit einer Seitenschwenkung seiner Tante zu [...]. Folgen wir nun [...] dem liebenswürdigen Masthuhn, das in Körbe verpackt mit der Post in Paris anlangt, in die Küche, so erkennen wir in ihm einen der besten, zartesten und saftigsten Braten, die je den Spieß geschmückt haben. Ersetzen wir seine Eingeweide durch Trüffeln und lassen es in diesem Zustande braten, so füllt sich das ganze Haus mit einem wahrhaft köstlichen Duft. Im Notfalle kann die bescheidene Kresse die Stelle der teuern Trüffel vertreten, nur muß sie mit starkem Weinessig angemacht und das Huhn erst damit gefüllt werden, wenn es bereits gar und auf der höchsten Stufe seiner glorreichen Bestimmung angelangt ist. [...] Der plötzliche Übergang vom Masthuhn zur Gans, und noch dazu zur Hausgans, ist zweifelsohne ein kleiner Verstoß gegen die dem erstern gebührende Ehrfurcht – aber eine recht fette, junge und zarte Gans hat auch ihre Vorzüge. Sie ist eine pikante Brünette, mit der man, namentlich bei Abwesenheit der imposanten Blondine, recht gern fürlieb nimmt. In Ermangelung des Masthuhns befleckt also eine Gans, welche die eben genannten Eigenschaften besitzt, die Ehre des Spießes durchaus nicht [...]. Die Zerlegung einer gebratenen Gans unterliegt jedoch besondern Regeln, deren Kenntnis sehr wesentlich ist, wenn man nicht gegen die gute Sitte verstoßen will. Wehe dem, der zuerst die Schenkel unserer liebenswürdigen Brünette abtrennen wollte: er würde damit einen völligen Mangel an Lebensart und gesellschaftlicher Bildung verraten. Man beginnt nämlich bei der Gans wie bei der Ente mit der streifenweisen Abhebung des Bauchfleisches. Und benetzt man dann diese Streifen noch mit Zitronen- oder Pomeranzensaft und einem Tröpfchen Jungfernöl, so verleiht man ihnen in den Augen des Kenners einen doppelten Wert.«[95] Und wie ist der Bürzel der Taube zu bewerten? »Der Bürzel, respektive die beiden Schenkelstücke gehören jederzeit den Damen, obschon es eine boshafte und niederträchtige Verleumdung wäre, wenn man behaupten wollte, daß die Herrenwelt schöne Schenkel nicht zu schätzen wüßte.«[96]

Bücher und Publikationen zur Sexualpathologie und zu Fragen des Geschlechtslebens, die um 1900 erschienen, beschäftigten sich neben männlichen Psychopathen (Die Südslawen und andere Völker seien nicht zu vergessen.) vor allem mit dem »Geschlechtsleben des Weibes«. Die Frau stand immer noch im Verdacht, in einem Näheverhältnis zum Tier und zum Wilden zu stehen. Solche Bücher konnten sich ausführlich mit der »weiblichen Grausamkeit« beschäftigen: »Als ich einst von befreundeter Seite hörte, daß die Physiognomie einer verbrecherischen Prostituierten beim Koitus einen wilden Ausdruck annähme, wurde ich davon sehr interessant berührt. Bevor ich jedoch eine gewagte Hypothese aufstellte, wollte ich erst alle Experimen-

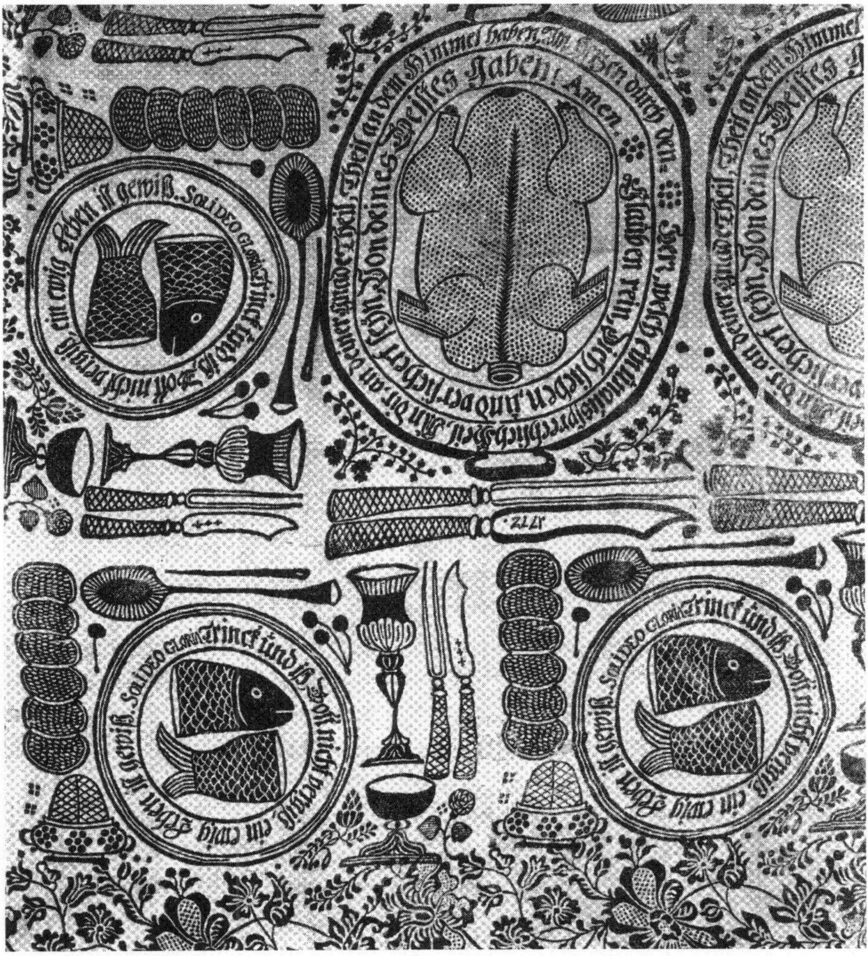

ABB. 44 »Trink und iß, Gott nicht vergiß, ein ewig Leben ist gewiß.« Die alte und die neue Ordnung. Tischdecke mit Zeugdruck in Schwarz. Sachsen 1772. Germanisches Nationalmuseum, Nürnberg.

te anstellen, die Zeit und Umstände mir ermöglichten, und ich kam denn auch zu dem Resultat, daß sich bei 9 Prostituierten, die alle wegen Streitigkeiten und Körperverletzungen kurz zuvor arretiert worden waren, bei der Onanie und mehr noch beim Koitus, besonders beim Eintritt des sexuellen Erfolges, das Gesicht unter mehr oder minder deutlichem Zähnefletschen zu wildem oder grausamem Ausdruck verzog. – Doch wie hat man sich nun dieses Verzerren der Physiognomie während des Koitus zur Wildheit oder Grausamkeit unter bisweiligen Zähnefletschen bei einigen mehr oder minder blutdurstigen verbrecherischen Prostituierten anthropologisch zu erklären? ... Meines Erachtens hat man dies als atavistisches Zeichen zu erklären, was noch in jene ferne Zeiten hineinreicht, in denen der Mann mit Gewalt die Frau bezwang, und diese sich mit allen Kräften ihm zu widersetzen bestrebt war, um doch fast immer von ihm überwältigt und befruchtet zu werden.«[97] In solchen Büchern konnten Frauen auch nachts über ihren Mann herfallen und ihm Stiche mit einem Federmesser zufügen, um sich von seinem Blut zu nähren. Das Korsett richtete die Frauen buchstäblich zu und verlangte dem weiblichen Körper jene Steifheit ab, die auch für die Tafel bestimmend war. In der Männergesellschaft der Tafel fand sich im zugerichteten Braten die symbolische Entsprechung der Frau, nämlich der domestizierten und befriedeten Frau. So gesehen erhält das Tranchieren eine neue Bedeutung. Wie die Frau vor dem Geschlechtsakt erst entkleidet werden muß, so wird das Fleischstück durch das Zerlegen offengelegt. Wie der Braten weckt auch die Frau das Begehren. Nicht nur der Braten, auch der weibliche Körper wird mit Fleisch assoziiert. In beiden Fällen will das Tierische beherrscht sein.

Gesprochen wurde über Truthähne, gemeint waren Frauen: »Nachdem man sich vergewissert hat, daß sie jung und zart sind, muß man auch noch feststellen, ob sie nicht etwa bitter sind. Das Mittel dazu ist nicht recht zur Beschreibung geeignet, da aber dessen Kenntnis von wesentlichem Vorteil ist, so wird man in Anbetracht seiner Nützlichkeit über seine Unschicklichkeit hinwegsehen. Mögen die Damen also nicht empfindlich werden, wenn wir mitteilen, daß diese Probe darin besteht, daß man den Zeigefinger in den Anus des Tieres steckt und ihn dann kräftig absaugt. Dies Mittel ist untrüglich. [...] Nicht bloß am Martinstage sieht man ganze Schaaren geistreicher Männer andachtsvoll um den gebratenen Truthahn versammelt. ›Mein Kind, thu' die Schenkel beiseite‹, lautet das erste Wort, das eine Familienmutter zur ältesten ihrer Töchter spricht, sobald die Pute zerlegt ist, und unverzüglich fliegen dann die Schenkel in den Speiseschrank, um erst am nächsten Tage als Remolade, mit Zwiebeln oder mit Robert-Sauce wieder zu erscheinen. An reichen Tafeln thut niemand die Schenkel weg. Man ißt sie; doch ist es auch dort Gebrauch, daß der Vorschneider erst den wiederholten Befehl des Hausherrn dazu abwartet, bis er sie wirklich tranchiert. Die Gäste verfehlen natürlich nicht, sich aus Höflichkeit den Anschein zu geben, als wollten sie sich dem widersetzen, im Grunde ihres Herzens aber sind sie sehr zufrieden, daß hier wie auch anderswo die Schenkel nicht weggethan werden.«[98] Dies verband die Frauen, die an den Tafeln saßen, mit der Dienerschaft, deren Abrichtung gerade zu den Aufgaben jeder »guten Hausfrau« zählte. Darin liegt eine fast tragische Ironie. Aber werfen wir einen Blick in jene Räume, die den Gästen der Tafel verborgen blieben.

10. SCHAUSEITE UND KEHRSEITE

> »Würde Fett brennend werden, so gieße man ja kein Wasser dazu, sondern Asche, Sand u. dgl., auch stülpe man einen Deckel schnell darauf oder ein Brett, was man bei der Hand hat, um die Luft davon abzuschneiden, dasselbe gilt vom Spiritus, Petroleum und Branntwein. Ergreift das Feuer die Kleider, so laufe man ja nicht davon, sondern werfe sich entweder zu Boden und ersticke durch Wälzen die Flamme, oder umwickle sich mit dem ersten besten Teppich etc., was ebenfalls das Ersticken des Brandes zur Folge hat.«
>
> Emma Eckhart, *Der häusliche Herd*

Im Schaustück der Tafel bündelten sich alle Blicke. Kunstvolle Gebilde und selbst Nachahmungen historischer Bauten türmten sich auf Schüsseln und Platten. Verständlicherweise ließen sich Torten leichter als Türme und Tempel bauen als Fleischgerichte. Das »Chinesische Cabinet« konnte neben einem »Türkischen Pavillon«, die »Rotunde« neben dem »Springbrun von Carmehl Zucker« stehen; und der »Tempel von Patomant« hatte keine Schwierigkeiten mit dem »Tempel von Grillage«.[99] Die zeitgenössischen Gartenanlagen mit ihren Pavillons und Aussichtspunkten fanden in der Tafel ihre Fortsetzung, wenn auch in miniaturisierter Form. Der Kopf der Sau ließ sich gar als simulierte Parklandschaft überbauen. Zitronenspalten oder Hahnenkämme wurden als Palmenblätter verwendet, zwischen den Bäumen steckten Schmuckfigürchen auf kleinen silbernen Spießen.

Die Tafel kannte immer noch den Tierkörper, zumal dann, wenn er sich schön anrichten ließ. Dies galt etwa für das Ferkel oder größeres Geflügel. Tierkörper ließen sich durch entsprechende Formen, die in der Zubereitung von Pasteten oder Sulzen Verwendung fanden, auch simulieren. Neben Därmen, Mägen, der Blase, dem Netz, dem Herz oder der Zunge wurden auch entbeinte Ferkel, Schweinsköpfe, Wachteln, Krammetsvögel und anderes Geflügel gefüllt. Das Füllen von so hergerichteten Ummantelungen war eine zeitaufwendige und umständliche Prozedur. Will man einen Schweinskopf füllen, so schneidet man den Kopf, hat man ihn hinter den Ohren abgetrennt und gewaschen, auf seiner Unterseite auf, löst die Haut mit dem Fleisch von den Schädelknochen, entfernt die Zunge, spaltet den Schädel und legt das Hirn beiseite. Die so entstandene Hülle wird dann mit einer Masse aus magerem und fettem Schweinefleisch, Pökelzunge, geräuchertem, blanchiertem Speck, gebratener Gänseleber, abgezogenen Pistazien oder Essiggurken und Trüffeln, Salz, Pfeffer und Pastetengewürz gefüllt. Mit Hilfe eines Spagats, eines dünnen Brettchens sowie einer Stoffserviette wird dem Kopf seine frühere Form gegeben. Nach dem Kochen läßt man ihn auskühlen und schneidet ihn in Scheiben.

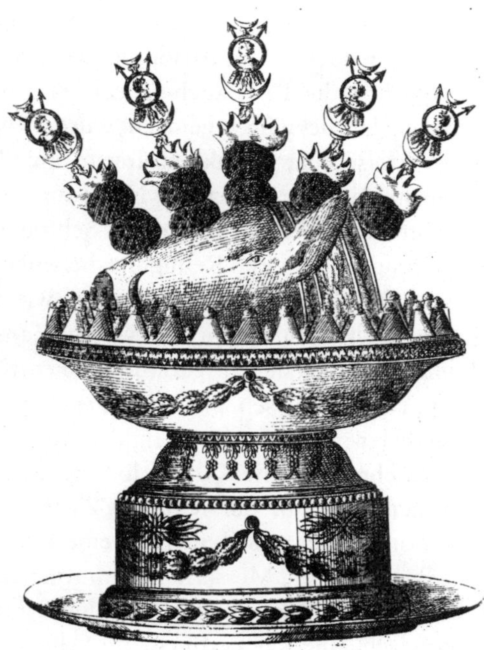

ABB. 45 Schweinskopf als Schaugericht. Anton Hüppmann, *Der elegante Gaumen*, Pest 1858.

An der Tafel hatte ein so hergerichtetes Schaustück, abgesehen von einem oberflächlichen Eindruck, nichts mehr mit dem Tierkörper des Mahles gemein. Im Einhüllen und Ummanteln durch Panieren findet sich eine andere Form des Füllens. Dabei wird Fleisch, welches gebacken werden soll, in Mehl, gerührten Eiern und Bröseln so lange gewendet, bis alle Teile vollkommen bedeckt sind. Paniert wurden nicht allein die sogenannten Wiener Schnitzel oder Fische, sondern auch Geflügel, Gehirn, Gekröse, Ohren, Zungen, Brieschen, entbeinte und vorgekochte Kalbs- oder Schweinsfüße. So sehr die Oberfläche, sei es die des üppig gedeckten Tisches oder jene der goldgelben Kruste des Bratens, betont wurde, so war diese doch weniger über das zu lesen, was sie vorgab, als über das, was sie verbarg. Die Empfehlung, den Geschmack eines Truthahns zu erkunden, indem man einen Finger in dessen Anus schiebt, läßt sich auf die Tafel selbst anwenden. Während die Tafel als Präsentationsebene zu verstehen ist, sind Küche, Keller und andere Nebenräume der Hinterbühne zuzuordnen. In der bürgerlichen Eßkultur des neunzehnten Jahrhunderts stand die repräsentative Fassade im Widerspruch zum sparsamen Familienalltag. In der Regel beanspruchten die Repräsentationsräume fünf- bis sechsmal soviel Fläche wie die Wirtschaftsräume. Gefüllte Schweinsköpfe dienten wie andere Schaustücke der Repräsentation. Aber ohne Zweifel wurden sie oft anstelle des Bratens aufgetragen. In der Füllung ließ sich Fleisch mit Weißbrotwürfeln oder anderen Resten strecken. Zerkleinerte Fleischreste konnten, mit Kartoffelteig ummantelt, als Fleischknödel ein zweites Mal serviert werden. Zwar wurden immer noch fast alle Teile des Tierkörpers gegessen. Dies war jedoch einzig Ausdruck der geforderten Sparsamkeit.

So schön die Tafel auch gedeckt sein mochte, so sorgfältig jede Unordnung wieder rückgängig gemacht wurde, überall drohte Unordnung, Schmutz und Vermischung. Krankheitsängste und Ekelgefühle sind das unabdingbare Gegenstück dieser Ordnung. Nicht nur die Tafel, auch die Küche wie der gesamte Wohnbereich waren von Schmutz bedroht. Mit einer Unmenge an Reinigungsmitteln und Reinigungsbehelfen wurde gegen all das angekämpft, was an Oberflächen haftete oder sich wie Staub in Ritzen und Fugen einzunisten drohte. In einem der vielen Haushaltsratgeber werden folgende Reinigungsutensilien aufgezählt: ein Fensterpinsel, ein Schrubber, ein Haarbesen, ein Wandbesen, zwei Handfeger, zwei Maschinenbürsten, eine Scheuerbürste, ein Fensterschwamm, drei Scheuerlappen, eine Stielscheuerbürste, ein Waschpinsel, eine Kartoffelbürste, eine Tassenbürste, eine Bürste für die Zitronenreibe, eine Bürste für die Zwiebelreibe, drei kleine Bürsten für Tassen, Topfhenkel und Reibeisen, eine Bürste und ein Holzspartel für Siebe, eine Bürste für die Messerhefte, ein Kuchenformpinsel, zwei Leder, eines für Glas, eines für Metall, drei Wischlappen, zwei saubere Bastwische und ein Rohrwisch, eine Scheuerbürste für Scheuerleisten, ein Maschinenlappen und ein altes Messer zum Abkratzen des Fleischwolfs, eine weiche und eine harte Maschinenbürste, einige weiche Putzlappen von Linnen und Wolle, die von Zeit zu Zeit gewaschen werden sollten, ein Mülleimer, zwei Wassereimer, ein Fenstereimer, ein Topf mit Ton und Essig, ein Topf für Bierneigen, ein Gefäß mit kleingeschlagenem Soda oder ein Gefäß mit trockenem feinem weißem Sand. Weiters sollten folgende Materialien vorrätig sein: ein Stück Putzseife, »Blitzblank«, Weizenkleie, schwarze Seife, »Pottlot« (Ofenschwärze), eine Speckschwarte, Putzpulver für die Messer, eine Flasche Spiritus, Zeitungspapier und so weiter.[100]

Wurde der Aal früher getötet, indem man ihn auf den Boden warf, so löste nun die Kante des Arbeitstisches oder des Hackstocks den Fußboden ab. Auf die mit Straßenschmutz verunreinigte Fläche sollte weder ein Fisch geworfen noch anderes zum Verzehr Vorgesehenes gelegt werden. Fortan wurde der Aal wie auch andere Fische auf der eigens dafür vorgesehenen Arbeitsfläche getötet. Diese Fläche mußte sich reinigen lassen. Es bedurfte also glatter und abwischbarer Oberflächen. Hühner und Ferkel sollten beim Schlachten so gehalten werden, daß das Blut trotz der heftigen Zuckungen nicht herumspritzt. Für den Verzehr von Krebsen wurden Papierservietten empfohlen, da der Saft der Krebse nicht zu tilgende Flecken in den Servietten hinterlasse. Die Sensibilität für vielfältigste Erscheinungsformen des Schmutzes tauchte zeitgleich mit der Vorstellung richtigen Tötens von Tieren auf.

Neben unterschiedlichen Tischflächen, Tischtüchern, Besteck und Geschirr wurde dem Fußboden größere Aufmerksamkeit geschenkt. Man sagte, ein sauberer Haushalt sei jener, in dem man vom Fußboden essen könne. Es genügte nicht länger, den Staub mit einem Besen zusammenzukehren oder den Boden in regelmäßigen Abständen aufzuwischen. Nun mußte seine Oberfläche glatt sein, Staub und Feuchtigkeit abweisen. Dies wurde mit Hilfe verschiedener Wachse oder Anstriche erreicht. In Ritzen, Fugen, Löchern und Ecken der Schränke drohte sich Ungeziefer einzunisten, weshalb selbst die verborgensten Winkel überwacht werden sollten. Da man sich doch nur selten auf Dienstmädchen verlassen könne, müßten deren Augen dorthin gelenkt werden, wo sich Schmutz und Staub festsetzen, Ungeziefer eindringen und sich vermehren könne. Dem Ungeziefer versuchte man durch das Ausstreuen von Insektenpulver, welches man auch in die Glut oder auf ein glühendes Eisen streute, Herr zu werden. Auch wurden Terpentingeist, Lavendelöl oder andere stark riechenden Öle verwendet. Ritzen und Löcher in weichem Holz sollten mit Leimwasser ausgefüllt werden. Darüber ein abdichtender Anstrich mit Ölfarbe. Mauerritzen seien tief auszukratzen und mit frischem Mörtel, dem man Salzsäure beimischt, zu füllen. Die Fußböden bedurften einer scharfen Seifenlauge oder wurden mit Chlorwasser gewaschen: »Das Küchenungeziefer, die Kakerlaken oder Küchenschaben, bei uns gewöhnlich Schwaben genannt, und die kleineren braunen Russen wandern manchmal in Scharen von einer leer gewordenen Wohnung in eine nebenbefindliche und werden nicht sobald bemerkt, da sie nur, wenn es finster ist, aus ihren Verstecken kommen. Sie fressen, was sie an menschlichen Nahrungsmitteln vorfinden, und da sie sich überall hin verkriechen, wo etwas liegt oder an der Mauer hängt, so kommen sie auch in Geschirre, Kleider und Einrichtungsstücke. Gegen diese Thiere gibt man mit Erfolg Phosphorsalbe (in Apotheken zu bekommen) auf Salatblätter gestrichen und mit Zucker bestreut, oder auch Maismehl mit Fett und *nux vomica* oder Kaisergrün zu Bröseln gemischt unter den Herd, in den Kamin wie vor die Löcher und Ritzen, in welche sie fliehen, wenn man abends mit Licht kommt.«[101] Die Ordnung des Hauses war von außen bedroht. Durch kleinste Eintrittsöffnungen drohte fremdes Leben einzudringen und sich einzunisten. War der Fußboden sauber, waren all seine Fugen gekittet und abgedichtet, dann erst behauptete sich die Ordnung des Hauses gegen die äußere Welt. Daß Küchenschaben als »Russen«, »Schwaben« oder auch »Preußen« bezeichnet werden, verweist deutlich auf die Angst, hier könnte sich Fremdes, schlimmer noch, hier könnten sich Fremde einnisten.[102] Es ging nicht allein um den sichtbaren Schmutz. Schmutz wurde auch dort vermutet, wo er nicht zu sehen ist.

Man muß sich das Gesicht der Katharina Prato, die als erfolgreiche Autorin von Kochbüchern und Haushaltsratgebern jedem Schmutz den Kampf ansagte, vorstellen, wie sie sich auf einer Zeitreise im Jahr 1972 Bernardo Bertoluccis *Der letzte Tango in Paris* im Kino ansieht: Marlon Brando, mit Maria Schneider am Boden liegend, greift nach der Butter, um den Analkoitus zu erleichtern. Prato würde nicht nur erschrecken, daß sich die Liebe auf dem Fußboden abspielt. Sie würde bereits bei der Butter hängenbleiben. Butter, eine Masse mit schmieriger Konsistenz, kann nur verpackt und auf der reinen Tischfläche sauber sein. Die am Boden liegende Butter läßt bereits an Kot denken. Tabubruch über Tabubruch: Sexualität auf dem schmutzigen Boden, Eßbares als Gleitmittel, vor allem aber ein Verhalten, welches befürchten läßt, so könnten es die beiden auch im öffentlichen Raum treiben. Prato würde auch an die leerstehende Nachbarwohnung denken, in der sich Leben in unkontrollierter Weise einnistet und ausdehnt.

Brach sich in den Reinlichkeitsvorstellungen das Bemühen, die Übergänge zwischen den Innen- und Außenräumen des Hauses zu kontrollieren, also das oft mühsam Erwirtschaftete zu behaupten, so hatte der Argwohn gegenüber den unkontrollierten Lebensäußerungen des Menschen die Grenzziehungen zwischen dem Körperinneren und dem Körperäußeren zum Gegenstand. Erfolg konnte nur der haben, der sich zu beherrschen weiß und seine Gedanken für sich behält. In damals erschienenen Anstandsbüchern wird ausdrücklich auf eine Vielzahl von Angewohnheiten hingewiesen, die es auf jeden Fall zu vermeiden galt: »Auffallende Verzerrungen des Gesichts oder seltsame Bewegungen des Körpers beim Sprechen; Singen oder Brummen oder Pfeifen etc. in Gesellschaften; Schaukeln und Kippen mit den Stühlen; Übereinanderschlagen der Beine beim Sitzen; Baumeln mit den Beinen; Trommeln an den Fenstern und auf den Tischen; [...] Gähnen, besonders lautes. Unschicklich ist es auch, diejenigen, mit welchen wir sprechen, bei den Knöpfen oder bei dem Rockkragen zu ergreifen, an den Möbeln derer, bei denen wir zum Besuch sind, zu kritzeln, unsere Füße an oder auf Gegenstände zu stellen, die dadurch verletzt oder beschmutzt werden können.«[103] Immerhin schienen solche Angewohnheiten noch so selbstverständlich, daß ausführlich darauf hingewiesen werden mußte. Auf der Straße mit dem Regenschirm fechten, das wäre zuviel an Lebensäußerung. Der Kontrolle der Extremitäten folgte jene der Sprechwerkzeuge. Es galt als unschicklich, Selbstgespräche zu führen. Niemand sollte das hören, was sich jemand denkt. Diese Verhaltensregeln bezogen sich vor allem auf den öffentlichen Raum. Selbstkontrolle sollte aber auch dort geübt werden, wo man mit sich allein war.

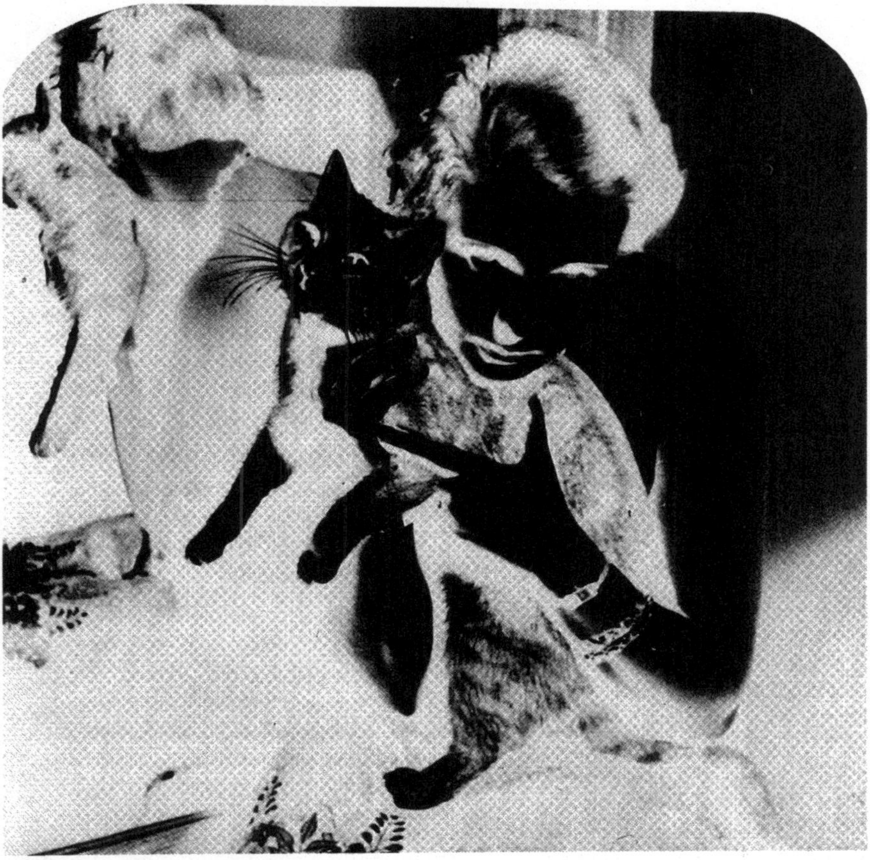

ABB. 46 Die Photographie hat uns gelehrt, daß die Erscheinung über ihr Negativ zu lesen ist. Dies läßt an die Psychoanalyse denken, die Schmutz gerade dort vermutet, wo alles blitzt und blankt. Frau mit Katze vor Spiegel. Franz Roh, ca. 1925.

Das Essen an einer Tafel fand zwar nicht in der Öffentlichkeit statt, die Anwesenden verhielten sich jedoch so, als befänden sie sich in der Öffentlichkeit. Bälle hatten eher den Charakter eines öffentlichen Ereignisses. Auf Ballveranstaltungen sei »man in der Wahl der Tänzerinnen so rücksichtsvoll, wie möglich. Zu den ersten Tänzen fordere man die vornehmsten Damen auf, ohne auf Alter, Schönheit oder sonstige Verhältnisse zu achten, man tanze nicht mit einer und derselben Dame so oft, daß es auffallend wird; man versage sich nicht auf mehre Tänze im Voraus, man mustere nicht in bemerkbarer Weise die Damen, ehe man eine derselben auffordert, sondern stelle die nöthige Beobachtung von fern und unbemerkt an und gehe dann unbefangen auf die erwählte Dame zu; man mache kein Aufheben über die Unschicklich-

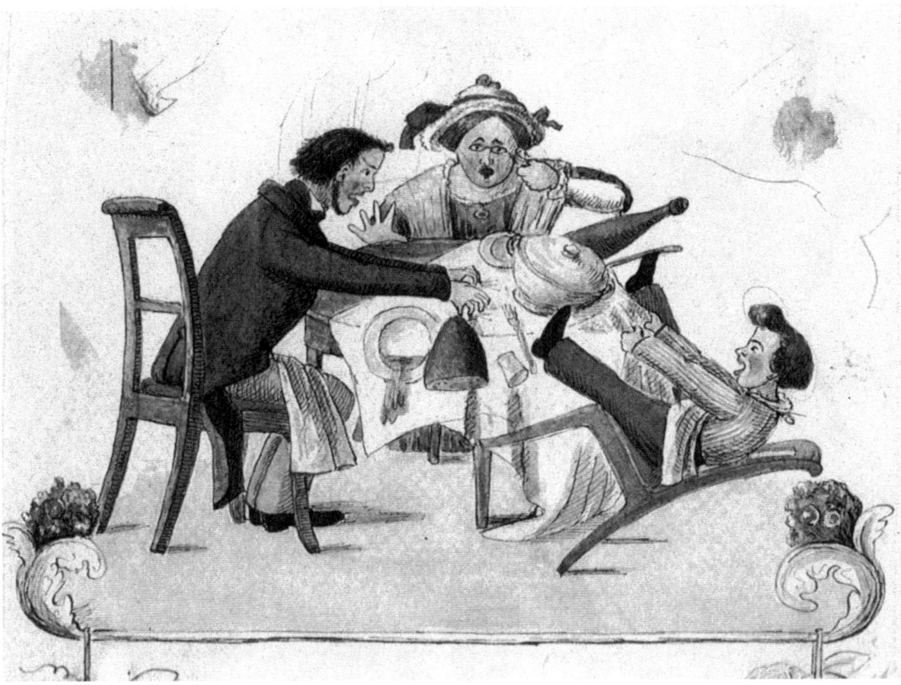

ABB. 47 »Philipp, das mißfällt mir sehr!« Die Lebensäußerungen des Kindes bedrohen die mühsam behauptete Ordnung. Heinrich Hoffmann, zweite Fassung des *Struwwelpeter* aus dem Jahr 1858.

keiten Anderer, z.B. wenn man eine ablehnende Antwort von einer aufgeforderten Dame erhält, denn der Gebildete zeichnet sich eben dadurch aus, daß er es versteht, Unanständigkeiten zu übersehen, ohne selbst unanständig zu werden.«[104] Das Begehren sollte nicht nur gezügelt, sondern weitgehend unsichtbar werden. Um an das Ziel seiner Wünsche zu gelangen, mußte man so tun, als hätte man diese Wünsche nicht.

Und schließlich sollte zwischen den Betten ein tiefer Graben gezogen sein: »Die eigentlich französische Sitte des Schlafens der Eheleute in einem gemeinsamen, breiten Bette ist aus mehrfachen hygienischen Rücksichten verwerflich, aber auch schon aus dem Grunde, daß diese stete nächtliche Gemeinschaft den Anlaß zu allzu häufiger, gewohnheitsmäßiger Kohabitation bietet. Auch der beste und zärtlichste Mann ist nicht in der Stimmung und Verfassung, jede Nacht den Romeo zu spielen und so wird Wert und Genuß der ehelichen Pflichten herabgedrückt. Dem Manne soll die Erfüllung der letzteren nicht so leicht gemacht werden; er soll immer als der Liebhaber erscheinen, welcher um die weibliche Gunst wirbt, weil er sich nach ihr

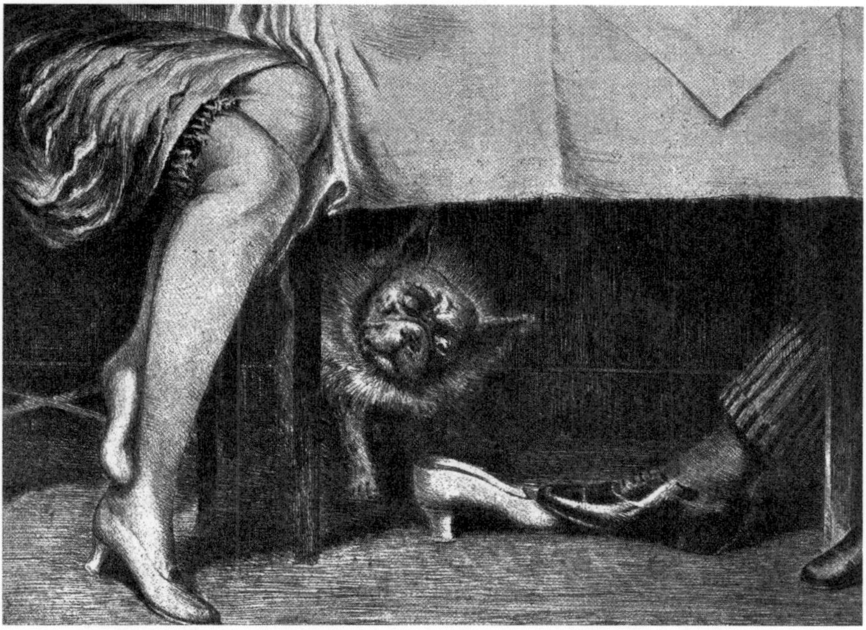

ABB. 48 Was sich unter dem Tisch abspielt. Radierung aus: O.F. Scheuer und Otto Soyka, *Das Gefühl*, Wien/Leipzig 1930, S. 26.

sehnt, nicht aber als der Eheherr, für den sie selbstverständliche Utensilie bildet. Getrennte Betten, zuweilen sogar, wo dies möglich, getrennte Schlafzimmer der Eheleute sind darum empfehlenswert.«[105] Der Mann sollte aktiv, die Frau dagegen passiv sein, sich also mehr begehren lassen, als selbst zu begehren. Ihre Schamhaftigkeit fördere das Begehren des Mannes. Dieser habe durch Schmeicheleien und Zärtlichkeiten den »Triumph der Sinnlichkeit« herbeizuführen. Schamhaftes Sträuben feuere den Mann mehr an als jede brüske Herausforderung, und die Verhüllung der weiblichen Reize wirke anregender als die völlige Entblößung derselben: »Aus diesem Grunde ist es auch richtiger, daß der Beischlaf nicht bei Tage, einer brutalen Eingebung des Augenblicks folgend, geübt werde, sondern nur des Nachts unter dem schützenden Schleier der Verdunklung. Die Nachtruhe und der Schlaf sind auch geeigneter, den erschöpften Nerven wieder Erholung zu gewähren und den Säfteverlust auszugleichen.«[106] Die Zeit des Säfteverlustes ist auch die, in der sich das Küchenungeziefer aus seinen Nischen wagt.

Verständlicherweise bedurfte es unterschiedlicher Rituale, um mögliche Affektspitzen zu kanalisieren. Der gekränkte Liebhaber forderte zum Duell und die Frau flüchtete sich in einen hysterischen Anfall mit unterschiedlicher szenischer Entfaltung. Das eine wurde zur Pflicht, das andere hinterließ zumindest in damaligen Vorstellungen keine Erinnerung. In der Theatralität des hysterischen Anfalls kippt die Ordnung, allerdings nur, um diese zu bestätigen. Trotz der vollkommenen Aufgabe aller Selbstkontrolle war der Ablauf des Dramas ebenso festgelegt wie die korrekte Verwendung des Vorlegebestecks. Auch hier ging es um den Eindruck, der bei anderen bewirkt wird. Die weitgehende Disziplinierung aller Lebensäußerungen machte den Körper störanfällig und das Essen zur Tortur: »Es giebt Gemütsbewegungen, welche ein übermäßiges Austreten der Galle veranlassen, andere, welche die Nerven reizen und schädliche Zusammenziehungen in den Werkzeugen der Verdauung bewirken, es giebt endlich auch Gemütszustände, welche die Thätigkeit eben dieser Organe lähmen.«[107] Auffahren, Beleidigungen, Zorn und Ärger sollten ebenso vermieden werden wie Peinlichkeit, Beschämung oder Unruhe, da all diese Zustände zu einer Verkrampfung des Magens führten. Sinnloses Durcheinanderreden, heftiges Lachen oder ähnliche Ausschweifungen drohten die Verdauungsorgane zu verwirren. Mechanische Vorrichtungen, deren Funktion nur darin bestand, zufälligen körperlichen Kontakt zwischen Personen beiderlei Geschlechts herbeizuführen, fügen sich in das Gesamtbild. Auf den Rummelplätzen der europäischen Großstädte tauchten »Freudenräder« auf, Karussells, welche die mitfahrenden Personen wild durcheinanderwarfen.[108] Aber auch hier ist eine gewisse Hemmung nicht zu übersehen, wurde doch die Bewegung des eigenen Körpers einer Maschine überantwortet.

An dieser Stelle ist ein kleiner Ausflug in die Welt jener nötig, denen die bürgerliche Tafel verschlossen bleibt, sei es, weil sie sich auf dem Feld abplagen, oder wie die beiden Metzgerburschen, die in der Geschichte vorkommen, von Dorf zu Dorf wandern müssen, um sich durch Schlachten ihren Lebensunterhalt zu verdienen: »Zwei Metzger gehen miteinander aufs Gäu, kommen in ein Dorf, teilen sich, einer links an der ›Schwanen‹ vorbei, einer rechts, sagen: ›In der Schwanen kommen wir wieder zusammen‹. Sind nimmer zusammenkommen. Denn einer von ihnen geht mit einem Bauer in den Stall, die Frau, so zwar eine Wasche in der Küche hatte, geht auch mit, so lauft das Kind für sich selber auch nach. Stoßt der Teufel die Frau an den Ellbogen: ›Sieh, was dem Metzger eine Gurt voll Geld unter dem Brusttuch hervorschaut!‹ Die Frau winkt dem Mann, der Mann winkt der Frau, schlagen im Stall den armen Metzger tot und bedecken den Leichnam in der Geschwindigkeit mit Stroh. Stoßt der Teufel die Frau noch einmal an Ellbogen: ›Sieh, wer zuschaut!‹ Wie sie umblickt, sieht sie das Kind. So gehn sie miteinander im Schrecken und Wahnsinn ins Haus zurück und schließen die Türe zu, als wenn sie im Feld wären. Da sagt die Frau, die kein Rabenherz, nein ein höllisches Drachenherz im Busen hatte: ›Kind‹, sagte sie, ›wie siehst du wieder aus? Komm in die Küche, ich will dich waschen.‹ In der Küche steckt sie dem Kind den Kopf in die heiße Lauge, und brüht es zu Tod. Jetzt meint sie, sei alles geschweigt, und denkt nicht an den Hund des ermordeten Metzgers. Der Hund des ermordeten Metzgers, der noch eine zeitlang mit dem Kameraden gelaufen war, witterte, während das Kind gebrüht und geschwind in den Backofen gesteckt wurde, die Spur seines Herrn wieder auf, schnauft an der Stalltüre, scharrt an der Haustüre und merkt, hier sei etwas Ungerades vorgefallen. Plötzlich springt er ins Dorf zurück und sucht den Kameraden. Kurz, der Hund winselt und heult, zerrt den andern Metzger am Rock, und der Metzger merkt auch etwas. Also begleitet er den Hund an das Haus, und zweifelt nicht, daß hier etwas Erschreckliches vorgefallen sei. Also winkt er zwei Männern, die von ferne vorbeigingen. [Man sieht auf der Abbildung, wie er voll Schrecken ist, und ihnen winket. Aber die Männer sieht man nicht, denn sie stehen noch neben dem Papier draußen in der Luft. Man muß den Kalender auf den Tisch legen, und sie mit Kreide neben dran mahlen, wenn man sie sehen will. Aber inwendig im Haus, und inwendig in der verruchten Brust des Mörders und der Kindesmörderin gieng auch etwas vor, was man dem Papier nicht ansieht, und mit keiner Kreide auf den Tisch mahlen kann.] Als aber die Mordleute inwendig das Winseln des Hundes und das Rufen des Metzgers hörten, kam's vor ihre Augen wie lauter Hochgericht, und in ihre Herzen wie lauter Hölle. Der Mann wollte zum hinteren Fenster hinaus entspringen, die Frau hielt ihn am Rock zurück und sagte: ›Bleib da!‹ Der Mann sagte: ›Komm mit!‹ Die Frau antwortete: ›Ich kann nicht, ich habe Blei an den Füßen. Siehst du nicht die erschreckliche Gestalt vor dem Fenster, mit blitzenden Augen und glühendem Odem?‹ Unterdessen wurde die Türe eingebrochen. Man fand bald die Leichname der Ermordeten. Die Missethäter wurden handfest gemacht und dem Richter übergeben. Sechs Wochen darauf wurden sie gerädert, und ihre verruchten Leichname auf das Rad geflochten, und die Raben sagen jetzt: ›Das Fleisch schmeckt gut.‹«[109]

In dieser Geschichte gilt nicht der Metzger als gefühllos und verrufen. Der Metzger, dessen Aufgabe es ist, zu töten, wird selbst getötet. Nicht das Schwein, sondern der Metzger wird ausgenommen. An die Stelle der inneren Organe tritt der Gurt voll Geld unter dem Brusttuch. Da wie dort geht es um die klare Trennung zwischen dem geschützten Raum des Hauses und der Sphäre der Öffentlichkeit. Nach dem begangenen Verbrechen schließen sich der Mann und die Frau im Haus ein. Sie tun so, als wären sie bei der Feldarbeit und niemand zu Hause. Ist die bürgerliche Welt von außen bedroht, so ist in dieser Geschichte der sicher, der sich in der Öffentlichkeit befindet. Auf der Straße wird man von anderen Menschen gesehen. Man kann zu Hilfe rufen. Das Innere des Hauses kennt seine Verdichtung in der »verruchten Brust«, das Äußere reicht weit über die Abbildung hinaus. Man müßte schon den Kalender auf den Tisch legen und die beiden Männer, die zu Hilfe eilen, mit Kreide auf den Tisch malen. Mögen in dieser Kriminalgeschichte die einzelnen Räume voneinander getrennt sein, so werden in der Erzählung zwischen diesen doch Verbindungen hergestellt. Der Leser dieser Geschichte blickt in das Haus und den Stall, auf die Straße und das Feld.

Wie Eva Wünsche in Adam weckt, so ist es hier die Frau, die den Geldbeutel sieht und ihren Mann zur schrecklichen Tat anstiftet. Ist der Geldbeutel unter dem Brusttuch des Metzgers einmal herrenlos, verwandelt sich der Kot des Stalles in Gold. Die Frau wird vom Begehren gedrängt, während die Frau in der bürgerlichen Welt ihr Begehren zu beherrschen weiß. Statt ihrer Aufgabe, nämlich die Wäsche zu waschen, nachzukommen, verläßt sie ihren Platz und folgt dem Metzger in den Stall. Sie sucht also einen schmutzigen Ort auf. Ohne ein Reinigungsmittel der Marke »Blitzblank« sucht sie alle Spuren zu tilgen. Der erschlagene Metzger wird flüchtig mit Stroh zugedeckt, das Kind, welches den schrecklichen Mord gesehen hat, in der kochenden Lauge verbrüht und in den Backofen gesteckt. Wenn die Frau den toten Metzger unter dem Stroh zum Verschwinden bringen sucht, dann verletzt sie eine entscheidende Regel des bürgerlichen Haushalts. Dort gilt, daß sich Schmutz nicht unter Schmutz verbergen läßt.

Die böse Mutter fragt das Kind nicht: »Was hast du gesehen?« Sie kehrt die Frage um: »Wie siehst du wieder aus? Komm in die Küche, ich will dich waschen.« Hätten die beiden mehr Zeit gehabt, so wären sie nicht entdeckt worden. Sie hätten das Kind aus dem Backofen geholt und verzehrt. Kind und Hund entsprechen sich auf eigenartige Weise, wenngleich das Kind sieht und der Hund riecht. Für beide scheinen die Grenzen der Räume nicht zu gelten. Kind und Hund sind noch nicht der Vernunft der Erwachsenen unterworfen, sie wissen deren Zeichen nicht zu deuten. Der Hund läßt sich nicht täuschen. Obwohl das Haus versperrt ist, so als würden sich seine Bewohner auf dem Feld befinden, kratzt und bellt er an der Tür. Das Kind dagegen folgt seiner Mutter, um sich waschen zu lassen. Es wird zum Opfer seines Vertrauens. Das Kind hängt an seiner Mutter, während der Hund seine menschliche Hälfte verloren hat. Seine Treue und Zuneigung bringen das grausame Verbrechen ans Tageslicht. Die böse Frau, welche die Spuren nicht genügend zu tilgen weiß, bleibt buchstäblich am Schmutz des Bodens haften. Es ist ihr, als hätte sie Blei an den Füßen. Schon ist die Tür aufgebrochen. Kaum sind die Leichen entdeckt, folgt die schreckliche Strafe. Und wie könnte es anders sein, wer seine Begierden nicht zügelt, selbst vor Menschenfleisch nicht zu-

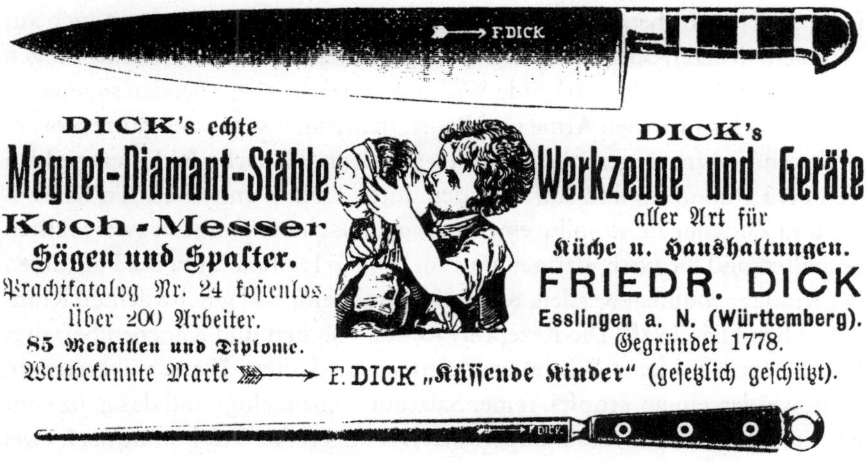

ABB. 49 Messer, Stahl und küssende Kinder. Firma Friedrich Dick, um 1900.

rückschreckt, dessen Fleisch schmeckt den Raben gut. So ist die Ordnung wieder hergestellt. Gelesen wurden solche Geschichten von denen, die sich an die Tafel setzten, vor allem von bürgerlichen Frauen. Um sich zu erbauen, bedurfte es schmutziger Geschichten.

Die moderne Küche verfügt in der Regel nur noch über eine geringe Fläche. Sie verfügt über abwischbare Oberflächen, von denen die bürgerlichen Frauen des neunzehnten Jahrhunderts bestenfalls träumen konnten. Der anfallende Abfall läßt sich mühelos entsorgen. Oftmals werden ohnehin nur noch Halb- oder Fertiggerichte zubereitet. So läßt sich der oben zitierte Bedarf an Reinigungsmitteln auf ein Minimum beschränken, obgleich die Hygienestandards in heutigen Küchen ungleich höher sind.

Eine große Zahl der Gerichte, die sich in den Kochbüchern des neunzehnten Jahrhunderts lesen lassen, würde heute von vielen Menschen zurückgewiesen. Man denke an Kutteln, gebackenes Hirn, an panierte Schweinsfüße oder das bereits erwähnte »Bruckfleisch«. Selbst ein gefüllter Schweinskopf, vor hundert Jahren noch ein prominentes Schaustück der Tafel, würde heute bei nicht wenigen Ekelgefühle auslösen. Dennoch ist nicht zu übersehen, daß sich bereits im neunzehnten Jahrhundert die Ekelschwelle zu verschieben begann. Noch zu Beginn des Jahrhunderts gab es eine viel geringere Scheu, Tierkadaver oder rohes Fleisch zu berühren und dieses in Kontakt mit dem eigenen Körper zu bringen. In der Volksmedizin wurde vielfach rohes Fleisch verwendet. Rote und entzündete Augen heilte man durch das Auflegen von frischem Fleisch eben geschlachteter Tiere. Rohes Fleisch legte man auch auf Wunden, Warzen oder Muttermale. Den warmen tierischen Ausdünstungen wurde eine belebende, stärkende Wirkung zugeschrieben. Bei den sogenannten Tierbädern wurden Arme und Beine, manchmal sogar der ganze Körper in das Innere frisch geschlachteter Tiere gelegt. Tierische Bäder empfahlen sich bei Lähmungen und Anfallsleiden. Litt ein Kind unter heftigen Krämpfen und Zuckungen, so sollte eine frisch geschlachtete Taube in zwei Hälften gespalten und die noch warmen und zuckenden Hälften unter die Fußsohlen des Kindes gebunden werden. Katharina Prato empfahl geschwächten Kranken rohen Fleischsaft. Die Rezeptur: Rohes, von Fett und Knochen befreites Fleisch wird in kleine Würfel geschnitten, mit kaltem Wasser übergossen, dann werden einige Tropfen reiner Salzsäure hinzugefügt und das ganze mit einem Holzlöffel mehrmals aufgerührt. Der abgeseihte Saft konnte nach zwei Stunden dem Kranken verabreicht werden. Noch zu Beginn des zwanzigsten Jahrhunderts wurden »animalische Bäder« in Fleischerhandbüchern erwähnt: »Unmittelbar nach der Schlachtung wird der Inhalt der Rindermägen in eigene Gefäße überleert und dort hinein nun die kranken Körperteile gebracht. Diesen Bädern wird von Laien bei gewissen Erkrankungen [...] besondere Heilwirkung zugeschrieben. Tatsächlich sind sie auch nicht ganz zu verwerfen.«[110]

Tierische Bäder haben ihre Bedeutung nicht nur deshalb verloren, weil die Medizin bessere Behandlungsmethoden entwickelte, sondern weil diese auf die Menschen zunehmend abstoßend wirkten. Wie hätten sich die vielen Reinlichkeitsvorschriften der Tafel mit einem tierischen Bad vereinen lassen? Wer bereits angesichts weniger Fetttropfen auf einem weißen Tischtuch, wegen eines unachtsam hingelegten Vorlegebestecks oder einer allzu unbedachten Äußerung errötet, der wird sich kaum in einen frisch geschlachteten Tierkörper setzen oder ein Bad im halbverdauten Pflanzenbrei eben geöffneter Kuhmägen nehmen. Ekelempfindungen werden fast ausschließlich durch organische Substanzen ausgelöst. Es geht um Amorphes, träge Fließendes, Haftendes, um Substanzen, die Lebensspuren in sich tragen: Schleim, Speichel, Darminhalt, Kot, Erbrochenes, Blut, verschiedenste Ausdünstungen, Fleisch oder Fett. Das Ekelauslösende ist Schmutz schlechthin. Ekel löst eine Fluchtreaktion aus, zumindest aber eine Hemmung, das ekelauslösende Objekt zu berühren, daran zu riechen oder gar in den Mund zu nehmen. Wo immer das Gegensatzpaar rein – unrein wirksam ist, geht es um Identität, um die Bestimmung des Eigenen im Verhältnis zu Anderem, und dies besonders im Kontext mit Essen und Sexualität. Während kollektive Speisetabus an Bedeutung verlieren, sind der individuellen Ausgestaltung von Ekelempfindungen keine Grenzen gesetzt, ganz gleich, ob es sich um Austern, Hühner,

Fische mit oder ohne Kopf, Innereien, Schaffleisch und vieles andere handelt. An den Tafeln des neunzehnten Jahrhunderts begann sich dieses Drama abzuzeichnen. Damals wurde in der Regel noch gegessen, was auf den Tisch kam. Ekelempfindungen trugen in der Folge wesentlich dazu bei, daß sich der einzelne von der als beengend und erzwungen erlebten Tischgemeinschaft zu emanzipieren vermochte.

11. ABKÜHLUNGEN AN DER PERIPHERIE

»›... – ja malen kann ich, wenn ich heißes Herzblut habe zum Firnis – und dein Herzblut brauche ich, kleine Prinzeß!‹ – Und damit faßte er mich, riß mich an sich, entblößte mir den Hals, mir war's, als sähe ich ein kleines Messer in seiner Hand blinken ...«

E.T.A. Hoffmann, *Lebens-Ansichten des Katers Murr*

Prinzessin Lamballe, eine enge Vertraute der Marie-Antoinette, endete schrecklich. Als sie von zwei Männern gestützt die Tür des Gefängnisses erreichte, traf ein Säbelhieb ihren Hinterkopf, »sodaß ihr Blut hoch sprang und ihr reiches Haar herabfiel«.[111] Die zweiundvierzigjährige Prinzessin war weiß gekleidet. In einem Blutrausch zerrissen die Mörder ihren Körper, steckten Kopf und Herz auf Piken und zogen durch die Straßen bis hin zum Tempel, wo man die königliche Familie gefangenhielt. Kurz nach dem Ende der Schreckensherrschaft wurde ein Mann verhört, dem vorgeworfen wurde, er habe das Herz der Prinzessin Lamballe rösten lassen und gegessen. Soweit dem Protokoll zu entnehmen ist, wurde er mehr oder weniger zufällig Zeuge des Mordes. Der Beschuldigte gibt an, er sei mehrere Straßen hinter dem Rumpf der Prinzessin, den man durch die Stadt geschleift habe, hergelaufen. Am Ende der Rue Sainte-Marguerite sei eine kleine Schwellung unter der Kleidung der Ermordeten entdeckt worden. Bei näherer Untersuchung sei ein Geldbeutel zum Vorschein gekommen. Diesen habe er dann zum Ausschuß der Sektion der Findelkinder gebracht, um den Inhalt feststellen zu lassen. Keinesfalls habe er die Geschlechtsteile der Getöteten auf der Spitze seines Säbels getragen. Er habe den Besitzer jenes Lokales, in welches sie später eingekehrt seien, nicht gezwungen, Gläschen um den abgetrennten Kopf der Prinzessin, der auf den Ladentisch gelegt worden sei, zu stellen. Auch habe er nicht gesehen, daß das Herz auf dem Ofen des Limonandenverkäufers geröstet worden sei. Keinesfalls habe er es gegessen. Vielmehr sei ein anderer, während er sich beim Ausschuß der Sektion der Findelkinder befand, mit den Eingeweiden der Prinzessin gekommen; dieser sei es gewesen, der das Herz herausgerissen und gegessen habe.[112] Die Septembermorde, denen die Prinzessin zum Opfer fiel, ereigneten sich kurz nach der Kapitulation von Verdun vor dem Herzog von Braunschweig. Die Einnahme von Paris schien unmittelbar bevorzustehen. Den Straßen kam während dieser Ereignisse eine wichtige Abkühlungsfunktion zu. Was im Inneren brodelte, in den Gefühlen, in den Körpern, in den Häusern, das drängte nach außen. Im Geschrei des Pöbels wie in grausamen Übergriffen verdampfte die aufgestaute Wärme in den Straßen.

Der Körper der Prinzessin läßt an ein verschlossenes Haus denken, in welches Menschen eindringen. Nirgends wird dies offensichtlicher als dort, wo gerade das Herz herausgerissen, Eingeweide und Geschlechtsteile zur Schau gestellt werden. Das am meisten Verborgene wird nach außen gekehrt. Der Tod der Prinzessin erinnert an das Schlachten eines Schweins. Jetzt scheint sie jene zu nähren, von denen sie sich selbst, wenn auch auf vollkommen andere Weise, lange genährt hat. Daß sich die kleine Schwellung, die unter ihrer Kleidung entdeckt wird, als Geldbeutel und nicht als Schwangerschaft erweist, fügt sich ins Bild. Ebenso der Hinweis, daß diese Geldtasche ausgerechnet zum Ausschuß der Sektion der Findelkinder gebracht wurde. All diesen Handlungen und Bewegungen fehlte jedes rationale Kalkül. Es ging um Symbole, um Gefühle, die sich unkontrolliert entladen.

Die Einführung der Guillotine sollte der Todesstrafe das »Schimpfliche« nehmen, die Hinrichtung ohne Unterschied des Standes wie des Verbrechens vollziehen und dabei den Vorgang schneller und sicherer ausführen als die Hand jedes Henkers.[113] Bis auf wenige Ausnahmen, in denen sie durch fahrlässiges Aufstellen oder infolge heftigen Regens versagte, erfüllte die neue Maschine die in sie gesetzten Erwartungen. Als erster Mensch wurde ein Straßenräuber am 25. April 1792 hingerichtet, also nur wenige Monate vor den Septembermorden. Während die Guillotine in Paris stationär aufgebaut wurde, setzte man sie in kleineren Städten meist auf Räder, um sie leichter von einem Ort zu einem anderen schaffen zu können. Die Guillotine stand auf einem Podest, welches wie eine Bühne wirkte. Die Hinrichtung auf dem Schafott war ein öffentliches Schauspiel, das auf den wichtigsten Plätzen der Stadt vor vielen Zuschauern stattfand. Der Ablauf hielt sich an eine exakte Szenenabfolge. Dem Bild des leeren Schafotts folgte die Ankunft des Henkers, diesem die Vorfahrt der Delinquenten, deren Ersteigen des Schafotts, ihre Einfügung in den Hinrichtungsapparat und das Fallen des Beils. Schließlich verschwanden Kopf und Rumpf in einem Sturzkarren. Wie in einem Drama steuerte der Ablauf seinem Höhepunkt zu. Das herunterstürzende Fallbeil läßt an den fallenden Vorhang des Theaters denken. Wie das Theater kannte auch das Schafott das Auftreten und Abtreten der Akteure. Wenn der Henker oder einer seiner Gehilfen den abgeschlagenen Kopf dem Publikum präsentierte, so trat er wie ein Schauspieler an den Rand der Bühne. Nicht nur der Scharfrichter, sondern auch sein Opfer bedurfte wie ein Schauspieler des Publikums. So erniedrigend der Tod angesichts des Pöbels auch war, ohne Zuschauer hätten alle appellativen Gebärden ihren Sinn verloren. Und wohl mancher der Verurteilten, die das Blutgerüst bestiegen, suchte in der Menge nach einem Gesicht, dem er sich verbunden fühlte. Auch an Kulissen fehlte es nicht. Sie wurden durch die umliegenden Häuserfronten gebildet. In dieser Aufführung irritierte einzig der Scharfrichter, bediente er doch nur eine Maschine. Einen tödlichen Mechanismus durch einen einfachen Handgriff, der weder Geschick, noch eine besondere Kraftanstrengung erforderte, auszulösen, scheint als Geste zu banal für ein Drama. Tatsächlich jedoch spielte der Maschinist in den Theatern der Zeit eine wichtige Rolle. Sicher hat es auf die Zuschauer einen großen Eindruck gemacht zu sehen, wie eine einfache Handbewegung eine Bewegungsabfolge auslöst. Das Beil fällt herunter, der Kopf wird abgeschlagen, Blut spritzt aus dem Rumpf.

Bei der Hinrichtung auf dem Schafott handelte es sich zwar um ein Schauspiel, Theater war es nicht. In den Kulissen wohnten Menschen, die dem Schauspiel lustvoll zusahen oder selbst davon bedroht waren, das Blutgerüst zu besteigen. Aber selbst Zeitgenossen, die solche Hinrichtungen abstoßend fanden, erlebten sie als beeindruckendes Schauspiel: »Die Marschallin stieg als dritte hinauf. Ihr Halsausschnitt mußte aufgeschnitten werden, um den Hals zu entblößen. [...] Wie rührend, diese ganz in Weiß gekleidete Frau zu sehen! Sie erschien viel jünger, als sie in Wirklichkeit war. Sie bot sich dar wie ein sanftes, zartes Lamm, das man schlachten will. Ich glaubte, dem Martyrium einer der heiligen Frauen oder Jungfrauen beizuwohnen, die auf den Bildern von Correggio und Domenico dargestellt sind. [...] Erst jetzt bemerkte ich, daß ich vor Kälte ganz steif war. Ich ging schneller, ganz erfüllt von diesem herzzerreißenden, aber sehr schönen, sehr großen, sehr tröstlichen, sehr rührenden Schauspiel. Ich sagte mir, was ich mir seitdem immer wieder gesagt habe: ›Nein, nicht um hunderttausend Taler wollte ich darauf verzichten, Zeuge dieses Schauspiels gewesen zu sein. Wieviel nützliche Lehren sind daraus zu ziehen!‹«[114]

Trotz aller Sachlichkeit, die von der Maschine ausging, war die Hinrichtung immer noch im Schauspiel und in der Theatralität des Sakralen verhaftet. Als Ludwig XVI. beziehungsweise Louis Capet am 21. Januar 1793 hingerichtet wurde, sollen mehrere Männer herbeigestürzt sein, um einen Zipfel ihres Taschentuches, ein Stück Papier oder etwas anderes in das Blut zu tauchen, um so die Erinnerung an dieses denkwürdige Ereignis festzuhalten. In anderen Geschichten tauchen die Mordenden ihr Brot in die Wunden ihrer noch zuckenden Opfer, ehe sie den Bissen zum Mund führen. Die Hinrichtungswelle am Höhepunkt der Französischen Revolution hatte allerdings eine Entleerung des dramatischen Kerns zur Folge. Als Enthauptungen im Minutentakt durchgeführt wurden, vermochte sich das Schauspiel nicht mehr zu behaupten. Dies war mit ein Grund für den Niedergang dieser erst wenige

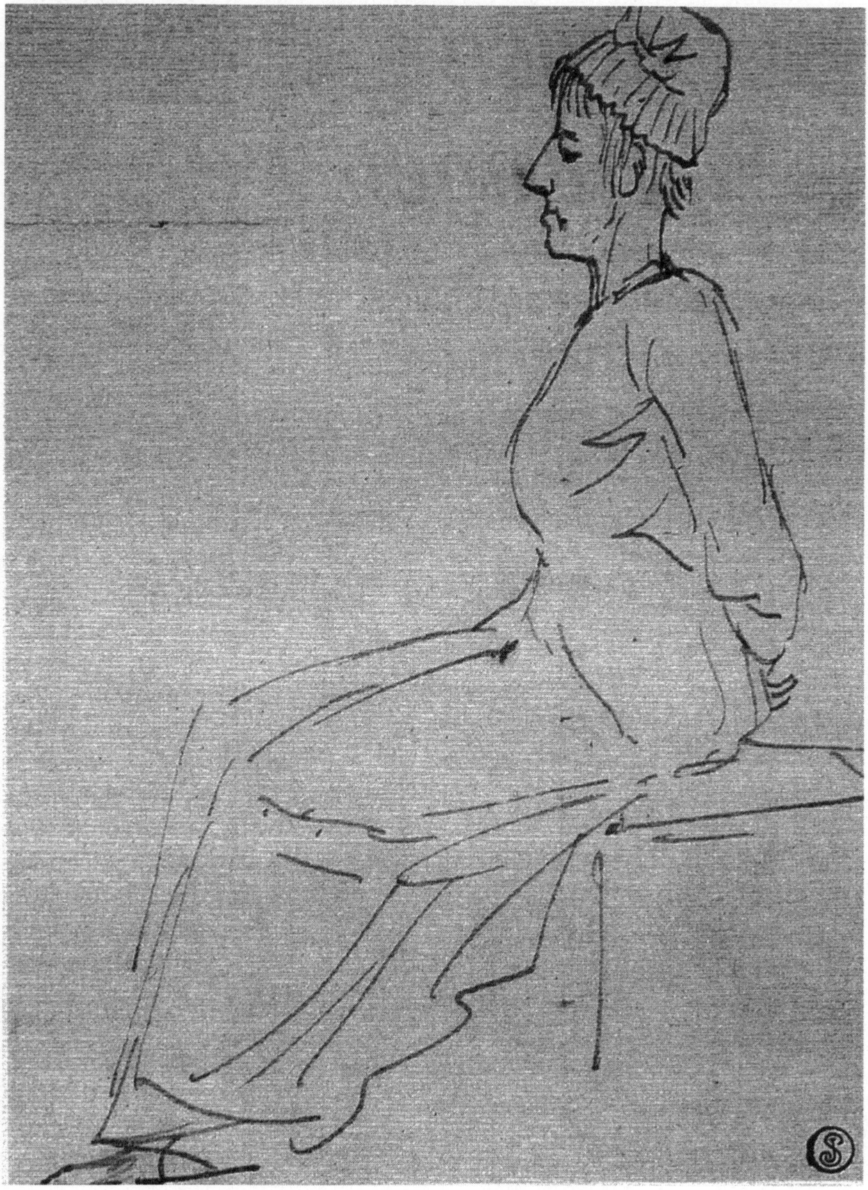

ABB. 50 Marie-Antoinette am 16. Oktober 1793. Wären ihre Hände nicht hinter dem Rücken gefesselt, wohl niemand würde sie auf dem Weg zu ihrer Hinrichtung vermuten. Während sich die Zuschauer in großer Aufregung befinden, scheint sie sich mit Gleichmut in ihr Schicksal zu fügen. Beobachtet und festgehalten von Jacques-Louis David an einer Ecke der Rue Saint-Honoré.

Jahre zuvor gerühmten Erfindung. Die Guillotine trennte nicht nur den Kopf vom Rumpf, sie wirkte auch auf die Zuschauer zersetzend. Dem Pöbel standen zwar wenige, aber doch einzelne erschrockene Zuschauer gegenüber. Auch jener Mann, der beschuldigt wurde, das Herz der Prinzessin Lamballe gegessen zu haben, wußte um diesen Unterschied. Er verteidigte sich mit der Behauptung, ein »feiner Mann« zu sein.

Die weitere Geschichte der Guillotine zeigt sehr gut, wie schnell das Schauspiel brüchig wurde. Schon bald folgten Erlässe, wonach die Maschine erst kurz vor der Hinrichtung aufzustellen und sofort nach deren Durchführung wieder abzubauen sei. Als das Schafott abgeschafft wurde, verlor die Maschine ihre Bühne. Die Hinrichtungen verlagerten sich von den zentralen Plätzen an die Peripherie der Stadt, wo sie meist im Morgengrauen durchgeführt wurden. Schließlich verschwand die Guillotine in Gefängnishöfen und Kellern. Gegen Ende des neunzehnten Jahrhunderts behauptete sich in den meisten Ländern die Intramuralhinrichtung, also die Exekution in einem umschlossenen Raum. Das Publikum schrumpfte auf wenige Personen, die in der Regel aus einem Kreis achtbarer Mitglieder der Gemeinde ausgewählt wurden, um als Zeugen der Hinrichtung beizuwohnen. Es ist anzunehmen, daß es sich dabei um Männer handelte, die sich zu beherrschen wußten.

Fast zeitgleich, als sich die Hinrichtungsstätten hinter hohe Mauern verlagerten, wurden in vielen Städten Europas Schlachthöfe an der Peripherie errichtet. Neben ökonomischen Interessen oder der Tatsache, daß sich die Fleischbeschau nur in zentralen Schlachthöfen durchführen läßt, ging es auch darum, die Sinne eines empfindlich gewordenen Publikums zu schonen. Der Gestank der Schlächtereien stand im Verdacht, Ursache vieler Krankheiten zu sein: »Trotz aller straßenpolizeilichen Vorschriften fließt das mit Blut vermischte Spülwasser noch immer in die Gossen, macht sich im Winter bei Frostwetter stets durch die auffallende Farbe des Eises in den Gossen kenntlich und erzeugt beim Thauen, namentlich in engeren Straßen, vorzugsweise aber im Sommer an heißen Tagen durch schnelle Zersetzung die Luft verpestende Ausdünstungen, die trotz Spülung aus den öffentlichen Brunnen manche Wohnung im Inneren der Stadt an Sommertagen zu einem widrigen und ungesunden Aufenthaltsorte machen.«[115] Für die Gebildeten wurde es zu einem widerwärtigen Anblick, wenn sie sahen, wie Vieh an Kopf und Schwanz über die Schwelle der kleinen Schlachthäuser gezerrt wurde. Im Gegensatz zum abgestumpften Metzger, den das Leiden der Tiere nicht berührte, war es für sie gewiß, über feiner entwickelte Sinnesorgane zu verfügen. Sie dachten, nur ihre Augen sähen das gefrorene Blut auf der Straße, nur ihre Ohren hörten die Schreie der Tiere, nur ihre Nasen röchen den Gestank faulenden Blutes.[116] Ähnliche Argumente fanden sich auch im Umgang mit der Dienerschaft. Während für die Dienstboten eine einfache und rohe Kost ausreiche, bedurften die Gebildeten, also diejenigen, die sich an den Tafeln trafen, eines feineren Essens.

Da sich das Schlachten von Tieren erst allmählich auf die großen Schlachthöfe konzentrieren ließ, gab es in Städten wie Berlin oder Wien weiterhin Metzger, die ihr Vieh in ihren eigenen Betrieben schlachteten. Aber auch hier schrieben gesetzliche Regelungen das Schlachten in geschlossenen Räumen vor. Gedacht wurde dabei besonders an Kinder. Im Anblick des Tötens wurde eine drohende Verrohung vermutet. In die Diskussion um Frankreichs erstes Tierschutzgesetz fällt ein Zeitungsbericht über einen Jungen auf dem Land, der seine kleinere Schwester mit einem Messer tötete, nachdem er zugesehen hatte, wie ein Schwein geschlachtet wurde. Offensichtlich spielte er Schlachten, wobei er seiner Schwester die Rolle des Schweins zuwies.[117] Wer in der Nähe eines Schlachthauses aufwachse, gewöhne sich an den Anblick des Blutes und an das Leid der Tiere. Daß derjenige, der dem Töten von Tieren zusähe, zu einem rohen und grausamen Menschen werden müsse, zählte zu den zentralen Behauptungen der frühen Tierschutzbewegung. Die ersten Tierschutzgesetze stellten die Mißhandlung von Tieren nur dann unter Strafe, wenn diese in der Öffentlichkeit erfolgte. Das Motiv des Jungen, der seine Schwester tötet, nachdem er beim Schlachten zugesehen hat, findet sich auch im Grimmschen Märchen *Wie Kinder Schlachtens miteinander gespielt haben.* In dieser Version stirbt nicht nur das Kind, welches das Schwein spielen muß. In einer absurden Kettenreaktion folgt ein Tod dem anderen. Die Mutter, die gerade ihr jüngstes Kind badet, läuft, als sie das Geschrei hört, aus dem Haus. Sie sieht das Unglück, zieht das Messer aus dem Hals des getroffenen Kindes und sticht es dem tief ins Herz, welches Metzger gespielt hat. In der Zwischenzeit ertrinkt das jüngste Kind im Bad. In ihrer Verzweiflung erhängt sich die Frau. Der heimkehrende Mann stirbt aus Gram.

In meiner Kindheit wurde ich bereits früh an den Anblick des Schlachtens gewöhnt. Auch wenn ich mich an jenen Schrecken erinnere, den ein stürzendes Tier in mir auszulösen vermochte, so konnte ich mir als Kind noch vorstellen, einmal selbst Metzger zu werden. Dies hatte wohl mit Gottlieb zu tun, unserem Metzger. Ich mochte ihn, ich mochte vor allem die Art und Weise, wie er mit uns Kindern umging. Ich wußte schon bald, welche Geräte ich ihm zu reichen hatte. Etwas größer geworden, war es für mich kein Problem, Hühner oder andere kleine Tiere zu töten. Mit zunehmendem Abstand zu meiner Kindheit gingen all meine diesbezüglichen Begabungen verloren. Es kam der Punkt, an dem ich mich jener Empfindsamkeit annäherte, die die Gebildeten des neunzehnten Jahrhunderts für sich in Anspruch nahmen. Ich tötete überzählige Kätzchen nicht mehr selbst, sondern überantwortete diese wie andere den Spritzen eines Tierarztes. Selbst der Anblick des Tötens wurde für mich unerträglich. Als Kulturhistoriker stehe ich nicht außerhalb von Raum und Zeit. Ich kann mich zwar mit der Genese zweifelhafter Empfindungen befassen, kann sehen, wieviel Wahrnehmungsfähigkeit bei so vielen Gefühlen verlorenging, aber ich vermag mich selbst dieser neuen Sensibilität nicht ganz zu entziehen. Auch wenn ich mir heute nicht mehr vorstellen kann, von Beruf Metzger zu sein (ebensowenig wie Lokführer oder Arzt), so empfinde ich doch einen Verlust, wenn ich an meine kindlichen Erfahrungen zurückdenke, an Gottliebs sichere und ruhige Hand.

Geschieht das Töten an der Peripherie der Stadt, wird man vom Anblick des Blutes und der Tierkadaver verschont. Nicht länger sieht man die blutverschmierten Hände der Schlächter. Ist das Töten nicht mehr sichtbar, findet es nicht mehr statt. Der exakten Durchtrennung der Verbindung zwischen Gehirn und Körper entspricht auf einer anderen Ebene die Zerstörung des wahrnehmbaren Zusammenhangs zwischen dem lebenden und toten Tier, zwischen einem warmen, atmenden, scheuen oder widerspenstigen Tier und Fleisch als Material, zwischen Töten und Einverleiben, Einverleiben und Ausscheiden. Wie Hinrichtungen nicht mehr auf öffentlichen Plätzen stattfanden oder Menschen immer weniger mit dem Schreien der Schweine konfrontiert wurden, so zog man auch Zähne nicht länger auf der Straße. Neben vielen praktischen Gründen ging es darum, Orte für die Abkühlung von Affektspitzen zu schaffen. Überbordendes Verhalten wie Schreien, Wut oder unkontrolliertes Weinen wurden zu einem »Fall« der Medizin, Psychiatrie und Psychologie. Sie wurden als abweichend erkannt und zunehmend entsprechenden Behandlungsprozeduren unterworfen. Die klassischen Territorien dieser Abkühlung bilden neben Schlachthöfen und Gefängnissen vor allem Irrenanstalten und Krankenhäuser. Nicht zufällig haben Ärzte »Fälle« von Zuschauern dokumentiert, die beim Anblick einer Hinrichtung sexuell erregt werden oder ejakulieren.

An der Peripherie der Städte wurde alles überbordende Verhalten komprimiert. Die Hitze des Schreiens, des Schmerzes oder des Wahnsinns sollte gefahrlos verdampfen, indem sie an eine Umgebung abgegeben wurde, in der es keine Menschen mehr gab, die sie wahrnehmen konnten. Diese Kühlmetapher findet ihre Bestätigung nicht zuletzt in der vielzitierten Vorstellung, Schlachthöfe seien deshalb an der Peripherie zu errichten, weil dort die Luft besser zirkuliere als im Inneren der Städte. Nicht länger liefen Sterbende aus den Häusern auf die Straße, nicht länger mußte man den Anblick von Menschen ertragen, die sich die Haare rauften, wild gestikulierten oder schrieen. All diese Gesten sind wie das Fluchen längst in den Kühlanlagen der Gesellschaft verschwunden. Im Fluchen, von der katholischen Kirche als schwere Sünde betrachtet, brachten Menschen ihren Zorn und ihre Ohnmacht zum Ausdruck. Der Fluchende hat die Beherrschung über sich verloren. Jemand, der wirklich flucht, dem ist es gleichgültig, daß andere ihn in seinem Verhalten sehen. Im öffentlichen Raum wurde der Ausdruck von Empfindungen zunehmend als störend erlebt. Das Bemühen, alle überbordenden Gefühle und Gebärden zu kontrollieren, kannte allerdings auch die Lust, die Orte solcher Abkühlung aufzusuchen. Schaulustige drängten sich auf den Stationen der Wöchnerinnen und in den Irrenanstalten. Hier bot sich ein sicherer Rahmen der Betrachtung. Wie sich in den Zoos die gefährlichsten Tiere neugierig betrachten lassen, so konnte man sich an solchen Orten an schrecklichsten Gebärden und Schreien ergötzen, obwohl diese auf den Straßen längst unerträglich geworden waren. Selbst in den neu errichteten Schlachthöfen, bei denen es sich um ambitionierte kommunale Projekte handelte, wurden Führungen gemacht. Allerdings blieben die eigentlichen Schlachtbereiche in der Regel den Blicken der Besucher verborgen.[118]

Im Zuge der Industrialisierung und Stadtentwicklung kam es zu einer grundlegenden Entmischung der Räume. Dies hat die Wahrnehmungsmöglichkeiten und Erfahrungen der Menschen entscheidend bestimmt. Der Schlachthof bildet dabei nur eines von vielen Beispielen, die Küche ein anderes. Wie das Schwein, welches wir nur noch in seine Bestandteile zerlegt zu Gesicht bekommen, so fielen auch die Erfahrungsräume auseinander. Am Ende dieses Prozesses sind Küche, Stall, Eßzimmer und Metzgerei vollkommen voneinander geschieden und neu definiert. Da wird Fleisch produziert, dort geschlachtet und zerlegt, dort werden verendete Tierkörper und verdorbenes Fleisch verwertet, da Halbfertigprodukte hergestellt, an einem anderen Ort wird zubereitet und vielleicht an noch einem anderen Ort verzehrt. Die Küche hat sich von einem komplizierten Arbeitsraum, der noch eine klare Nähe zur Werkstatt, zum Garten, zum Stall, Keller und zum Holzschuppen kannte, in einen Ort verwandelt, dessen Verbindungen sich auf das Eßzimmer, den Supermarkt und auf den Abfallkübel beschränken. Heute kennen die meisten Menschen nur noch eine Art Kochnische, aus der mögliche Gerüche durch Abzüge ebenso verschwinden wie alle anderen Abfälle. Die Kochnische ist keine Miniatur oder Verkleinerung der ehemaligen Küche. Es handelt sich um eine vollkommen neue Einrichtung. In ihr sind nur noch wenige Handgriffe und Bewegungen vorgesehen oder möglich. Die Kochnische ist ohne industrialisierte Lebensmittelherstellung nicht denkbar. Ihre Grundstruktur entspricht jedem anderen technischen Ensemble, in dem alle Vergeudung von Raum, Zeit und Bewegung möglichst vermieden wird. Auch in der Geschichte der Kochnische hat die Stoppuhr ihren Platz. Genaugenommen wird in ihr nicht mehr gekocht, sondern Halbfertiges zubereitet.

Verschachtelte Bewegungen und Handlungsabläufe machten das Wesen der traditionellen Küche aus. Jedes Gericht, mochte es noch so bescheiden sein, war stets mit Gerichten verknüpft, die man bereits verzehrt hatte oder die erst zubereitet wurden. Man denke an Saucen, Suppen, Brühen oder an die Verarbeitung von Resten. Die moderne Küche erlaubt bestenfalls eine Serie von Einzelgerichten. Sie ist ähnlich entmischt wie der Schlachthof. Wer kocht, wechselt nicht länger zwischen einzelnen Orten hin und her, füttert keine Hühner und pflegt keinen Garten. Alle Verbindung zwischen den auseinandergefallenen Orten findet sich im Transport von Gütern und Waren. Für den Koch wie für den Essenden handelt es sich dabei um einen entfremdeten und unzugänglichen Erfahrungsraum. Der LKW-Fahrer beschränkt sich auf den sicheren Transport. Er muß innerhalb einer festgelegten Zeit die Wegstrecke zwischen A und B zurücklegen. An den Orten A und B hat er keine anderen Aufgaben, als das Transportmittel zu be- oder entladen, Frachtpapiere auszufüllen oder dafür zu sorgen, daß die Lieferung bestätigt wird. Es ist vollkommen gleichgültig, worin seine Fracht besteht. Es macht keinen Unterschied, ob er Fleisch, Chemikalien oder Maschinen als Fracht transportiert. Dies scheint zwar belanglos, letztlich ist es aber signifikant dafür, wie ein für den Verzehr vorgesehenes Tier oder Fleisch wahrgenommen wird. Es ist etwas anderes, ob eine Köchin ihre Abfälle selbst in den Stall hinausträgt und damit Hühner oder Schweine füttert, die sie später zubereiten wird, oder ob Fleisch beim Lieferanteneingang einfach abgeladen wird und dann im Kühlfach des Supermarktes liegt. Klaffen Sichtbares und Unsichtbares, Produkt und Produktion auseinander, dann sind alle Widersprüche aufgehoben. Wie ließe sich in einer Tierhandlung, die den Namen »Hundeparadies« trägt, noch eine Beziehung zwischen der Sammelbüchse eines Vereins, der vorgibt, Tiere bis zu ihrem natürlichen Tod zu pflegen, und den Regalen, in denen sich Hunde- und Katzennahrung türmt, herstellen? Wie könnte man angesichts einer Dose Katzennahrung an ein lebendes Tier denken?

An dieser Stelle ist eine Geschichte einzufügen, die sich nur auf den ersten Blick nicht einfügen lassen will. Das Grimmsche Märchen *Die drei Feldscherer* erzählt von drei Wundärzten, die im Besitz einer Salbe sind, die jede Wunde zu heilen vermag. Um den Wirt, bei dem sie übernachten wollen, von der Wirkung der Salbe zu überzeugen, schneidet sich der erste seine Hand ab, reißt sich der zweite sein Herz aus dem Leib, der dritte schließlich sticht sich seine Augen aus. Am nächsten Morgen will jeder von ihnen das, was er seinem Körper entrissen hat, wieder »einheilen«. Der Wirt legt Hand, Herz und Augen auf einen Teller und läßt diesen von einem Mädchen in einen Schrank stellen, nicht ohne es daran zu erinnern, das Ganze »wohl aufzuhe-

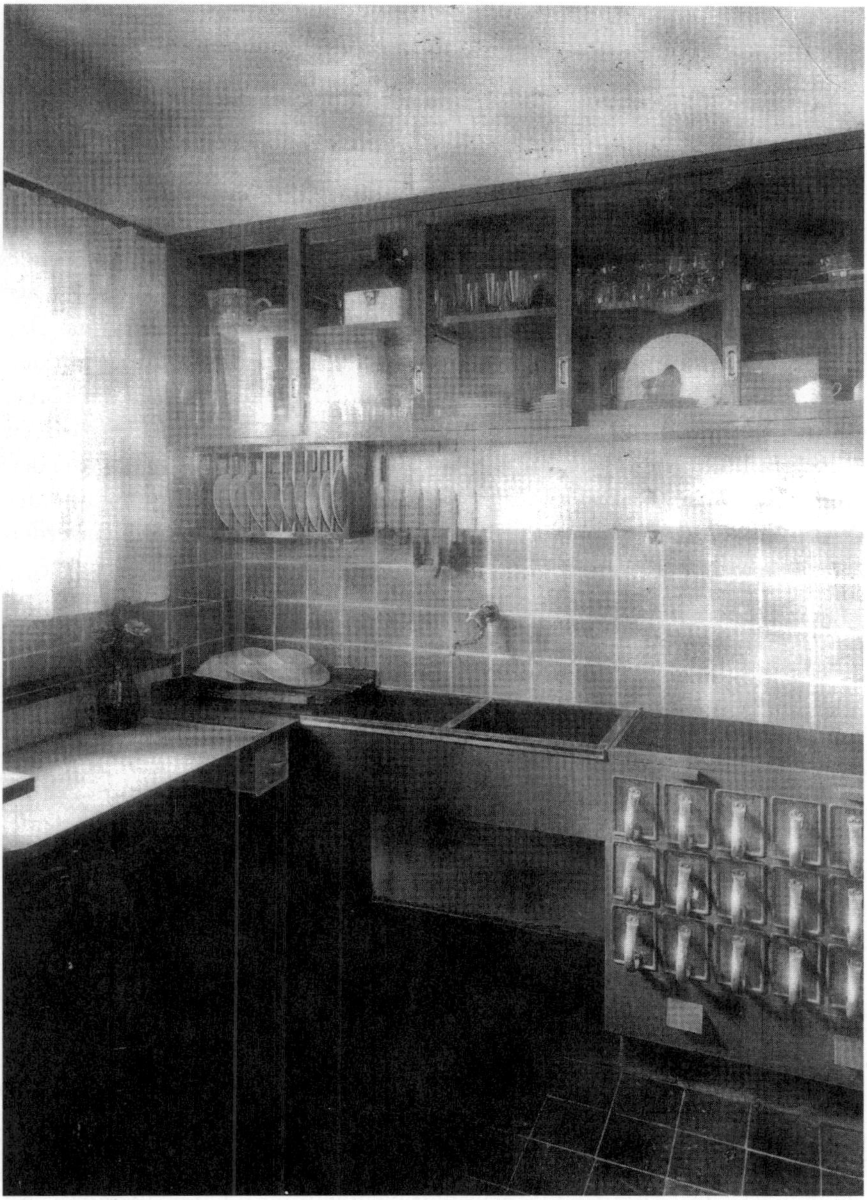

ABB. 51 Die technische Ausstattung ist bescheiden und die Schubladen machen deutlich, daß die Verpackungsindustrie erst in ihren Anfängen steht, aber die Einbauküche ist bereits vorweggenommen. Margarete Schütte-Lihotzky, *Frankfurter Küche*, 1927.

ben«. Als der Wirt, die drei Feldscher und alle anderen Leute im Haus sich längst zum Schlafen gelegt haben, kommt der heimliche Liebhaber des Mädchens, ein Soldat. Er will etwas zu essen haben. Das Mädchen geht zum Schrank, sperrt die Türe auf, – nein, sie setzt ihm nicht den erwähnten Teller vor. Wurst und Käse und Brot kriegt der Soldat. In ihrer Verliebtheit vergißt sie allerdings, die Schranktür wieder zu verschließen. Wie sie nun mit ihrem Liebsten am Tisch sitzt, kommt die Katze hereingeschlichen, sieht die offene Schranktür, stiehlt Hand, Herz und Augen und frißt sie.[119]

Als der Soldat gegessen hat, entdeckt das Mädchen die offene Schranktüre und den verschwundenen Teller. Der Soldat verfügt über praktischen Verstand und schafft Ersatz. Die Hand holt er sich von einem Dieb, der am Galgen hängt. Dann packt er die Katze und sticht ihr die Augen aus. Das Herz nimmt er von der geschlachteten Sau. Das Mädchen legt alles auf den Teller und stellt diesen in den Schrank zurück. Der Soldat verläßt das Haus. Sie legt sich schlafen. Die drei Feldscher lassen sich am nächsten Morgen täuschen. Die Salbe zeigt zwar ihre Wirkung, aber zu spät bemerken sie den Betrug. Der erste wird zum Dieb, den zweiten zieht es zum Gestank und der dritte geht auf Mäusejagd. Das Herz, die Hand und die beiden Augen werden zwar unterschoben, aber im Gegensatz zu unserer Nahrung sind diese Organe keineswegs geschichtsloses Material. Sie teilen sich mit. Mag im Wirtshaus auch manches im Verborgenen geschehen, so ist letztlich doch nichts diskret. Alles steht in einer Beziehung zu anderem, mag dieses auch erst im Nachhinein offensichtlich werden. Dies wird nirgends deutlicher als dort, wo Eßbares – Brot, Wurst und Käse – nicht von Dingen getrennt wird, die auf keinen Fall verzehrt werden dürfen: eine menschliche Hand, ein menschliches Herz, zwei menschliche Augen. Diese liegen gleich Eßbarem auf einem Teller, der in einen Schrank gestellt wird, der zur Aufbewahrung von Eßbarem dient. Das Herz hat hier eine andere Bedeutung als in der Geschichte der Prinzessin Lamballe. Während jenes die vollkommene Tötung bezeichnet, ist das Herz in diesem Märchen ein Sinnesorgan.[120] Seine Fähigkeit zu empfinden wird in Beziehung gesetzt zum Sehen der Augen und dem Tasten der Hand. Das Herz findet seine Entsprechung im Schrank, der gleichsam das Herz des Hauses bildet. Wie das Herz sich ausdehnt und zusammenzieht, so füllt und leert sich der Kasten. Ohne Schrank würde das Gasthaus seine Seele verlieren. Herz wie Kasten nehmen Geheimnisse auf, wollen versperrt sein. Beide schütten aber auch aus. Wurst und Käse, Kummer und Glück. Das Modell des wechselseitigen Gebens und Nehmens wird bezeichnenderweise dadurch bedroht, daß Handlungen geschehen, die nicht mehr sichtbar und die parasitär sind. Nicht nur die Katze, auch der Soldat schleicht sich ins Haus. Beide ernähren sich, ohne etwas dafür abzugeben. Beide warten auf einen günstigen Augenblick, eine Gelegenheit, in der sie unbeobachtet ihre Bedürfnisse stillen können. So fügen sie dem Haus eine Wunde zu, die sich nicht mehr schließen läßt.

12. VERTIKALE SPURENTILGUNG

»Wir sind alle Teil eines unermeßlichen Verdauungskanals. Haben sie das gewußt?«

Aus einem Hollywood-B-Movie

Die Befürworter der Guillotine machten sich über die Entsorgung des Blutes keine Gedanken. Sie dachten wohl, diese Einrichtung werde nur in einzelnen Fällen zur Anwendung kommen und die wenigen Liter Blut, die einem Körper entströmen, würden durch den Regen fortgeschwemmt. Auf dem Höhepunkt der Hinrichtungswelle, also zwischen Juni und August 1794, machte sich jedoch der Gestank faulenden Blutes breit. Es wurden Gruben ausgehoben, damit sich darin das Blut der Getöteten sammeln konnte. Ähnliche Gruben existierten auch in den kleinen städtischen Schlachthäusern. Obwohl diese in der Regel wesentlich besser ausgeführt waren, nahmen im neunzehnten Jahrhundert viele daran Anstoß, und dies nur wenige Jahrzehnte nach den während der Französischen Revolution durchgeführten Hinrichtungen, bei denen sich nur wenige darüber empörten, daß sich das Blut von Menschen auf die Plätze der Stadt ergoß: »Privatschlachthäuser im Wohnhaus des Schlächters oder im Hofraum desselben dürfen nicht in engen Straßen oder Hofräumen gelegen sein, müssen solides, undurchlässiges Pflaster mit gutem Gefälle für den Abfluß des Blutwassers und andrer tierischer Abfallstoffe besitzen, und zur Aufnahme der letztern müssen außerhalb des Lokals wasserdichte, gedeckte Senkgruben, in welche offene Steinrinnen führen, angebracht sein, die fleißig entleert werden. Erfahrungsgemäß entsprechen in den meisten Fällen die Privatschlachthäuser diesen sanitären Anforderungen höchst ungenügend und tragen daher zur Verunreinigung der Luft und Belästigung der Umgebung, ja zuweilen zur Imprägnierung des Untergrundes mit faulenden tierischen Stoffen und zur Verunreinigung der Brunnen etc. bei.«[121]

Erst als es Kanalsysteme gab, ließ sich die Guillotine in Kellern installieren. Fortan wurde das Blut der Hingerichteten in Abflußlöchern zum Verschwinden gebracht. Mußten Senkgruben noch regelmäßig entleert werden, so ließen sich mit Hilfe der Kanalisation die Spuren des Tötens ebenso löschen wie – übertragen auf den Wohnbereich – alle Erinnerung an den Verzehr. Bereits frühe Verordnungen zur Entleerung von Senkgruben schrieben vor, daß deren Inhalt nur während der Nacht in die Flüsse eingeleitet werden durfte. Die Kanalisation entzog die Entsorgung von Fäkalien endgültig jeder Wahrnehmung. Wurden anfangs Abwässer und Ausscheidungsprodukte noch in Flüsse eingeleitet, so sammeln sie sich heute in den Kläranlagen an die Peripherie der Städte. Das Röhrensystem der Kanalisation ist der dunkle Ort urbanen Lebens.

Das bürgerliche Haus des neunzehnten Jahrhunderts kannte im Keller einen verwandten Ort. Der Keller war eine Prothese des menschlichen Magens. Gab es einen Keller, so mußten die Produkte der üppigen Jahreszeit nicht als Fettreserven im menschlichen Körper angelegt werden. Es ist wohl kein Zufall, daß in vielen Geschichten Goldmünzen im Keller vergraben werden. Seine Funktion war es, Lebensmittel vor allzu schneller Verwesung zu schützen, Kartoffeln, Karotten und Kraut. Während der kalten Jahreszeit lagen Eier in einer kalten glitschigen Wasserglaslösung. Um Fleisch abliegen zu lassen – manche Köche verwendeten die treffende Formulierung »mortifizieren«, sollte es an einem kühlen und dunklen Ort aufbewahrt und vor Fliegen und Staub geschützt werden. Die Dunkelheit des Kellers und seine Gerüche erinnern an ein vorweggenommenes Begräbnis. Bereits seine Lage im Erdreich weckt die Vorstellung von einem Grab. Will man etwas heraufholen, so steigt man hinab wie in ein Grab. Das zur Strafe in den Keller gesperrte Kind wird symbolisch aus der Gemeinschaft ausgestoßen und für kurze Zeit lebendig begraben. Es bleibt sich selbst, den eigenen Phantasien und der Dunkelheit überlassen.

Im Keller sind, wenn auch verlangsamt, starke Kräfte am Werk. Im Gegensatz zur Konservendose oder Gefriertruhe lassen sich Dinge nicht in einem bestimmten Zustand fixieren. Alles, was im Keller gelagert wird, befindet sich in einem ständigen Verwandlungsprozeß. Der Most reift nicht nur, sondern wird nach einer gewissen Zeit zu Essig. Auch Äpfel, Käse, Gemüse oder Fleisch sind solchen Prozessen unterworfen, die sich im Keller bestenfalls verlangsamen lassen. Werden im Keller Leichen verscharrt oder eingemauert, dann verdichten sich all seine Motive. In der Dunkelheit des Kellers läßt sich nichts endgültig zum Verschwinden bringen. Die organischen Kräfte, die hier wirken, sind so stark, daß selbst eingemauerte Leichen sich bemerkbar machen und nachts die Träume der Schlafenden stören. Die Dunkelheit und Feuchtigkeit des Kellers verweisen auf Verbotenes und Sexuelles. Es ist jener Ort, der im Haus das Unterbewußte bezeichnet.

In der modernen Küche ist der Kühlschrank an die Stelle des Kellers getreten. Mit dem Keller hat er jedoch nur noch wenig gemein. Seine Temperatur läßt sich regulieren. Öffnet man die Tür, ist es hell. Kühlschränke kennen kein Geheimnis, sie sind leer oder voll, aber alles, was in ihnen auf-

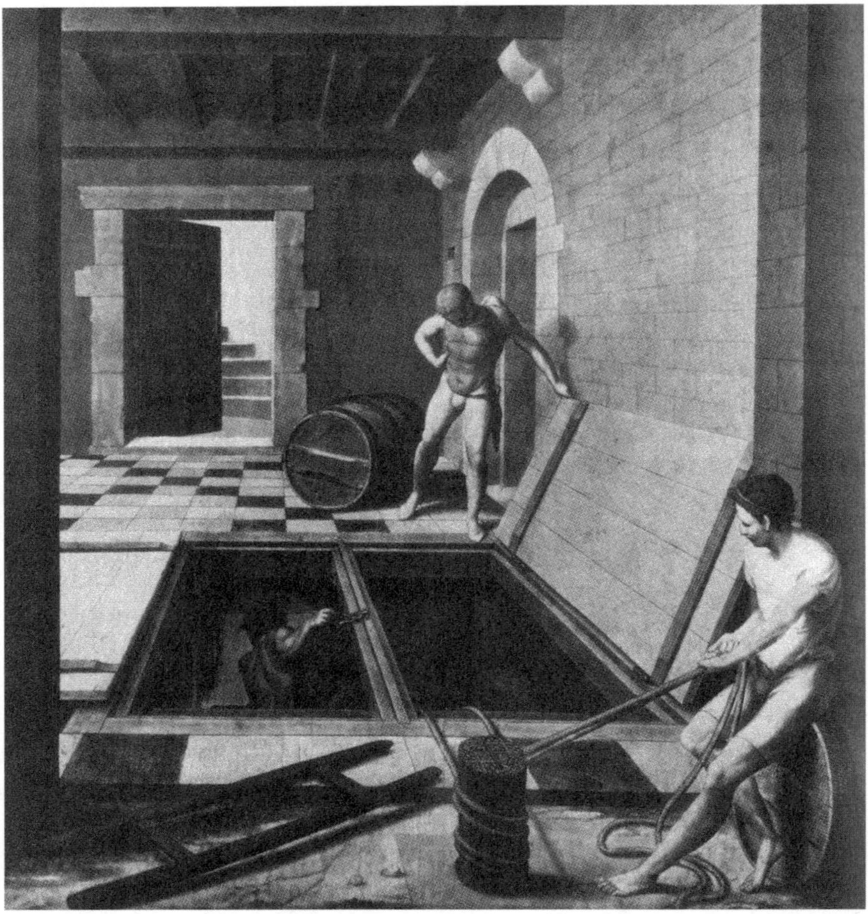

ABB. 52 Falltüren, die sich öffnen lassen wie die Tafeln eines Flügelaltares. »Pseudo Félix Chrétien«, *Im Keller*. 1537. Städelsches Kunstinstitut, Frankfurt am Main.

bewahrt wird, ist bekannt. Dabei soll es immer wieder vorkommen, daß Leichen in Kühlschränken oder Gefriertruhen verborgen werden. An die Stelle des Kellers sind Supermärkte getreten, riesige Lagerhallen und LKWs, die sich auf den Autobahnen bewegen. Gibt es keinen Keller mehr, kommt das Verzehrbare auf eine vollkommen neue Art und Weise ins Haus. Wir essen, womit wir uns nicht vertraut machen konnten. Haben wir etwas gegessen, so verschwinden alle Reste und Erinnerungen durch Öffnungen, die in Abfallverwertung und Abwasserleitungen münden. Wurden in der Tradition des Opfers selbst die kleinsten Knöchelchen der geopferten Tiere sorgsam behandelt, ihnen jener Platz zugestanden, den das Opfer forderte, so bemühen wir uns, alles, was vom Tisch abfällt und was vom Essen übrigbleibt, spurlos zum Verschwinden zu bringen.

Das Haus ist analog zum Körper organisiert. Die Toilettenmuschel ist so etwas wie ein Mund der Kanalisation und bildet so ein Gegenstück zum menschlichen Anus. In Hitchcocks *Psycho* versucht Marion Crane Papier, das auf ihre Geschichte und ihr Begehren verweist, in der Toilettenmuschel zum Verschwinden zu bringen.[122] Ihr Blut wird wenige Schnitte später im Abflußloch der Badewanne weggespült. Hitchcocks Film ist kompliziert gebaut. *Psycho* beschäftigt sich mit Trennlinien und Übergängen von (Erfahrungs-)Räumen. Im Guckloch, das für den Blick in den Nebenraum gerade groß genug ist, findet sich dabei die dichteste Metapher. Dieses Guckloch, durch welches Norman Bates die sich ausziehende Marion Crane beobachtet, entspricht dem Abflußloch der Badewanne, sowohl im Auge der Kamera als auch im Auge der Toten. Die Passage der engen Öffnung bedeutet eine grundlegende Transformation, gleichgültig, ob es sich nun um Bilder oder um Blut handelt. Die Frau auf der anderen Seite ist weniger Objekt der Betrachtung als Objekt der Projektion. Marion Crane nimmt keinen Kontakt auf, antwortet nicht, sie bemerkt nicht einmal, daß sie beobachtet wird. Als Objekt der Betrachtung verfügt sie weder über Gerüche noch über Geschichte. Bezeichnenderweise kann Norman Bates nicht sehen, was Marion Crane beschäftigt. Er kann ihre Geschichte nicht begreifen. Er sieht das Geld nicht, das es ihm ermöglichen würde, dem düsteren Ort seiner Kindheit zu entrinnen und ein neues Leben zu beginnen. Er bleibt in seiner eigenen Geschichte, in seinem festgelegten und begrenzten Blick gefangen. Wie Marion Crane in dem Augenblick zum Bild gerinnt, als die Lichtstrahlen durch das Guckloch in Norman Bates' Auge fallen, so verändert sich die Qualität des Blutes, passiert es einmal das Abflußloch der Badewanne. Während die Blutspuren auf Marion Crane und das an ihr begangene Verbrechen verweisen, geht das Blut, hat es einmal das Loch passiert, vollkommen in der trüben Flüssigkeit der Kanalisation auf. Entscheidend ist auch die Sogwirkung des Lochs. Blut und Wasser versickern nicht einfach im Abflußloch der Badewanne. Wenngleich Abflußrohre auch verstopft sein können, so werden Blut und Wasser von der Kanalisation aufgesaugt. In einer Spiralbewegung verschwindet das Blut. Das Auge der Sterbenden saugt die letzten Bilder ein, wie die Kamera das einsaugt, was sich vor ihr abspielt. Auch hier die Spiralbewegung. Bereits das Guckloch in der Wand nimmt Marion Cranes Tod vorweg. Es scheint, als würde ihr Leben bereits in diesem Augenblick abgesaugt.

In Horrorfilmen können diese Austrittsöffnungen zu Eintrittsöffnungen werden. Längst wissen wir, daß die Welt ein kommunizierendes Gefäßsystem ist, in dem nichts zum Verschwinden gebracht werden kann, was nicht an

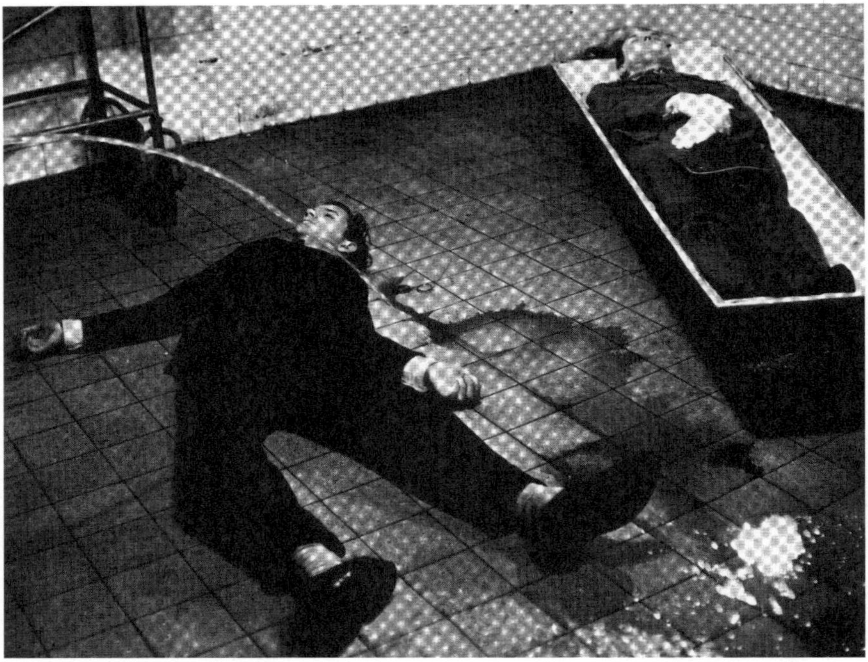

ABB. 53 Jemand, den wir nicht sehen, spült mit einem Wasserstrahl Blut weg. Jurai Herz, *Der Leichenverbrenner*, Tschechoslowakei 1968.

einer anderen Stelle wieder austräte. Auch der Körper Marion Cranes, vom Mörder in einem Teich versenkt, taucht wieder aus dem Wasser auf. Um die bedrohlichen Reste zu beruhigen, reicht es nicht, es zum Verschwinden zu bringen. Beruhigt ist es erst dann, wenn es, denaturiert und umgewandelt, im Idealfall zu einem Rohstoff wird, der sich zu neuen Produkten verarbeiten läßt. So wird Unbrauchbares wieder brauchbar, Schmutziges sauber, Stinkendes riecht plötzlich angenehm: »Manche schöne Stirn wird mit ›Eau de Millefleurs‹ befeuchtet, ohne daß man weiß, daß dessen wesentlicher Bestandtheil von der Trockenlegung von Kuhställen herrührt. Die Abschnitzel des wandernden Kesselflickers werden mit den Pferdehufabfällen der Schmieden, oder weggeworfenen wollenen Gewändern des Bettlers gemischt, und zieren bald hernach in Form von glänzend blauen Farben das Kleid der Hofdamen. [...] Der Abfall der Straßen und der Waschungen von Steinkohlengas erscheint sorgfältig aufbewahrt wieder in dem Riechfläschchen der Damen, oder wird von ihnen gebraucht, um ›blancmanger‹ für ihre Freundinnen schmackhaft zu machen. [...] Alle die zarten Materialien für Damenkleider, bekannt unter dem Namen Balzarines, Orleans, Koburgs, Alpacas etc., werden jetzt durch Mischungen von Wolle und Baumwolle nachgeahmt, obgleich sie ursprünglich rein wollen gewesen sein mögen. Diese Mischungen werden, wenn sie durch langes Tragen zu Lumpen geworden sind, wieder von einander getrennt; man verwendet chemische Mittel, um die Baumwolle zu zerstören, und der Ueberrest wird dann mit ein wenig Wolle zu neuem Tuch verarbeitet. Es ist daher nicht ganz unwahrscheinlich, daß einiges von der Wolle in dem heurigen Balzarinekleid einer Dame einen Theil von ihres Mannes vorjährigem Oberrock bildete.«[123]

Neutralisierung und Reinigung, das sind die zentralen Versprechen der Hygienekultur. Allerdings steht das Schöne und Saubere schnell im Verdacht, nur eine andere Erscheinungsform des Schmutzes, das Wohlriechende nur eine Wandlung von Gestank zu sein. Wir kennen die Angst, künstlich hergestellte Dinge könnten so etwas wie Geschichte besitzen, Lebensspuren in sich tragen, die auf Begehren, Lust und Tod verweisen. Längst gelten unsere Reinigungsbemühungen auch dem unsichtbaren Schmutz. Nicht zufällig denkt der Autor des zitierten Essays über den Abfall an Damenkleider oder eine Dame, deren neuestes Balzarinekleid womöglich Bestandteile des vorjährigen Oberrockes ihres Mannes enthält. Dieses Kleid kann aber auch aus Bestandteilen anderer Herrenkleidung zusammengefügt sein. So steht sie im Verdacht, nicht mehr neutral, nicht mehr unberührt zu sein.

Wie zweifelhaft die versprochene Neutralität eines Produktes sein kann, zeigt sich besonders gut in der Lebensmittelindustrie. Unsere Augen vermögen nicht zu sehen, wenn wir ein Huhn verzehren, ob dessen Futter Klärschlamm oder anderer Sondermüll beigemengt wurde. In Hitchcocks *Arthur* bringt ein Mann, der seine Verlobte erwürgt hat, den Leichnam in der Futtermühle seines vollautomatischen Gefügelmastbetriebes zum Verschwinden.[124] Die Frau kehrt als Weihnachtsbraten zurück. Ausgerechnet derjenige, der den Mord aufklären sollte, erhält ihn als Geschenk – mit Rezept, allerdings ohne den entscheidenden Hinweis auf die Futtermischung. Unschwer ist das Kinderbuch *Max und Moritz* als Vorlage zu erkennen. In Wilhelm Buschs Geschichte necken und quälen die beiden Bösewichte Mensch und Tier. Es sind Eindringlinge. Sie benutzen den Kamin, die wichtigste Austrittspforte des Hauses vor der Einführung der Kanalisation. Damals war der Kamin noch Anus des Hauses, die Küche war sein Magen. Als die Witwe Bolte in den Keller hinabsteigt, um Sauerkraut zu holen, angeln Max und Moritz die gebratenen Hühner aus der Pfanne und ziehen sie durch den Kamin nach oben. In einer späteren Episode zwängen sie sich selbst durch den Kamin, um sich über die Zuckersachen des Bäckers herzumachen. Daß der Schornstein sie schwärzt, daß das Mehl, in welches sie fallen, sie weiß werden läßt, nimmt die Umkehrung in der Geschichte vorweg. Beim Naschen ertappt, landen sie in einem Brotteig und verschwinden im Ofen. Es gelingt ihnen zwar noch, sich durch den Teig zu fressen, Meister Müller schüttet die beiden jedoch endgültig in den Trichter der Getreidemühle, worauf sie von dessen Federvieh gefressen werden. Max und Moritz landen schließlich in Gestalt von Hühnern auf dem Tisch derer, mit denen sie zuvor ihren Spaß getrieben haben.

Wie der Keller, so liegen auch die Rohre und Leitungen der Kanalisation unter der Erde. War die Kellerstiege noch ein wirklicher Ort, der den Übergang zwischen oben und unten, hell und dunkel, trocken und feucht bezeichnete, so sind die Eintrittsöffnungen ins Kanalisationssystem zu kleinen, weitgehend diskreten Löchern zusammengeschrumpft. War früher der Keller jener Ort im Haus, der an den Tod erinnerte, so ist heute das Bad an seine Stelle getreten. Es ist nicht nur ein Ort der Regeneration und der Erneuerung. Im Bad stehen Sexualität und Tod, man könnte auch sagen, Leben und Tod in einem besonders engen Verhältnis zueinander. Marion Crane will sich duschen, um alles Zurückliegende wegzuschwemmen, um gleichsam ein neuer Mensch zu werden. Gerade hier soll das neue Leben beginnen. Hitchcock läßt es hier enden. In Bertoluccis *Der letzte Tango in Paris* liegen Sexualität und Tod im Bad besonders eng beieinander. In der Badewanne hat sich die Frau des amerikanischen Hotelbesitzers Paul mit einem Rasiermesser die Pulsadern aufgeschnitten. Bertolucci zeigt die tote Frau nicht in der Wanne liegend. Der unerträglich tropfende Wasserhahn, die Blutspuren und das Rasiermesser zwingen den Betrachter, das Bild zu ergänzen. In zwei langen Einstellungen taucht das Bad noch einmal auf. Paul und die neunzehnjährige Jeanne begegnen sich im Bad. Es geht zwar um Sexualität, doch der Tod ist spürbar nahe. Auch hier wieder das Rasiermesser. Blut sehen wir zwar keines, aber Pauls Tod ist bereits angedeutet.

Die Kanalisationsrohre sind auch Verlängerungen des menschlichen Darms, die Kläranlage die endgültige Kloake. Was im Abflußrohr verschwindet, vermischt sich mit Ausscheidungen anderer Körper, mit Speiseresten anderer Wohnungen und wird erst in der Kläranlage neutralisiert. Das Prinzip ist größtmögliche Entmischung an allen Lebensorten sowie in der Produktion, unter der Erde dagegen eine groteske Durchmischung von Lebensspuren und Lebenssäften. Der Phantasie reinigender Entmischung begegnen wir bereits im achtzehnten Jahrhundert. Ausgerechnet in Mirabeaus Gucklochgeschichte *Der gelüftete Vorhang* findet sich eine bezeichnende Stelle. Nach endloser wie ermüdender Beschreibung geschlechtlicher Vermischungen erwähnt der Verfasser die Möglichkeit, den damit verbundenen Gefahren vorzubeugen. Doch bevor er ins Detail geht, entwickelt er folgende Theorie: Gieße man verschiedene Flüssigkeiten zusammen, entstehe eine Gärung, welche die natürliche Zusammensetzung dieser Flüssigkeiten verändere. Das gleiche würde auch geschehen, gäbe man nur einen einzigen Tropfen dieser gegorenen Mischung in einen Behälter, der nur eine einzige dieser Flüssigkeiten enthielte. Aus diesem Beispiel folge: »Wenn ein gesunder Mann sich mit mehreren Frauen vereinigt, kann keinerlei Schaden daraus erwachsen; es ist ein und dieselbe Flüssigkeit, die in mehrere Gefäße gegossen wird; wenn aber eine Frau, so gesund sie immer sein mag, kurz hintereinander sich mit mehreren Männern vereinigt, die nicht verunreinigt sind, so wird diese Vielfalt von Samen wegen der Gärung, welche die Wärme des Ortes noch begünstigt und beschleunigt, die gefährlichsten Folgen zeitigen. Wenn ein Mädchen, eine junge und hübsche, ledige, unabhängige Frau [...] mehrere Männer an einem Tag empfängt, und zwar unmittelbar hintereinander, dann ist es die Regel, daß sie über kurz oder lang verunreinigt wird. Hier sind es verschiedene Flüssigkeiten, die in ein und dasselbe Gefäß gegossen werden; sie kann sogar einen sehr beißenden weißen Ausfluß bekommen: Rückstände eines schlechten Menstruationsblutes, oder Gebärmuttergeschwüre.«[125] Mirabeau empfiehlt ein Schwämmchen, welches sich die Frau vor dem Verkehr mit einem Mann einführen müsse. Wenn es jedesmal in eine stark wirkende alkalische Lösung eingetaucht werde – die Rezeptur ist angegeben – so hebe es die Wirkung der gefährlichen Säuren sofort auf, zerstöre sie und verwandle sie in neutrale Salze. Folglich sei man vor Ansteckung geschützt. Befolge eine Frau diese Ratschläge, so könne sie sich gefahrlos mehreren Männern hintereinander hingeben, nur müsse sie das an einer Schnur befestigte Schwämmchen jedesmal wieder herausziehen, abspülen und erneut in die präparierte Lösung tauchen. Laut Mirabeau soll sich dieses Schwämmchen auch zur Verhütung von Schwangerschaften eignen. Nicht nur die Samenflüssigkeit wird getrennt und unschädlich gemacht, vielmehr werden die einzelnen Geschlechtsakte voneinander getrennt, alle Spuren an die nur kurz zurückliegende Erfahrung getilgt. Die Auflösung in eine Szenenabfolge erinnert an das Theater oder an die Zerlegung von Arbeitsschritten im Produktionsbereich.

Reinigen mit Wasser bedeutet, Lebensspuren zu tilgen. Das wird offensichtlich, wenn wir uns jene Situationen vorstellen, in denen uns das Bedürfnis überkommt, uns zu duschen. Was an uns haftet, wird nicht nur weggewaschen, sondern weggeschwemmt und somit unsichtbar gemacht und gelöscht. Zwar können wir uns duschen oder in die Wanne legen, weil wir uns schön und sauber machen wollen für etwas, was vor uns liegt, aber genaugenommen verweist das Bad immer auf Zurückliegendes, das neutralisiert werden soll. Wie das Wasser in der Mythologie im Kontext der Erneuerung zu sehen ist, reinigen wir uns im Bad nicht allein vom Schmutz, sondern reorganisieren unser Selbst. Vermutlich verweist der enorm hohe

Wasserverbrauch in unserer Kultur auf zunehmend brüchiger werdende Identitäten. Wir müssen nicht einmal schmutzig sein, um uns schmutzig zu fühlen. Schmutz ist all das, was unsere Identität bedroht, indem es in uns eindringt, zum Beispiel Informationen, mit denen wir nichts anfangen können und die sich nicht entschlüsseln lassen, aber doch in uns, auf welche Weise auch immer, wirksam sind.

Wo es um Essen und Tod geht, finden wir glatte Oberflächen, in Schlachthöfen, Krankenhäusern ebenso wie in Küche und Bad. Die glatte Oberfläche verhindert das Eindringen von Feuchtigkeit in Holz und Mauern. Glatte Oberflächen gelten als besonders hygienisch. Werden Oberflächen gereinigt, so wird ein Strich unter etwas Vergangenes gezogen – ganz gleich, ob im Schlachthof Blut von den Kacheln gespült, im Krankenhaus das Bett eines soeben Verstorbenen desinfiziert oder einfach ein Bratenspritzer von der Herdplatte gewischt wird. Ob Haut oder Kacheln, unsere Reinigungsbemühungen gelten allemal Oberflächen. Die glatte Oberfläche findet ihre Fortsetzung in der konsequenten Entmischung der Räume. In vielen Bauernhäusern wurden Schweine in der Waschküche geschlachtet. Auch wenn nur wenige Male im Jahr geschlachtet wurde, so ließen doch die beiden Eisenringe, die an der Decke befestigt waren, keinen Zweifel daran, daß man sich in einem Raum des Tötens befand. Im Zuber wurden nicht nur abgestochene Schweine gebrüht. An anderen Tagen wurde die Wäsche eingeweicht oder konnten die Kinder gebadet werden. Nur auf größeren Bauernhöfen gab es eigene Tröge, die zum Brühen verwendet wurden. Diese waren zum Entfernen der Borsten praktischer, hatten sie doch nicht so hohe Seitenwände, wodurch sich die Kette unter dem im heißen Wasser liegenden Schwein viel leichter hin- und herziehen ließ. Da Holz mit der Feuchtigkeit auch die Gerüche aufnimmt, hält es die Erinnerung an das Geschehene noch lange Zeit wach. In der bäuerlichen Waschküche bestand eine enge Verbindung zwischen Reinigung, Verzehr und Tod. Mit den ersten Feriengästen, die neue Hygienevorstellungen mitbrachten, hielt das Badezimmer seinen Einzug in die Bauernhäuser. Die Blechbadewannen, ganz klar noch der Waschküche zugeordnet, befanden sich plötzlich als Viehtränken auf den Weiden.

Die systematische Entmischung der Hygienekultur führt verständlicherweise zum Bedürfnis nach Erfahrungen, die das eine mit dem anderen wieder zusammenfügen. Der augenfälligen Entfremdung, dem verlorengegangenen Wissen um Zusammenhänge, versuchen manche Menschen zu begegnen, indem sie z.B. Schauschlachtungen besuchen. Früh am Morgen wird ein Schwein geschlachtet. Am Abend verzehren die Gäste mit dem Metzger die Innereien. Unsichtbares soll wieder sichtbar und somit in Erfahrung gebracht werden. Allerdings zeigt sich darin mehr der Erfahrungshunger des modernen Menschen als die Möglichkeit, Zusammenhänge tatsächlich zu erleben. Was für eine absurde Vorstellung: man bezahlt Eintritt, um den Tod eines Tieres zu erleben. Hermann Nitsch versucht in seinem *Orgien-Mysterien-Theater* etwas ähnliches. Auch in seiner Arbeit geht es um den Versuch, die Verbindung zwischen Verzehr (Leben) und Tod wieder herzustellen: »der gute geschmack des fleisches [hat] eine verbindung zum tod eines tieres.«[126] Es wird geschlachtet, nackte Menschen werden mit Blut bespritzt und in aufgebrochene Tierkörper eingefügt (früher hätte man von animalischen Bädern gesprochen). Tierkadaver werden an Kreuze gebunden. Akteure waten in Trauben und Gedärmen oder werden mit Innereien belegt, während vielleicht ein ausgedienter Panzer eine mit Gedärmen gefüllte Grube überrollt. Antike und christliche Mythen wie die Blendung des Ödipus, die Zerreißung des Dionysos, der Kreuzestod und die Eucharistie verleihen dem Ganzen den entsprechenden rituellen Rahmen.

Zwar wird das Fleisch der verwendeten Tiere gegessen, diese werden jedoch nicht des Verzehrs wegen getötet, sondern allein der Inszenierung wegen. Einwand Nitsch: »die zurschaustellung der schlachtung ist abzulehnen, wenn dem tier zusätzlich leid zugefügt werden würde. auch ist wesentlich, dass der geschlachtete stier ohnedies zur schlachtung bestimmt ist. würde man ein tier von der weide wegholen für die schlachtung des o.m.theaters, wäre dies abzulehnen.«[127] Was vermag ein Tierkadaver hier zu bezeichnen? In den Mysterienspielen der Antike ging es um komplizierte Wechselwirkungen. Demeter, jene Göttin, die in der Trauer um ihre Tochter aus Unachtsamkeit ein kleines Stückchen aus der Schulter des Pelops aß, mußte bei der Aussaat des Getreides beachtet werden. Mysterienspiele wie Opfer waren eine Frage des Überlebens. Im Orgien-Mysterien-Theater sind alle diesbezüglichen Verweise sinnlos, alle möglichen Verbindungen gekappt. Welchen Sinn sollte es in einer Zeit landwirtschaftlicher Überproduktion noch haben, klagend oder bittend durch Felder zu schreiten? An die Stelle des eigentlichen Verzehrs ist der Verzehr mit den Augen getreten. Im Orgien-Mysterien-Theater bleiben Artefakte, die buchstäblich konserviert werden. Schüttbilder und Photographien. Wie könnte es das Opfer noch geben, wenn es seinen Sinn, seine Funktion verloren hat? Die Tiere, die verwendet werden, sollen – so Nitsch – aus Betrieben mit artgerechter Tierhaltung stammen. In den sechziger Jahren dachte er noch an eine eigene Viehzucht: »wegen mir soll kein tier getötet werden. im o.m.-theater werden nur an altersschwäche gestorbene und notgeschlachtete tiere ausgeweidet und zerrissen.«[128] Tatsächlich ist jedes verwendete Tier Ware unter anderen Waren. Wäre die Rahmung des Kunstbetriebes aufgehoben, jede noch so kleine Geste, jeder Kübel Blut könnte nur lächerlich wirken. Das Orgien-Mysterien-Theater steht in

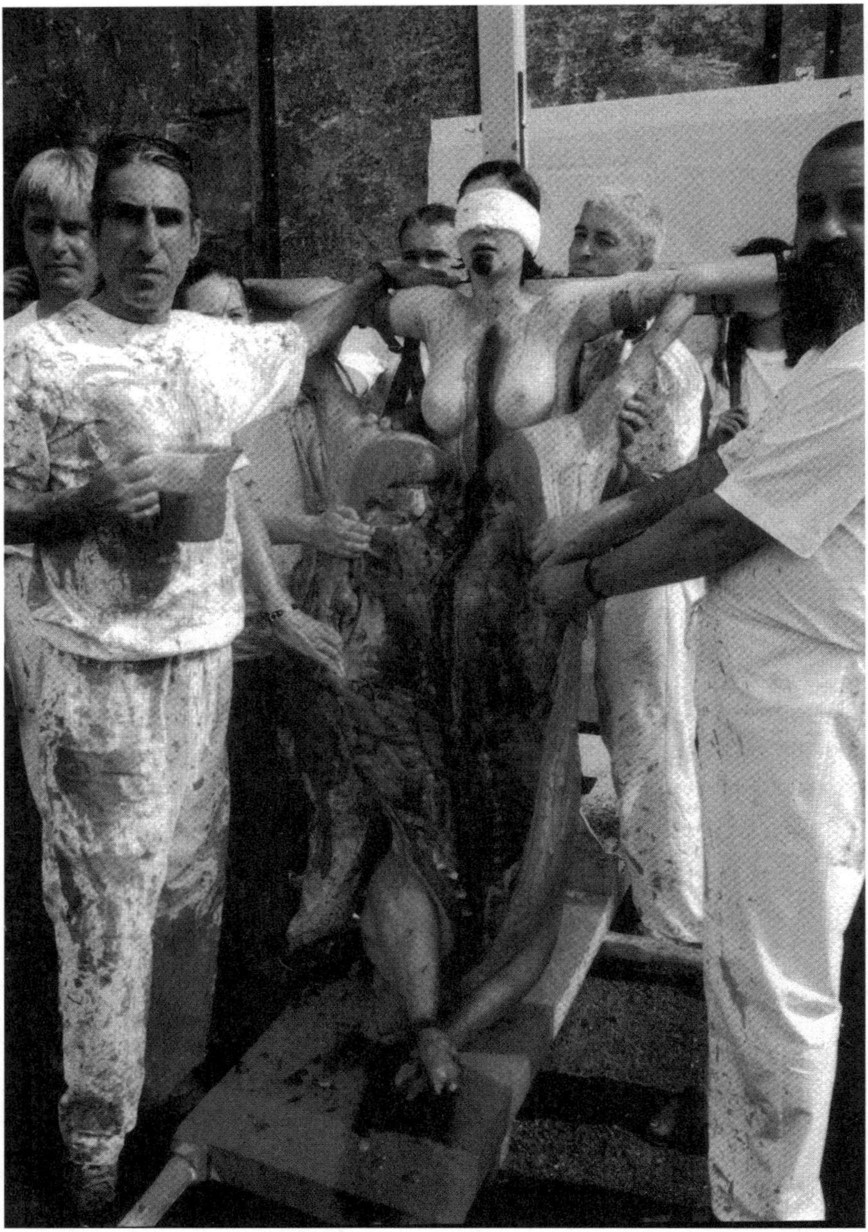

ABB. 54 Kreuzigungsdarstellung als tierisches Bad. 6-Tage-Spiel in Prinzendorf 1998.

der Tradition der Passionsspiele. Es ist aber vollkommen unklar, welches Leid es darzustellen gilt. Die Bezüge des Orgien-Mysterien-Theaters erweisen sich als heillose Vermengung kulturgeschichtlichen Restmaterials. Wie wenig inhaltliche Substanz im Orgien-Mysterien-Theater liegt, zeigt sich nirgends deutlicher als in der Tatsache, daß es sich einzig in der Ausdehnung der Spieldauer und in einem größeren Verbrauch von Material ändert. Hermann Nitsch als Eklektizist. Mit kaum einem der Stoffe, auf die er sich bezieht, hat er sich je gründlich beschäftigt. Es geht um Oberflächen. Dies läßt an die heutige Medienkultur, vor allem aber an die bürgerliche Tafel denken.

Dem Orgien-Mysterien-Theater mangelt es nicht an beeindruckenden Bilddokumenten, aber so viele ich gesehen habe, keines wollte wirklich hängenbleiben oder Zweifel aufkommen lassen, die sich nicht auf das Spektakel selbst bezögen. Rembrandts geschlachtete Ochsen lassen uns zwar auch unbefriedigt und ratlos zurück, aber diese Ratlosigkeit bezieht sich auf die Welt, in der wir leben. Wenn Nitsch Darstellern die Augen verbindet, werden diese in einen Zustand vollkommener Passivität versetzt. Sie sind blind. Rembrandts Blinde dagegen sind Sehende. Sein *blinder Homer* (*Der blinde Homer beim Diktieren*, 1663, Mauritshuis, Den Haag) vermag zu sehen, was kein anderer zu sehen vermöchte. Das Orgien-Mysterien-Theater ist Ausdruck einer zutiefst österreichischen Bildtradtion. Viele Texte österreichischer Nachkriegsautoren (wie beispielsweise Peter Turrini oder Josef Winkler) bewegen sich zwischen den beiden Bezugspunkten Sauschlachten und Ministrantenspiel. Während andere solche Bezüge längst hinter sich gelassen haben, hat Nitsch diese Beschäftigung zu seiner Disziplin erhoben. Ein Gegenstück ist die *Weltmaschine* des Bauern Franz Gsellmann, der, obwohl er mit der Welt des Sauschlachtens bestens vertraut war, ein halbes Leben damit zubrachte, eine Maschine zu konstruieren, die trotz ihres hohen Stromverbrauchs nichts produzierte. Gsellmann arbeitete vollkommen abgeschirmt von allen Blicken des Kunstbetriebs. Christoph Ransmayr beschrieb seine Weltmaschine in knappster Form: »Sie bewegt sich zwar, aber sie treibt nichts an und nichts fort. Sie flimmert und leuchtet. Aber sie erzeugt kein Licht. Und schließlich tönt sie und singt. Aber keine Lieder.« Im Zeitalter des elektrischen Stroms das Opferritual zu inszenieren, bleibt zwangsläufig eine befremdliche Vorstellung. Da ist es naheliegender, sich mit Kippschaltern zu beschäftigen, mit deren Hilfe Bewegungsabläufe von Maschinen in Gang gesetzt werden können. Franz Gsellmann war dem Mysterienspiel näher als es Hermann Nitsch je sein könnte. Ohne Zweifel war er davon überzeugt, daß seine Maschine ein Herz hat, und zwar sein eigenes.

13. SEHEN, TÖTEN, ZU NEUEM LEBEN ERWECKEN

»Du hast Futter für meinen Hund gekauft. Was hast du denn gedacht, was in den Büchsen drin ist?«
»Ich kann's nicht hören!«
»Nichts auf der Welt kann leben, ohne daß etwas anderes stirbt.«
»Hör auf!« [...]
»Roslyn, auch ein guter Mensch kann töten.«
»Nein, das kann er nicht.«

John Huston, *Misfits*

Die zwanghafte Ordnung der Tafel suchte förmlich nach entlastenden Projektionsflächen. Eine fand sich im Naturforscher, der die afrikanischen Steppen durchstreift, sich, bedroht von wilden Tieren, durch feuchte Urwälder kämpft. Die Bücher, mit denen Naturforscher damals ein begieriges Publikum bedienten, wirken heute langweilig. Wie Kochbücher erreichten sie hohe Auflagen. Sie sind aber immer dort spannend, wo Brüche offensichtlich werden, etwa wenn dem Naturforscher, Jäger und Afrikareisenden Carl Georg Schillings in der unübersichtlichen ostafrikanischen Steppe eine Ballonfahrt über Berlin einfällt. Wer würde es sich nicht wünschen, ohne Anstrengung in einem Ballon dahinzuschweben, wenn hohes Gras und Gestrüpp nur ein langsames Fortkommen ermöglichen: »Endlos dehnt sich die steinerne Wüste nach allen Seiten, und grenzenlos schweift der Blick in die sich in Dunst und Nebel verlierende Weite ... Ein steinernes ödes Meer, so weit das Auge reicht! Aber es ist nicht die afrikanische Steppe und Wüste, die uns zu Füßen liegt, während wir in diesem Augenblicke hundert, im nächsten dreihundert und mehr Meter über den Erdboden uns erheben. Es ist das Häusermeer der Hauptstadt des Deutschen Reiches ... Nach wenigen Augenblicken erfaßt das Auge die Grenzen der Riesenstadt und scheinbar wie im Traume entschwindet das eben Geschaute unseren Blicken. Unmerklich von einer Brise getragen, schwebt unser Luftschiff der Ostsee zu ... Ein seltsames Gefühl, hier inmitten der flachen Mark von hoher Warte herab einen Fernblick auf die unzähligen dort wimmelnden Menschlein herab zu genießen, einen Fernblick, wie er nur wenigen jener Sterblichen, so alt auch die Erde ist, bisher zuteil ward. Die Stadt, das Leben und Treiben der Menschen liegt hinter uns, das Brausen und Tönen, jene seltsame Sprache dieses steinernen Meeres ist verklungen. Es beginnt eine lange Fahrt, nur wenige hundert Fuß über dem Erdboden. Das Schleiftau ist ausgeworfen, und bevor wir, die Wolkenbänke durchsegelnd, uns bis zur Höhe von neuntausend Fuß über die Erde erheben, haben wir Muße und Zeit, alles, was da ›kreucht und fleucht‹, aus der Vogelperspektive zu beobachten! Welcher Überblick über Wald und Feld! Grasende Pferde auf den Koppeln, die wir überfliegen, weidendes Vieh gibt mir einen Augenblick die Illusion der afrikanischen wildbesäten Steppe. Das Auge, wieder und wieder durch all das Geschaute gefesselt, vermag kaum all die Einzelheiten zu fassen. Jetzt geht die Fahrt über endlose Heideflächen dahin, über Brüche und Wälder. Das durch unser Schleiftau aufgeschreckte flüchtige Rotwild äugte mit Erstaunen hinauf und lugte nach dem fremden Ungeheuer, nicht wissend, wie es sich in seiner Flucht vor dieser neuen drohenden Erscheinung zu verhalten habe.«[129]

Wer im Ballon fährt, bewegt sich ohne eigene Anstrengung. Fast endlos scheint sich die Welt auszudehnen. Die Vogelperspektive des Ballons gewährt Überblick. Nicht länger verschwimmt der Jäger mit der Landschaft. Er schwebt über ihr, was eine klare Trennung zwischen der beobachteten Welt und dem Ort der Beobachtung erlaubt. In unübersichtlichem Gelände oder im hohen Gras der Steppe lassen sich selbst große Tiere übersehen. Viele Tiere, unabhängig davon, ob sie zu den Jägern oder den Gejagten zählen, haben Farbe und Zeichnung jener Umgebung angepaßt, in der sie leben. So verschwimmen sie mit der Umgebung. Dem menschlichen Jäger, der sich mehr mit seinen Augen als mit seinem Geruchsinn oder Gehör orientiert, muß es gelingen, das gesuchte Objekt von seinem Hintergrund zu lösen. In den Zeitungen der fünfziger Jahre fanden sich noch Suchbilder. Durch Drehen und Wenden des Blattes ließ sich in den scheinbar wirren und zufälligen Strichen ein versteckter Jäger, ein Reh oder ein Hase erkennen. Wie in solchen Suchbildern gleichermaßen nach dem Reh wie dem Jäger gesucht werden konnte, waren die Übergänge zwischen den beobachteten Tieren und Menschen für die Afrikareisenden des neunzehnten Jahrhunderts fließend. Wie die Tiere schienen auch die Eingeborenen mit der Umgebung zu verschwimmen und Bestandteil der Landschaft zu sein. Schillings erklärt dies am Beispiel einer Gruppe von Frauen in einer Oase, deren Körper sich nur undeutlich von den Bananenstauden im Hintergrund abheben. Auch der Jäger sucht sich zu tarnen. Er kleidet sich mit Stoffen, deren Farbe der Umgebung entspricht – das Grün den dunklen Fichtenwäldern der Alpen, das Khakibraun der Steppe, der weiße Anzug der Winterlandschaft oder der Polarregion. Schillings erwähnt eine Naturforscherversammlung, bei der von militärärztlicher Seite die Berücksichtigung der Gesetze der Mimikry in bezug auf die Uniformierung wärmstens empfohlen wurde.[130]

Auf welche Entfernung ein Gegenstand für das menschliche Auge gerade noch sichtbar sein kann, hängt nicht allein von seiner Größe ab. Versuche früherer Jahrhunderte, dafür eine Formel zu finden, führten zu keinem brauchbaren Ergebnis. Einerseits verfügt das Auge über sehr unterschiedliche Sehleistungen. Andererseits ist neben den Lichtverhältnissen auch der Hintergrund oder das Umfeld des Objektes von Bedeutung. Eine winzige Mücke auf einer weißen Wand in einem hellerleuchteten Raum ist für unser Auge noch in der Entfernung von einigen Metern zu sehen. Selbst in geringerer Distanz läßt sich ein großer Nachtfalter übersehen, dessen Farbe und Zeichnung der Rinde entspricht, auf die er sich niedergelassen hat. Leichter fällt ins Auge, was sich bewegt. Schillings entdeckt während seiner Ballonfahrt Rehe und Hirsche dann, wenn sie vor dem bedrohlichen Schatten des träge über ihnen schwebenden Ballons fliehen. Allerdings wird aus der Perspektive des Ballons das, was weit unten sichtbar ist, unwirklich. In diesem Fernblick verwandeln sich die Menschen in »Menschlein«, die Tiere werden so klein, daß sie wie Insekten erscheinen. Das Sichtbare rückt in die Nähe der Traumerfahrung. Es ist eine Art gekippte Wirklichkeit. Der Ballonfahrer Schillings leidet unter der Vielfalt der Erscheinungen, »denn das Auge, gefesselt durch all das Geschaute, vermag kaum all die Einzelheiten zu fassen«. Es gilt also, einzelnes ins Bild zu rücken, zu fokussieren und von seinem Hintergrund zu lösen. Dies geschieht mit Hilfe des Fernrohrs, das als Beobachtungsinstrument auch bei der Jagd verwendet wird.

Das Zielfernrohr erlaubt eine sichere Plattform, von der aus ein Tier beobachtet oder auf dieses geschossen werden kann, den Ansitz, den Abhang oder – wie im folgenden Beispiel – ein Boot: »Auf einer Schlammbank lag wirklich ein ungeheuer großes Krokodil. Aber die Entfernung quer über den Fluß betrug beträchtlich mehr als dreihundert Meter. [...] Die Sonne stand hoch am Himmel, als ich endlich die Beine aus dem Moskitonetz heraussteckte. Die Augen noch voller Schlaf griff ich nach dem Feldstecher. Bei Abu Markúb, – dort lag das Krokodil noch an derselben Stelle. Sicher war es fünf Meter lang. [...] Miß einmal fünf Meter in deinem Zimmer ab und sieh sie dir von der Seite an. Und doch war es nicht seine Länge, die in die Augen fiel, sondern seine Stärke. [...] Ich sah die Büchse an und ging. Wenn der weiße Mann unter den Augen des Schwarzen schießt, so muß er immer treffen, das gehört zu den Pflichten gegenüber dem Prestige der weißen Rasse. Doch als ich in die Dunkelkammer kam und in einer Kiste nach ein paar Werkzeugen kramte, fiel mir eine neue Art Zielfernrohr in die Hände, das noch in letzter Minute vor meiner Abreise von Zeiss gekommen und dort verpackt war. Die Neugierde übermannte mich, und gleichzeitig kann ich nicht leugnen, daß ich immer mehr in Wut geriet, wenn ich an den dösenden Menschenfresser

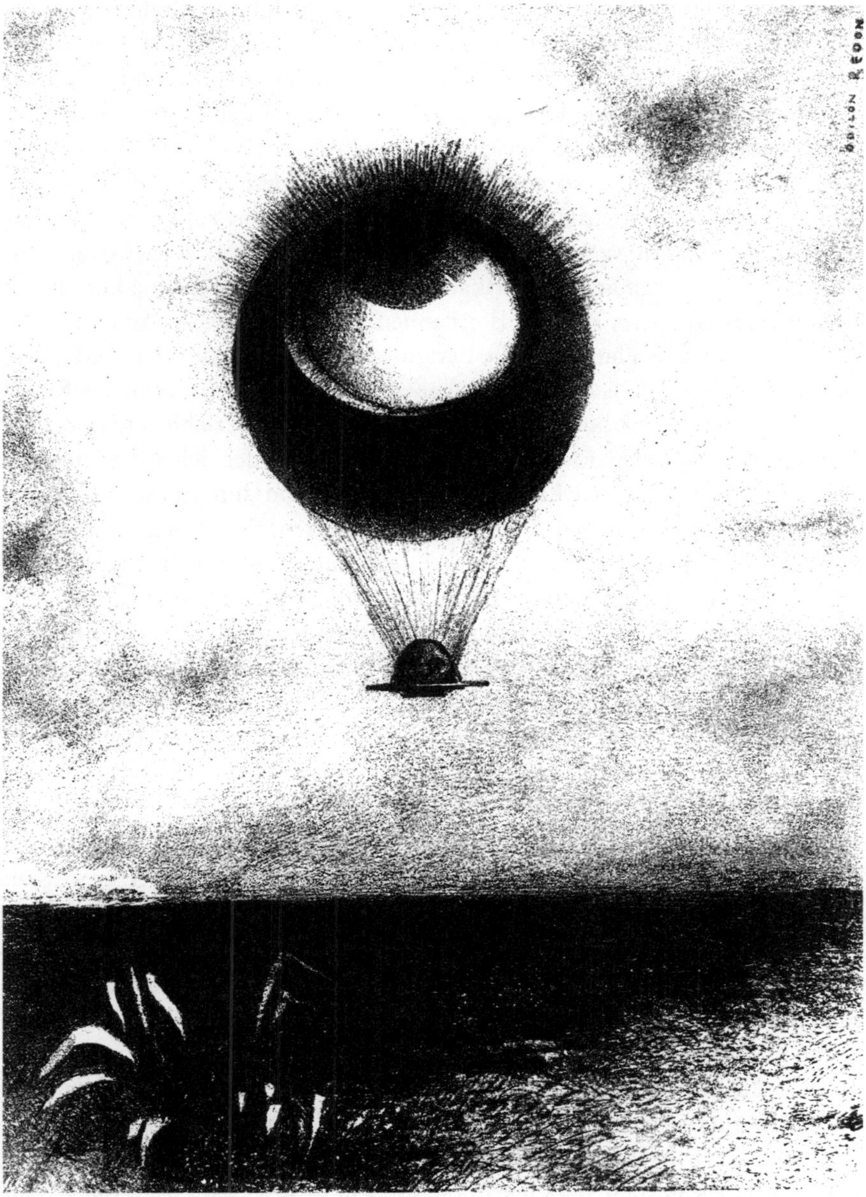

ABB. 55 Ein Augapfel als Ballon, der das Haupt des Johannes mit sich fortträgt.
Odilon Redon (1840-1916), Lithographie.

dachte, der dort draußen lag und uns anglotzte, als ob nichts in der Welt ihm etwas anhaben könnte. Ich ging mit dem optischen Instrument in der Hand hinaus, um seine Konstruktion zu untersuchen. Ich habe eine ganze Reihe von Zielfernrohren für meine rasanten Waffen, doch habe ich nie besonders gern mit ihnen geschossen. Dies war sehr lichtstark und verschieden einzustellen. Mit wohlbegründeten Bedenken spannte ich es auf die kleine Achtmillimeterbüchse, für die Otto Bock in Berlin es mir gebaut hatte, und lud eine Patrone. Dann schielte ich nach den Schwarzen. [...] Drüben lag das Ungeheuer immer noch so aufgequollen. Dreihundert Meter, dreihundertundfünfzig. Ich konnte die neue Einstellung des Zielfernrohres auf die Entfernung nicht richtig verstehen, begnügte mich aber damit, wie es eingestellt war, und legte es fest auf der Bettkante auf. In der Vergrößerung konnte ich wirklich das Auge des Krokodils erkennen. Dann krachte der Schuß.«[131]

Da das Boot als Plattform, die Bettkante als Auflage, dort das Schußfeld mit dem Krokodil. Das Boot ist ein Außenposten der Zivilisation, das Reptil auf der Schlammbank buchstäbliche Verkörperung des Trieblebens. Dort ein dösender aufgequollener Menschenfresser, hier einer, der sich erregt, obwohl das Objekt seiner Wut nicht die geringste Notiz von ihm nimmt. Das Auge des ins Visier genommenen Tieres kann nur glotzen. Es vermag das tödliche Auge seines Gegenübers nicht zu erkennen. Zum Zielfernrohr fügt sich die photographische Ausrüstung, die bereits früh zur Grundausstattung der Naturforscher zählte. Oft überlagerte sich die photographische Dokumentation mit dem Töten selbst. Eines von Schillings Büchern trägt den bezeichnenden Titel *Mit Blitzlicht und Büchse*. Schillings, selbst als Photograph ausgebildet, fertigte eine Unzahl von Tierstudien an. Meist photographierte er Tiere, die er eben erlegt hatte. So konnten ihn etwa die unterschiedlichen Ausprägungen der Hörner beim Nashorn beschäftigen. Er machte Blitzlichtaufnahmen von wilden Tieren, unter anderem von mehreren Löwen, die einen Esel reißen. Damit konnte er die Streitfrage lösen, wie der Löwe sein Opfer schlägt. Betrachtet man die Abbildungen, dann sieht man den Strick, mit dem der Esel an einem Baum festgebunden wurde. Die Löwen wurden also vor die Linse gelockt. Schillings photographierte nicht einfach Löwen, sondern er photographierte gleichzeitig den kalkulierten Tod eines Tieres.

In den Reiseerinnerungen der Naturforscher, läßt man einmal jene publikumswirksamen Anekdoten außer acht, in denen ein angreifender Elefantenbulle oder ein Nashorn erst im letzten Augenblick zusammenbricht, erfahren wir nichts über den Schrecken des Tötens. Selten wird der Tod eines Tieres, sein langsames Sterben, detailliert beschrieben. »Am 31. August erblickte ich den größten und höchsten Elefanten, welchen ich jemals gesehen. Er stand, mit der Seite sich mir zuwendend, in einer Entfernung von ungefähr andert-

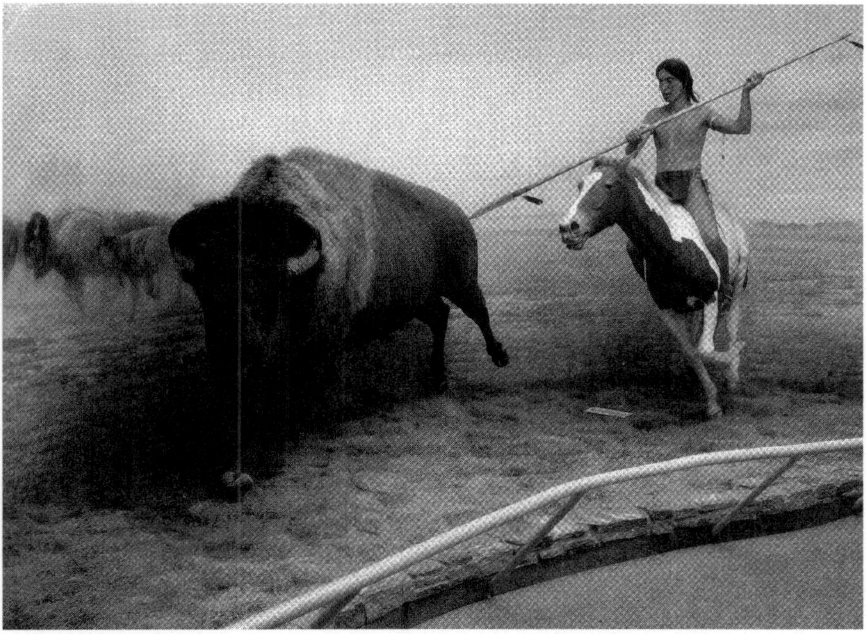

ABB. 56 Der Primitive bildet zwar eine Brücke zwischen dem Betrachter und der Tierwelt, gleichzeitig ist er jedoch klar den Tieren zugeordnet. *Bisonjagd mit Prärieindianer,* Übersee-Museum, Bremen. Postkarte 1999.

halb hundert Schritten vor mir. Ich machte Halt, schoß in die Schulter und bekam ihn durch diesen einzigen Schuß in meine Gewalt. Die Kugel hatte ihn hoch in das Schulterblatt getroffen und auf der Stelle gelähmt. Ich beschloß, eine kurze Zeit der Betrachtung dieses stattlichen Elefanten zu widmen, ehe ich ihm vollends den Rest gab. Es war in der That ein gewaltiger Anblick, den er mir bot. Ich fühlte mich als Herr der grenzenlosen Wälder, welche eine unaussprechlich edle und ansprechende Jagd ermöglichen. Nachdem ich den Elefanten eine Zeitlang bewundert, beschloß ich, einige Versuche anzustellen, um die verwundbarsten Punkte des Thieres kennen zu lernen. Ich näherte mich ihm auf ganz kurze Entfernung und feuerte mehrere Kugeln auf verschiedene Theile seines ungeheuren Schädels ab. Bei jedem Schusse neigte er gleichsam grüßend seinen Kopf nieder und berührte dann mit dem Rüssel seltsam und eigenthümlich sanft die Wunde. Ich war verwundert und wurde wirklich von Mitleid ergriffen, als ich sah, daß das edle Thier sein Schicksal, seine Leiden mit so würdevoller Fassung ertrug, und beschloß, der Sache so schnell als möglich ein Ende zu machen. Deshalb eröffnete ich das Feuer auf ihn an einer geeigneteren Stelle. Ich gab ihm nach einander sechs Schüsse aus meiner Doppelbüchse hinter die Schulter, welche zuletzt tödtlich sein mußten, im Anfange aber keine unmittelbare Wirkung zur Folge zu haben schienen. Hierauf feuerte ich drei Kugeln aus dem holländischen Sechspfünder auf dieselbe Stelle. Jetzt rannen ihm große Thränen aus den Augen; er öffnete diese langsam und schloß sie wieder. Sein gewaltiger Leib zitterte krampfhaft; er neigte sich auf die Seite und verendete.«[132] Brehm zitiert diese Beschreibung zwar, um darauf hinzuweisen, wie grausam manche (die Engländer) die Elefantenjagd betrieben. Brehms Mitgefühl mit Tieren hielt sich in Grenzen. So konnte er in einem Wutanfall etwa eine Hyäne erschlagen, die sich seinen Zähmungsversuchen widersetzte.

In den afrikanischen Steppen oder in Indien gab es keinen Mangel an Tieren. Wie Schießbudenfiguren schienen sie sich dem Abschuß darzubieten. Es spielte keine große Rolle, ob ein Tier tödlich getroffen wurde oder nicht. Da jedoch viele Leser solcher Bücher Tieren, insbesondere denjenigen, die wie der Elefant als edel galten, Empfindungsfähigkeit zugestanden, mußte das rohe Verhalten als Experiment beschrieben werden – als Experiment, das dazu dienen soll, den Wissensstand über eine bestimmte Tierart zu erweitern. Unübersehbar brechen sich in dieser Beschreibung Lust und Größenphantasien. Es ist nicht irgendein Elefant, sondern der größte und höchste, einer mit einem ungeheuren Schädel. Er bildet das tierische Gegenstück des Jägers, der sich als Herr der grenzenlosen Wälder fühlt. Nur das langsame Töten läßt die eigene Überlegenheit vollkommen auskosten. Beobachtung setzt sichere Distanz voraus, ganz gleich, ob es um den beeindruckenden oder gewaltigen Anblick geht oder um das Registrieren verschiedener Reaktionen auf bestimmte Reize. Der Elefant hebt und senkt traurig seinen Kopf und tastet mit seinem Rüsseln nach den Wunden. Große Tränen rinnen aus seinen Augen, deren Lider sich langsam öffnen und schließen. Ohne Gewehr und Fernrohr wären solche Beobachtungen undenkbar. Keiner der Jäger, die Elefanten noch mit Speeren töteten, vermochte im Sterben eines solchen Tieres einen gewaltigen Anblick zu sehen.

João Guimarães Rosas Erzählung *Mein Onkel der Jaguar* bildet das extreme Gegenstück zu den Geschichten europäischer Trophäensammler.[133] Ein Indiojäger, der im Auftrag eines Großgrundbesitzers Jaguare abschießt, verliebt sich in das Jaguarweibchen Maria-Maria und gerät so in einen unlösbaren Konflikt. Während sich das Tier beim Trophäensammler von seinem Hintergrund ablösen muß, begibt sich dieser Indio selbst in die Welt seiner Beutetiere. In einem gewissen Sinn schlüpft er in die Haut eines Jaguars. Er sieht den Wald, den Strauch, den Busch, die Indifferenz der Schatten mit dessen Augen. Je länger er jagt, je sicherer er tötet, umso unschärfer wird allerdings die Grenze zwischen ihm und den Großkatzen. Während die Na-

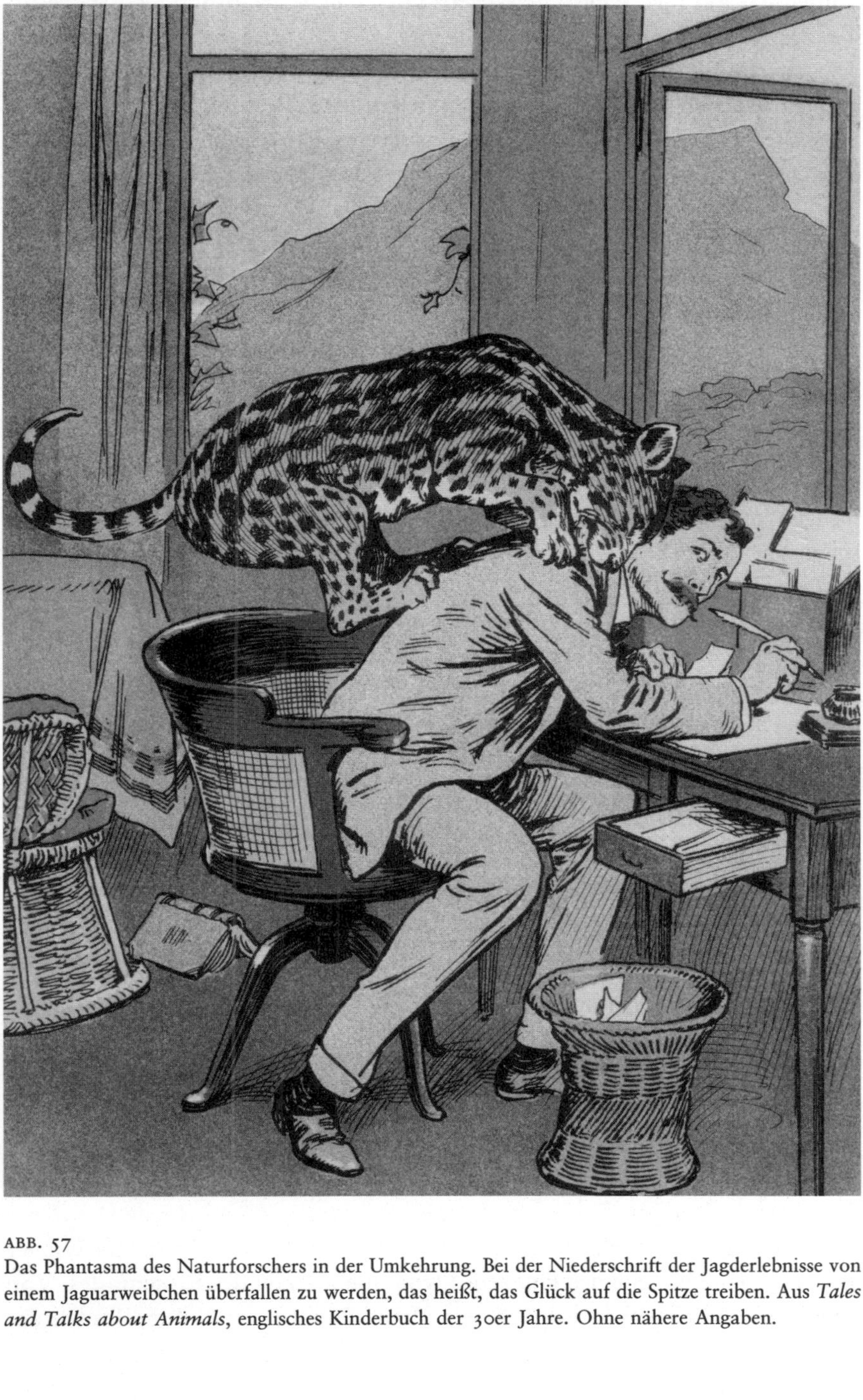

ABB. 57
Das Phantasma des Naturforschers in der Umkehrung. Bei der Niederschrift der Jagderlebnisse von einem Jaguarweibchen überfallen zu werden, das heißt, das Glück auf die Spitze treiben. Aus *Tales and Talks about Animals*, englisches Kinderbuch der 30er Jahre. Ohne nähere Angaben.

turforscher klassifizieren, lernt er sämtliche Tiere so gut kennen, daß er schließlich um ihre kleinsten Wesensunterschiede weiß und sich selbst als Teil ihres Verwandtschaftsgefüges erlebt. Auf die Seite der Jaguare gewechselt, überfällt der Indio in der trügerischen Erscheinung eines Menschen diejenigen, die sich gleich ihm in die Steppe zurückgezogen haben. Er tötet und zerreißt sie. Die Vorstellung solcher Vermischungen war den Naturforschern des neunzehnten Jahrhunderts vollkommen fremd. Bei den von ihnen gejagten Tieren handelte es sich bestenfalls um lebende Bilder, die es in die große Enzyklopädie animalischer Erscheinungsformen einzufügen galt.

Im neunzehnten Jahrhundert wurde kaum darüber nachgedacht, wie technische Sehhilfen unsere Wahrnehmung bestimmen. Wer sich eines Fernrohres bediente, versuchte bestimmte Objekte ausfindig zu machen oder diese besser betrachten zu können. Tatsächlich handelte es sich um eine völlig neue Art des Sehens. Noch heute denken viele Menschen, ein Fernrohr diene ähnlich wie ein Mikroskop dazu, einen Gegenstand zu vergrößern. Seine wichtigste Funktion besteht jedoch darin, einzelnes aus der Vielfalt der Erscheinungen zu isolieren, den Gegenstand der Betrachtung, auch dann, wenn er scheinbar in die Nähe gerückt wird, konsequent vom Betrachter zu trennen. Erst die Bombenabwürfe des Zweiten Weltkrieges haben dies bewußt gemacht. Mochten sich die Piloten während des Flugs selbst in Gefahr befinden, so saßen sie doch in einem Raum, der nur schwer an den Tod oder die Verstümmelung von Menschen denken ließ. Nach dem Ende des Krieges begann das Kino, diese Irritation zu reflektieren. In John Hustons *Misfits* findet sich eine merkwürdige Autofahrt.[134] Auf dem Rücksitz Roslyn, am Steuer der betrunkene Guido: »Keine Angst, keine Angst meine Freundin. Ich hab' noch nie Menschen umgebracht, die ich kenne. [...] Wir sind alle Bombenschützen, die blind abwerfen. Wir bringen alle Menschen um, die wir nie gesehen haben. Ich hab' im Krieg neun Städte bombardiert, ich hab' dabei viel Geschirr zerschlagen, aber ich hab' das nie gesehen. Denken Sie an all die Puppenwagen, und an die Briefträger und all die kleinen Hunde, die dabei draufgegangen sind. Wissen Sie Mädchen, wenn man eine Bombe abwirft, das ist so, als wenn man lauter Lügen erzählt. Das bringt alles zum Schweigen. Nach einer gewissen Zeit hört man nichts mehr und sieht auch nichts mehr. Nicht mal seine eigene Frau. Und jetzt zum Unterschied sehe ich Sie [...]« Die Entfernung läßt keine wirkliche Empfindung zu. Die Betätigung eines Knopfes, mag die Fracht noch so tödliche Folgen haben, findet ihre Entsprechung in Zahlen und Trefferquoten. In Carol Reeds *Der dritte Mann* begegnen sich Harry Lime und sein Freund Holly Martins im Wiener Prater.[135] An die Stelle des Flugzeugs tritt eine Gondel des Riesenrades. Von oben sehen die Menschen unten wie kleine Punkte aus und die Buden des

Praters wie Spielzeuge. Holly: »Hast Du schon mal eins von deinen unschuldigen Opfern gesehen?« Harry: »Zugegeben, das Ganze ist nicht sehr schön, aber [...] Opfer, was für ein Wort! Sieh mal da hinunter. Würde es dir leid tun, wenn einer von diesen Punkten für immer aufhören würde, sich zu bewegen? Wenn ich dir zwanzigtausend Pfund für jeden krepierten Punkt bieten würde, würdest du die zurückweisen oder würdest du ja sagen?« Die Entfernung scheint alles in Material und Masse zu verwandeln. Der unbeteiligte Blick setzt nicht nur Distanz voraus, sondern vor allem Bewegung. Nicht zufällig läßt John Huston Guido gerade im Auto über seine Erfahrungen als Pilot eines Bombenflugzeuges sprechen. Nicht zufällig wählt Orson Welles das Riesenrad, um die Gesetze des Mitgefühls abzuhandeln. Das Riesenrad, der Ballon, das Flugzeug, das Schiff oder das Auto sind bewegliche Plattformen des Auges. In der afrikanischen Großwildjagd wurden die Vorteile des Autos früh entdeckt.

Wurde das Tier wie auf einem Präsentierteller geschossen, so wurde es als totes Objekt erst wirklich ins Bild gerückt. Der Naturforscher, der ein beachtliches Tier erlegt, erhebt sich angesichts des daliegenden Kadavers über das vormals bedrohliche Tier. Er posiert vor seinem Beutestück. Um die Wirkung zu steigern, bringt er es in Position, etwa dadurch, indem er den Kopf des Tieres aufrichtet. Blut und klaffende Wunden wirken dabei störend. Anschließend wird das Gehörn des stattlichen Büffels abgetrennt. Dem Elefanten werden die Stoßzähne ausgebrochen, anderen Tieren wird der Balg abgezogen. Bei Stücken, die für naturkundliche Sammlungen bestimmt sind, ist entsprechend sorgsam vorzugehen. Schließlich werden die verwertbaren Teile der Kadaver von Trägern zu Sammelstellen transportiert, um von dort aus nach Europa verschickt zu werden. Der größte Teil bleibt jedoch als Nahrung für Aasgeier und Hyänen zurück.

Schillings begann als Tierpräparator. Später, als er sich als Naturforscher und Photograph verstand, begleitete ihn auf seinen Afrikareisen ein Tierpräparator. Seine Leidenschaft bestand darin, Tiere, sofern sie nicht lebendig gefangen und nach Europa transportiert werden konnten, auszustopfen, um sie in Dioramen zu neuem Leben zu erwecken. »Es gilt zu beobachten und zu erforschen; es gilt von dem ungeheuren, oft nutzlos verschwendeten Material kleine Teile zusammenzutragen, um sie im Dienste der Spezialwissenschaften zu verwenden und um sie jedermann behufs Anschauung und näherer Kenntnisnahme zugänglich zu machen. Es gilt große, planmäßig angelegte Sammlungen zu veranstalten, um aller Orten möglichst viel Material zu wissenschaftlichen und Unterrichtszwecken zu retten, solange es noch zu retten ist. [...] Das Ausland, Amerika zum Beispiel, geht uns da mit glänzendem Beispiel voran. Dort entstehen Schausammlungen, so herrlich, so schön und

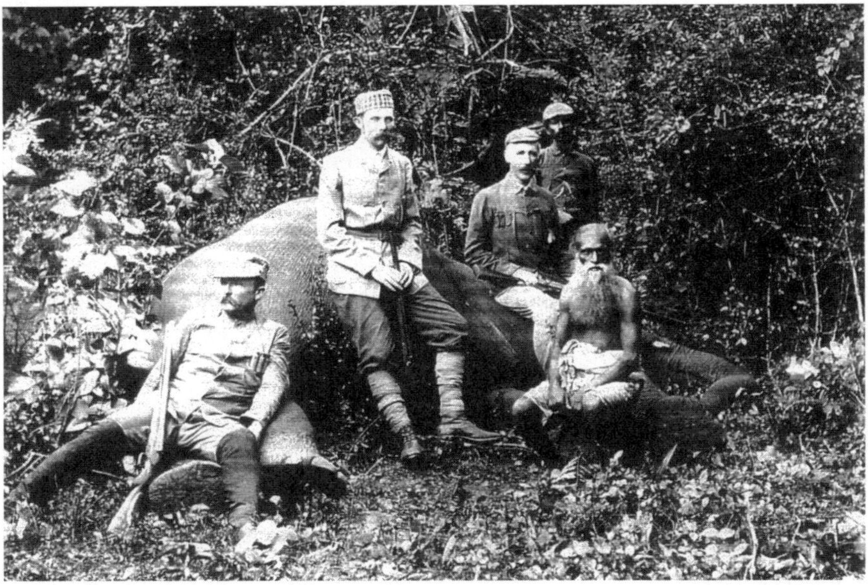

ABB. 58 Erzherzog Franz Ferdinand mit Jagdbegleitern vor seinem ersten Elefanten. Während der riesige Kadaver zur Sitzgelegenheit wird, fügt sich der Eingeborene wie ein Fremdkörper ins Bild. *Meine Reise um die Erde. 100 Jahre Weltreise des Thronfolgers*, Sonderausstellung Schloß Artstetten, Katalog 1993.

groß angelegte Tierpanoramen, daß sie Liebe zur Natur in jedes Beschauers Herz entzünden müssen.«[136] Vorbild solcher Sammlungen waren die Zoos und Tierschauen des neunzehnten Jahrhunderts, in denen »die Tierwelt in einer ihr entsprechenden Umgebung, sowohl im systematischen wie im zoogeographischen und ethnologischen Sinn – soweit ein Konnex oder eine Symbiose gewisser Tiere mit dem Menschen anzunehmen ist, – zur Anschauung gebracht [werden]. Da sehen wir die aussterbenden Wildrinder, in ihrer Eigenart in streng naturgetreu und künstlerisch angepaßten Gehegen und Behausungen, so den mit Gold kaum mehr aufzuwiegenden amerikanischen Bison in einer Umgebung, die uns an den ebenfalls untergehenden nordamerikanischen Indianer erinnert. Das Straußenhaus führt uns ins Land der Pharaonen, dessen Charaktertier einst der Strauß so gut war, wie Ichneumon, Krokodil und Nilpferd. – Die Welt der Nagetiere aber wird uns in einer innig dem deutschen Tiermärchen des Mittelalters gerecht werdenden, poesievollen Umgebung nahe gebracht, die in ganz anderer Weise auf das Gemüt, namentlich der heranwachsenden Generation einzuwirken vermag, wie dies eine starr reglementierende Zurschaustellung vermöchte.«[137] Aufgrund der kurzen Lebensdauer der gefangenen und nach Europa geschickten Tiere könnten die Tiergärten ihre Aufgabe nur erfüllen, solange es ihnen gelänge, ihre Bestände immer wieder zu erneuern. Da jedoch einzelne Arten schwierig zu beschaffen und manche Tiere vom Aussterben bedroht seien, empfehle es sich, wissenschaftliche Sammlungen mit konservierten Tieren anzulegen.

In solchen Mausoleen der Tierwelt ist jede Bewegung eingefroren, dafür kann der Betrachter sehr nah an das Glas herantreten und gefahrlos in den Rachen eines Leoparden blicken, der gerade eine Gazelle schlägt. Der Besucher soll nicht einzelne ausgestopfte Tiere sehen, sondern Gruppen taxidermistischer Meisterstücke, die das Leben und Treiben der einzelnen Arten möglichst anschaulich zeigen. Jedes dieser Exemplare soll dabei »naturgetreu« seinen Idealtypus verkörpern. Das Flußpferd soll aussehen wie ein Flußpferd und nicht an eine riesige Leberwurst erinnern. Je lebendiger die präparierten Tiere wirken, als umso schöner gelten sie. Wie in einem Standbild scheint die Zeit angehalten, so als könnte das Tier jeden Augenblick wieder in Bewegung übergehen, den Sprung fortsetzen, mit dem Schwanz schlagen, sich aufrichten oder zubeißen. Im besten Fall sind die ausgestopften Tiere in

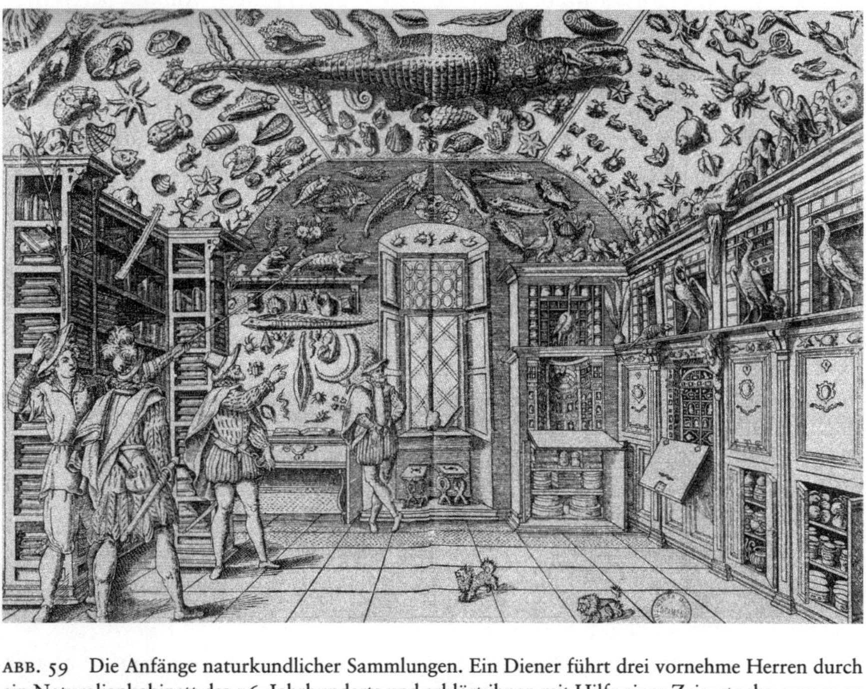

ABB. 59 Die Anfänge naturkundlicher Sammlungen. Ein Diener führt drei vornehme Herren durch ein Naturalienkabinett des 16. Jahrhunderts und erklärt ihnen mit Hilfe eines Zeigestocks, was es zu sehen gibt. Das Untere hat sich nach oben gekehrt, die Tiere des Wassers befinden sich, so als würde sich dieses spiegeln, an der Decke des Raumes. Frontispiz aus *Dell'historia naturale di Ferrante Imperato Napolitano libri XXVIII*, Neapel 1599.

Bewegung, im Sprung oder auf der Flucht. Aber der Tiger hat seinen Rachen nur aufgerissen, um ihn nie wieder zu schließen. So wird versucht, den Mangel an Leben zu kompensieren. Alles scheint der Realität zu entsprechen, und doch ist alles nur simuliert. Die Dioramen der taxidermistischen Meisterstükke zeigen eine Wirklichkeit, die es trotz aller Detailtreue gerade nicht gibt oder geben kann. Die inszenierten Landschaften haben ebensowenig mit wirklichen Landschaften zu tun wie die Tiere mit jenen Tieren, die sie repräsentieren. Draht, Gips, Farbe, Licht. Das Diorama war wie die bürgerliche Tafel den Gesetzen der Präsentation verpflichtet. Während die Ordnung der Tafel durch die Essenden rasch zerstört wurde, ließ sich der Besucher einer naturkundlichen Sammlung von einem Guckkasten zum nächsten drängen, und zwar noch ehe er das, was er gerade sah, genau betrachten konnte.

Die gefüllten Schaustücke der bürgerlichen Tafel des neunzehnten Jahrhunderts waren, auch wenn man sich die lange Geschichte der Eßgemeinschaft vor Augen hält, nicht ohne die vielen Präparate denkbar, die es in naturkundlichen Museen zu sehen gab. Auch ein gefülltes Ferkel ist letztlich ein Präparat, muß hergerichtet, in ein Gericht verwandelt werden. Wollte man ein Krokodil ausstopfen, so wurde es vor dem Häuten von der Schwanzspitze bis zur Kehle aufgeschnitten. Dies geschah in der Regel unmittelbar nach dem Erlegen. In der folgenden Prozedur wurde das Krokodil weniger gehäutet als von innen ausgehöhlt. Waren endlich die Beine entfernt, wurde der Balg umgestülpt, um die letzten Fleischreste abzuschaben und zu entfernen. Dabei war besonders darauf zu achten, die Augenlider nicht zu verletzen. Hatte die Haut ihren Bestimmungsort erreicht, wurde diese in einem umständlichen Verfahren über einen künstlichen Körper aus Draht, Holzwolle, Gips oder anderen Materialien gezogen. Fehlendes Volumen ließ sich mit Hilfe von Ton ausgleichen. Nahtstellen wurden kaschiert, Runzeln und Hautfalten nachmodelliert. Wie beim Schaustück der Tafel wurde auch der Oberfläche des Präparats größte Beachtung geschenkt. Beim Ferkel war während des Bratvorgangs sorgsam darauf zu achten, alle aus dem Inneren austretenden Tropfen abzutupfen. Sonst drohte die Haut unschöne Blasen zu werfen. Um eine glänzende Oberfläche zu erreichen, bestrich man das Bratenstück wiederholt mit Honig oder auch Bier. Abstehende Körperteile wie den Schwanz oder die Ohren sollten mit Papier bedeckt sein, um ein Verbrennen zu verhindern. Die Haut des ausgestopften Krokodils wurde dagegen mit Zaponlack zum Glänzen gebracht.

Um ein Präparat möglichst lebendig erscheinen zu lassen, mußte es mit Augen ausgestattet werden. Die Lebendigkeit der Maschinenmenschen des frühen neunzehnten Jahrhunderts wurde ebenfalls vor allem an den Augen gemessen. Während sich beim Ferkel die Augen durch Mandeln, Rosinen,

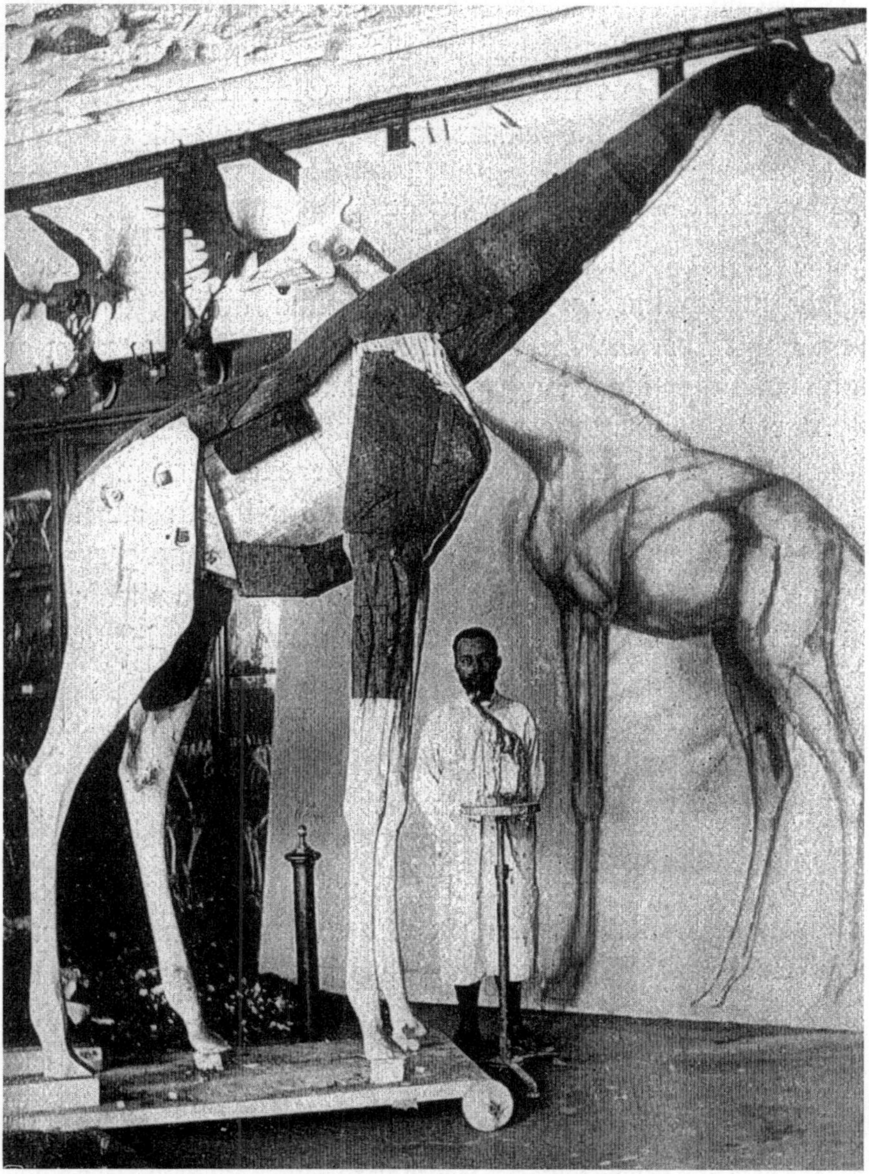

ABB. 60 Simulation erfordert einen großen Aufwand, die verwendeten Materialien sind jedoch denkbar einfach. »Aus dieser Abbildung erhellt sich die große Schwierigkeit der ›Wiederbelebung‹ einer Giraffe …« Carl Georg Schillings, *Der Zauber des Elelescho*, Leipzig 1906.

Kastanien oder Kartoffeln ersetzen lassen, setzt man ausgestopften Tieren Glasaugen ein. Glasaugen deuten am ehesten ein Innenleben an, obwohl dieses nur aus Holz, Gips, Stroh, Drahtgeflechten oder ähnlichen Materialien besteht. Augen sind die Fenster des Körpers. Durch die Betonung der Augen wird ein antwortender Blick phantasiert. »Im Museum ist [dieser Blick] – *naturgemäß* – glasig, manchmal scheinen die Augen der Tiere unnatürlich weit aufgerissen, oft aber blicken sie nur stier vor sich hin. Es gibt hier nichts zu sehen, also ist alles, was diese künstlichen Augen tun können, den Blick der Museumsbesucher unverzüglich zurückzuwerfen. Sie apportieren ihn wie brave Haustiere. So kommen die neugierig oder auch bang auf die aufgeputzten Bälge gerichteten Blicke unverrichteter Dinge zurück, sie mögen noch die Glaswände durchdringen, aber nicht mehr die präparierten Hüllen. Was sehen wir in diesem Museum dann? Wo ist der Geist der Tiere geblieben? Sollte er hier irgendwo anzutreffen sein, zwischen all dem gnadenlosen Sammlerfleiß und der steifen, dem wissenschaftlichen Credo geschuldeten Objekthaftigkeit?«[138]

Im Präparat sind alle Vorbedingungen seiner Existenz gelöscht. Ebensowenig wie das Schaustück der Tafel an das Schlachten des Tieres erinnert, erinnert das ausgestopfte Krokodil im Museum daran, wie viele Krokodile getötet werden mußten und wie viele Häute ihren Bestimmungsort nie erreicht haben oder dort in einem so erbärmlichen Zustand ausgepackt wurden, daß sie für eine Präparierung nicht in Frage kamen. Angesichts des ungeheuren Verbrauchs an Tieren im Verhältnis zum erzielten Nutzen ist diese wissenschaftliche Arbeit äußerst fragwürdig. Das eigentliche Motiv, nämlich die Jagdleidenschaft, tritt dabei in den Hintergrund. Wie in der Anatomie kommt dem Präparat in der Zoologie eine reinigende Funktion zu. In den naturkundlichen Sammlungen mußten die Anstrengungen des Präparators unsichtbar sein. War das ausgestopfte Tier im Diorama in Position gebracht, so erinnerte nichts mehr an die Leidenschaften des Naturforschers. Das Diorama stellt den geschichtslosen und unverletzten Körper dar. Die bürgerliche Küche wußte um dieses Problem und löste es auf ihre Weise. In das Maul des aufgetischten Ferkels steckte man einen gebratenen Apfel oder eine Zitronenspalte. Symbolisch nimmt es Nahrung zu sich, obwohl es selbst verzehrt wird. Dem Schaustück auf der Tafel war nur ein kurzes Leben beschieden. Kaum war es aufgetragen, wurde es ein zweites Mal zerlegt und verzehrt. Die präparierten Tiere in naturkundlichen Sammlungen waren dagegen für die Ewigkeit gedacht. Diese Vorstellung sollte sich jedoch als trügerisch erweisen. Denn schon zerfraßen kleine Museumskäfer Haare und Fell.

Ohne die bahnbrechenden Methoden der Lebensmittelindustrie wäre das große Interesse für die museale Konservierung ebenso undenkbar gewesen wie ohne die Ägyptomanie des neunzehnten Jahrhunderts. Mumien, die Jahrtausende weitgehend unbeschadet überstanden haben, rufen die ehrgeizigen Projekte von Naturforschern ins Gedächtnis, die versuchten, sich in ihren Präparaten zu verewigen. Deshalb konnte dem Sammler »keine größere Freude [...] zuteil werden, als wenn er bei einer Rundreise durch die heimischen Museen aller Orten das von ihm einst im fernen Lande beobachtete und erlegte Wild wieder zum Leben erweckt sieht«.[139] Wie in ägyptischen Grabkammern sollten die in zoologischen Schatzkammern gesammelten Schätze diebes- und feuersicher aufbewahrt werden. Dabei sollten nicht nur die wichtigsten Repräsentanten der einzelnen Arten, sondern vor allem jene Tiere vertreten sein, die bereits damals vom Aussterben bedroht waren. Mit den herausragendsten Exemplaren repräsentierten sich damalige Naturforscher, die selbst unter die Größen ihrer Disziplin in die Nachwelt eingehen wollten. Vor hundert Jahren war es noch leicht möglich, neue Arten zu entdecken und diese mit dem eigenen Namen zu bezeichnen, etwa den ostafrikanischen Wildbüffel »bubalus schillingsi« zu taufen. Wenn Schillings an diebes- und feuersichere Schatzkammern denkt, dann bricht sich darin auch die Leidenschaft des Trophäensammlers. Alle Schaustücke sind in erster Linie Trophäen, die auf den verweisen, der sie erlegt und gesammelt hat. Schillings sah sein Lebenswerk bezeichnenderweise weniger durch den Museumskäfer als durch den »Bazillus des Jagdneides« bedroht. Nach erfolgtem Jagdglück kratzte Schillings auf den Schaft seiner »treuen« Büchse die Inschrift: »Drei Löwen, 25. Jan. 1897«.

An dieser Stelle soll nicht unerwähnt bleiben, daß die Konservierung von Lenins Leiche ohne ägyptische Mumien oder naturkundliche Sammlungen undenkbar gewesen wäre. In der Präsentation seiner Leiche überlagert sich der Sarkophag mit der naturkundlichen Vitrine. Lenins zweites Leben sollte noch etwas anderes zeigen. Seine Konservierung machte ihn vollkommen zur Leiche, zu einer Leiche, die ständiger Pflege bedarf wie ein Teppichboden oder eine Zellkultur. Sie mußte bis heute nicht nur ständig ergänzt, sondern buchstäblich gefüttert werden, mit Substanzen, die den toten Körper nicht austrocknen lassen. Seine fragile Oberfläche bedarf wie die Haut einer alternden Diva fortdauernder kosmetischer Maßnahmen. Sowohl die Präparatoren des alten Ägyptens wie die der naturkundlichen Sammlungen waren pragmatischer. Die einen nahmen die allmähliche Austrocknung in Kauf, die anderen das Fehlen allen Fleisches zugunsten der äußeren Erscheinung. Lenins Leiche hätte sich häuten und ausstopfen lassen. Gips, Stroh und Draht hätten genügt. Aber hätte seine Haut allein ihn noch überzeugend zu bezeichnen vermocht? Gehirn, Leber, Lunge oder andere schwer konservierbare Teile ließen sich entfernen, nicht aber seine Muskulatur. Die Muskulatur

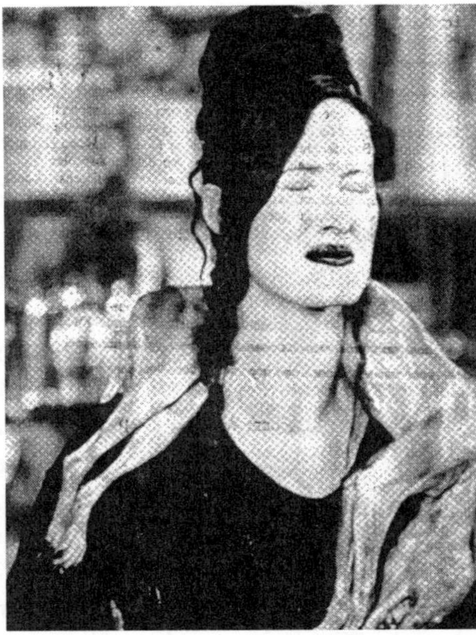

ABB. 61 Oberfläche und Präparat in der Umkehrung. An die Stelle des Fuchspelzes tritt ein gehäuteter Fuchs. Aus einem Kinospot britischer Tierschützer, 1993.

ist jener Teil, der sich am besten zur »Verkörperung« eignet. Seine Haut, in die richtige Form gebracht, genügte nicht. Lenins ausgestopfter Balg wäre unweigerlich zur Puppe geworden. Um ein zweites Leben zu führen, bedurfte es der Muskulatur. Das Bemühen, Lenins Leiche zu konservieren, wurzelt auch im christlichen Bildervorrat, der den unverwesten Leichnam Heiliger kennt. Die Technik der Präparation verweist zwar auf die Naturkunde, die Inszenierung ist jedoch sakral. Das Präparat sollte versprechen, der Sozialismus werde so lange lebendig sein, solange Lenins Leichnam nicht zerfällt. Das Versprechen des Präparats hat sich als trügerisch erwiesen.

Werden Tiere ausgestopft, so werden sie rekonstruiert. Die Rekonstruktionsleidenschaft des neunzehnten Jahrhunderts hat nicht zuletzt damit zu tun, daß Massenproduktion von Konsumgütern, Photographie und neue Drucktechniken die Vorstellung vom Original brüchig werden ließen, besser gesagt, erst zu einer Diskussion des Originals geführt haben. Damals tauchte die Frage auf, ob sich aus Resten, etwa beeindruckenden Knochenfunden von Tieren, die längst ausgestorben waren, ein Gesamtbild erstellen läßt, das dem tatsächlichen Aussehen entspricht. 1894 wurden auf dem Johannisfriedhof in Leipzig die Gebeine eines Mannes ausgegraben, bei denen es sich allem Anschein nach um die sterblichen Überreste von Johann Sebastian Bach handelte, der 1750 auf diesem Friedhof begraben worden war. Professor Wilhelm His von der Leipziger Universität wurde beauftragt, ihre Echtheit zu prüfen. Da noch genügend gute Portraits von Bach vorhanden waren, ließ er einen Bildhauer um den fraglichen Schädel eine Büste modellieren. Diese zeigte tatsächlich die bekannten Gesichtszüge von Bach. Da gegen dieses Vorgehen der Einwand erhoben wurde, daß sich um jeden Schädel jedes beliebige Gesicht modellieren lasse, beauftragte er den Bildhauer, über den Schädel den Kopf Händels zu formen. Auf den ersten Blick schien die Büste zwar gelungen, die nähere Betrachtung machte allerdings deutlich, daß jene Stellen, die in der Regel bei Lebenden nur wenig Weichteile über den Knochen aufweisen, stark gepolstert waren. His begann mit Untersuchungen, die klären sollten, wie beim Menschen die Knochen mit Weichteilen bedeckt sind. Er entdeckte Gesetzmäßigkeiten, sofern es sich um Menschen gleichen Alters, gleichen Geschlechts und gleicher Ernährung handelte. His wies den Bildhauer an, nach seinen Ergebnissen ein drittes Mal eine Büste um den Schädel zu modellieren. Das Ergebnis soll dann eine verblüffende Übereinstimmung mit den vorhandenen Portraits gezeigt haben.[140] Solche Rekonstruktionsversuche betonten wie die Arbeit der Präparatoren in den naturkundlichen Sammlungen die Oberfläche. Über Bach vermochte die Büste ebensowenig zu sagen wie eine ausgestopfte Hyäne über das Leben von Hyänen, war diese noch so lebensecht in ein Diorama eingefügt. Das Präparat verweist bestenfalls auf den Charakter desjenigen, der es zum Leuchten gebracht hat, um selbst lebendig zu werden – auf Stalin, Schillings, His und andere.

14. DAS LANDLEBEN ALS TABLEAU

»Es träumte jemand, er habe im Hintern einen Mund, darin große schöne Zähne, spreche durch ihn, esse durch ihn und bediene sich seiner für alle Betätigungen, die sonst dem Mund zukommen. Der Mann mußte wegen frecher Reden die Heimat verlassen und in die Verbannung gehen.«

Artemidor von Daldis, *Das Traumbuch*

»Von besonderer Wichtigkeit ist richtiges Melken, denn wenn es den Kühen Unbehagen verursacht, so gewöhnen sie sich Unarten an und halten die Milch zurück, was den Ertrag vermindert. [...] Bei einer geschickten Melkerin stehen die Kühe ruhig und fressen behaglich fort, während sie bei einer des Melkens Unkundigen unruhig werden, die Füße aufheben, als ob sie ausschlagen wollten, sich öfters umsehen und mit dem Schweife herumschlagen. Hat eine Kuh sich solche Unarten angewöhnt, so kann sie nur durch eine geschickte Melkerin wieder beruhigt werden. Die melkende Person muß eine noch fremde Kuh zutraulich machen, indem sie ihr unter freundlichem Zureden und Streicheln ein beliebtes Futter mit der Hand reicht, z.B. eine Wurzel, oder gesalzene Brotschnitte, oder Salzlecke, und sie auf sanfte Weise reinigt. Wenn die Kuh mit dem Fuße schlagen will, so lege man ihr ein in kaltes Wasser getauchtes und wieder ausgedrücktes Tuch auf den Rücken, oder es hebe ihr eine zweite Person einen Vorderfuß auf. Vor dem Melken hat sich die Melkerin ein Kopftuch über die Haare zu binden und die Hände reinzuwaschen und gut abzutrocknen, denn durch nasses Melken bekommen die Kühe leicht wunde Zitzen; alsdann soll das Euter mit lauwarmem Wasser und Schwamm gewaschen und mit weicher, alter Leinwand abgetrocknet werden, was nicht nur der Reinlichkeit wegen zu geschehen hat, sondern auch weil die Milch dadurch leichter fließt. Die Melkerin setze sich dann derart zur Kuh, daß sie mit der rechten Hand die hinteren Striche melken kann und nehme den Melkeimer (welcher jedoch nicht auch zum Waschen gebraucht werden darf) fest zwischen die Knie; dann walke sie anfangs das Euter sanft zwischen den Händen, damit die in demselben enthaltene Milch gemischt werde und dadurch leichter bis zur Neige ausfließt, als wenn die fette allein zurückbleibt, indem diese sich schwer ausmelken läßt. [...] Das Melken geschieht, indem man mit der linken Hand einen vordern und mit der rechten einen hintern Strich erfaßt und dabei mit Daumen und Zeigefinger oben sanft an das Euter stoßt, worauf die Hände die in die Striche rinnende Milch ausdrücken, indem sie selbe öffnen und wieder schließen, wobei aber die Striche nicht gezogen werden dürfen. [...] Als Beweis von geschicktem und kräftigem Melken dient der Schaum im Milchsechter.«[141] Dies schrieb Katharina Prato, die wie andere Kochbuchautorinnen auch Haushaltsratgeber verfaßt hat. Es ist anzunehmen, daß sie nie auf einem Melkschemel saß. Sie hat wohl nie ihren Kopf in die Seiten einer Kuh gedrückt, um zu spüren, wie sich die Atembewegung dieses großen Tieres auf den eigenen Körper überträgt. Nie hat sie jenen Zorn erlebt, der einen überkommt, wenn die Kuh in den Melkkübel tritt.

Eine der Projektionsflächen, die sich für bürgerliche Frauen eigneten, fand sich im ländlich-bäuerlichen Leben. Während sich der Naturforscher in unübersichtlichem Gelände bewegt, ist das ländliche Idyll überschaubar. Statt wilder, domestizierte Tiere. Während dort Tiere getötet werden, füttert und pflegt man sie hier. Während dort Präparate den Forscher verewigen, riechen wir da bestenfalls den aufgetischten Braten. Dort wird das Leben rücksichtslos der Landschaft entrissen, während es auf der anderen Seite um das Bemühen gleichförmigen Funktionierens geht. Allerdings sind die diesbezüglichen Projektionen ebenso brüchig wie jene, die dem Afrikareisenden anhaften. Wenngleich Trophäen fehlen und Frauen ihre Arbeit nicht in Museen verewigen können, so wird auch hier vor allem geordnet und in ein präsentierbares Bild gerückt. In ihrer »Haushaltungskunde« beschäftigt sich Katharina Prato in einem langen Kapitel mit der »Pflege der im Haushalte nützlichen Thiere«.[142] Obwohl ein praktischer Ratschlag und eine Empfehlung der anderen folgen, werden doch mehr Wünsche und Sehnsüchte als das tatsächliche Landleben beschrieben. Entgegen der Ankündigung des Titels, ein Leitfaden für Frauen und Mädchen aller Stände zu sein, konnte das Buch nur Frauen ansprechen, die gerade nichts mit dem Leben der Bauern zu tun hatten.

In Katharina Pratos Hauswirtschaft, die nach außen weitgehend abgeschirmt bleibt, fehlt es nicht an Tieren: Pferde, Esel, Kühe, Ziegen, Schafe, Schweine, Ferkel, Eber, Hunde und Katzen, Kaninchen, Hühner, Gänse, Enten, Truthähne, Tauben, Fische, Krebse und Schnecken. Wie naturkundliche Sammlungen, in denen ausgestopfte Tiere versammelt sind, um ihre womöglich ausgestorbene Art zu repräsentieren, erinnert auch diese Ansammlung an eine Arche Noah. Während in Abbildungen der Arche Tiere gegen ihre Gewohnheit friedlich nebeneinander Einzug in die künstlich geschaffene Insel halten, sind in Katharina Pratos ländlichem Idyll sowie in den naturkundlichen Sammlungen alle Tiere strikt voneinander getrennt und bestimmten Orten zugeordnet.

Die Kühe weiden auf saftigen Wiesen, im Winter fressen sie getrocknetes süßes Gras. Sie schlafen auf einem weichen, warmen Lager aus frischem

Stroh. Das täglich frisch gemähte Grünfutter ist weder naß vom Tau noch von der Sonne erhitzt. Im Sommer werden die Kühe mit frischem Brunnenwasser getränkt, im Winter mit einem »mäßig lauen Trank«. Bei schlechtem Wetter, Frost oder starkem Wind werden die Kühe nicht auf die Weide getrieben, bei Reif erst, wenn das Gras trocken ist. Die Schweine durchfurchen einen eingezäunten Grasplatz mit schattigen Bäumen, unter denen sie sich bei großer Hitze niederlegen, sofern sie nicht in einer mit Lehm ausgestampften, wassergefüllten Mulde gerade ein Bad nehmen. Mangelt es an solchen Möglichkeiten, werden sie zur Abkühlung, aber auch, um Verstopfungen oder Entzündungen vorzubeugen, mit Wasser begossen. Wälzen sie sich in der Erde, so werden sie mit einer Bürste geschrubbt und mit Pechseife gewaschen. Schließlich wartet auf sie ein reines Strohlager. Wer möchte da nicht Kuh oder Schwein sein?

Man muß sich einen Gebäudekomplex vorstellen, der von einem Baumgürtel und saftigen Wiesen umgeben ist. Der schmutzige Hofraum mit dem Misthaufen befindet sich auf der Rückseite des Hofes. Vor dem Haus erstreckt sich ein Garten, voll der schönsten Fruchtbäume, Gewächse und Blumen. Daneben eine Laubhütte, in der die Frau des Hauses während ihrer Mußestunden mit einem Buch zu sehen ist. In einem Teich, der von einem Bach gespeist wird, dessen Wasser weder durch Gewerbe- noch Wäschereibetriebe verschmutzt ist, werden Fische und Krebse gezüchtet. Das einhellige Nebeneinander täuscht. Ähnlich der Raumordnung in bürgerlichen Haushalten ist jeder Raum durch klare Funktionen definiert. Ökonomische und hygienische Argumente werden dafür angegeben. Vom Fischteich ist selbst alles Wassergeflügel fernzuhalten, Baden darf nicht gestattet werden, führte dies doch zu einer wirtschaftlich nachteiligen Beunruhigung der Fische. »Die grünen Wasserfrösche sind in Fischteichen schädlich, da sie den Fischen zu viele Nahrung entziehen und selbst viele kleine Fische verzehren. Man fängt daher im Frühjahre die großen Frösche und verwendet deren Keulen zum Verkaufe oder für eigene Nahrung und wirft das übrige vom Leibe in das Wasser zurück als Speise für die Fische und Krebse.«[143] Trennungen über Trennungen: Das Schlafzimmer der Eltern soll von jenem der Kinder geschieden sein, die Knaben von den Mädchen, die Gesunden von den Kranken, Dienstleute von der Herrschaft, Tiere von den Menschen.

Von der Bewegung der Luft über jene der Tiere bis hin zu den Nahrungsmitteln, die sich wiederum in Kot verwandeln, alles ist einer strengen Kontrolle unterworfen. Von der Speisekammer über den Stall bis hin zur Jauchengrube, überall begegnen wir Stauräumen, deren Schleusen sich öffnen oder schließen lassen. Der Kontrolle von Räumen und ihren Übergängen wird größte Aufmerksamkeit geschenkt. Wie das Ungeziefer im Haus durch ver-

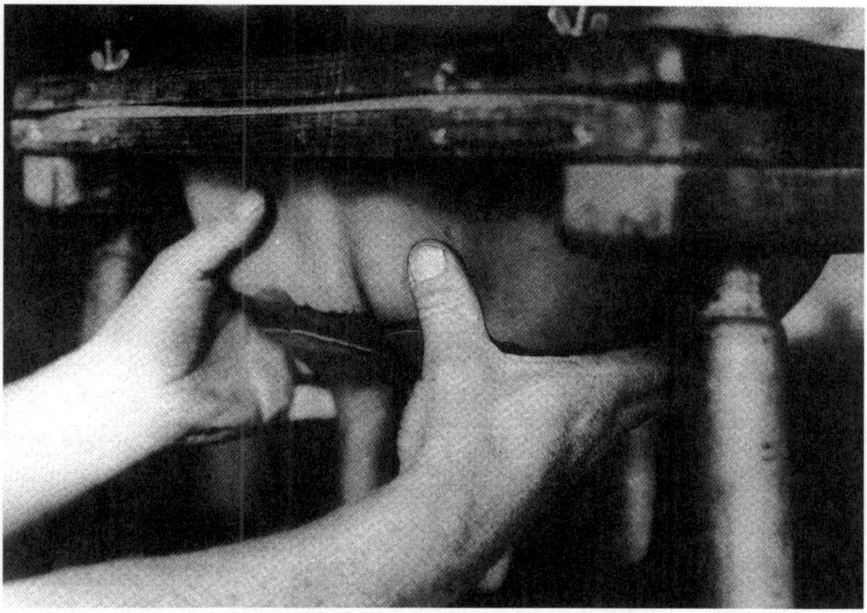

ABB. 62 Werden die Tiere voneinander getrennt, warum sollte man nicht einzelne Organe isolieren. Gummimodell eines Euters, Anfang der 30er Jahre.

schiedenste Gifte, durch das Verschließen aller Fugen, Ritzen, Spalten und Löcher und durch mechanische Vorrichtungen wie Fliegengitter bekämpft wird, so gilt es gegen gefährliche oder »unnütze« Tiere der Landschaft vorzugehen. Wespen, Hummeln und Hornissen werden nachts mit siedendem Wasser übergossen und mit dem Nest vernichtet. Befindet sich das Nest jedoch auf einem Baum oder einer hohen Mauer, so schießt man es herab, oder man bindet Schwefelfäden an eine lange Stange, zündet sie an und erstickt die Insekten durch den Rauch. Kreuzottern sollen womöglich erschlagen oder erschossen werden. Daß Hummeln kaum stechen, daß sie anders als die Bienen auch beim schlechtem Wetter in der Lage sind, die Blüten der Bäume zu bestäuben, stand damals wohl in keinem der von Katharina Prato verwendeten Bücher. Auch ging es ihr um das Ideal vollkommen kontrollierten Lebens. Nur in den naturkundlichen Sammlungen findet sich eine Steigerungsform dazu: aseptisches Leben.

Solche Haushaltsratgeber waren nicht deshalb so erfolgreich, weil sie tatsächlich praktische Information geboten hätten. Unter dem Deckmantel praktischer Information dienten sie als Projektionsfläche für unverstandene Sehnsüchte und Wünsche. Die Welt der Puppenküchen und Puppenhäuser hat sich in das Erwachsenenleben verschoben. Einer von vielen Mikrokosmen, künstlich wie das Diorama. Im distanzierten Blick auf das Land verdoppelte sich der Abstand zu denjenigen, die die eigentliche Arbeit machten. Die praktischen Ratschläge sollten vor allem dazu dienen, die Dienstleute im richtigen Umgang mit Tieren zu unterweisen. Im Krankheitsfalle müssen die Dienstleute, die zur Wartung der Tiere bestimmt sind, ihr Bett im Stall haben; auch dürfen sie nie ohne Erlaubnis und Ersatz durch andere Hausgenossen über Nacht ausbleiben. Die Menschen, die sich um die Tafeln versammeln, benötigen, um in Kontakt mit der schmutzigen Wirklichkeit zu treten, Gehilfen: Eingeborene, die sie durch Steppen begleiten, ihre Boote durch unsicheres Gewässer ziehen, Dienstboten und Knechte, die den Stall und den Garten betreuen. Wie beim Eßbesteck handelt es sich auch bei den Dienstleuten um Verlängerungen des eigenen Körpers. Im Gegensatz zum Besteck sind diese jedoch lebendig und bedürfen deshalb ständiger Zurechtweisung. In der Begeisterung für die Veredelung der Bäume verdichtet sich das Bemühen, alle Wildwüchsigkeit zu bändigen: Beschneiden, Okulieren und Kopulieren. Wo einmal Hecken und Sträucher waren, befinden sich Baumspaliere. Die sauren Wiesen werden trockengelegt, um jenen Nährboden zu schaffen, der den besten Ertrag bringt.

Mit Grausen registriert der bürgerliche Blick das bäuerliche Durcheinander, das sich in jenem Wohnraum konzentriert, in dem Hühner herumlaufen, während ein Kind an den Brüsten der Mutter hängt und der Rest der reichen Kinderschar sich entweder auf dem Boden balgt oder mit den Händen in die Schüssel langt. Zwischen Tieren und Menschen, zwischen Fußboden und Tischfläche und zwischen Wohn- und Arbeitsraum fehlen hier alle Trennungen. An den Wänden und Balken hängen ungewaschene Hemden, Mehlsäkke, Strümpfe und Lumpen übereinander. Die Fenster werden nie geöffnet, und die Luft ist stickig. So wohnen Menschen nicht, bestenfalls hausen sie. Wohlstand wurde als Ausdruck bestimmter Charaktereigenschaften und nicht als Folge bestimmter Realitäten oder Rahmenbedingungen verstanden. Sparsamkeit, Ordnung und Kontrolle. Wie hätte Katharina Prato eine Bäuerin verstehen können, die das von ihr gesponnene Leinen verkauft, statt ihren Körper oder ihre Kinder zu kleiden?

Auch wenn wirtschaftliche Argumente angeführt werden, so lassen sich unschwer andere Inhalte erkennen. Die im Umgang mit Tieren empfohlenen Verhaltensweisen klingen eher nach Kindererziehung oder Krankenpflege als nach Stallarbeit: »Damit die Thiere den verschiedenartigen Nutzen gewähren, zu welchem ihre Natur sie geeignet macht, ist es nothwendig, sie entsprechend zu pflegen und zu erziehen. [...] Das Gedeihen der Hausthiere wird durch zweckmäßige Nahrung und Reinlichkeit, sowie sanfte Behandlung

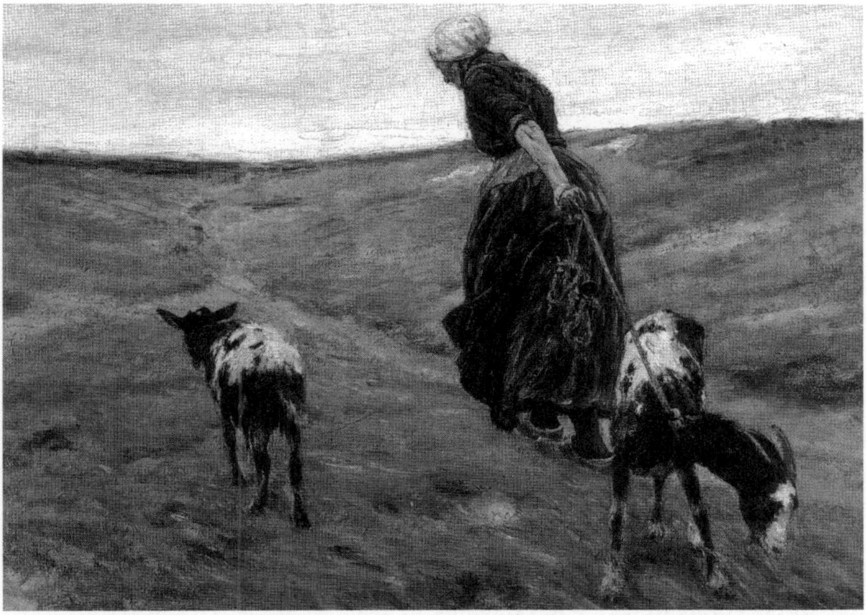

ABB. 63 Das Bild eines unvoreingenommenen Betrachters. Max Liebermann (1890), *Frau mit Geißen in den Dünen*. Neue Pinakothek, München.

befördert, mit welcher bei allen Thieren mehr auszurichten ist, als mit roher Gewaltthätigkeit, denn vom klugen Pferde bis zu dem kleinsten Vogel herab kann man bei jedem Thiere dankbare Anhänglichkeit für liebevolle Pflege erkennen.«[144] Die Hygienevorstellungen wurden vom häuslichen Bereich auf den Stall übertragen. Für ausreichende Lüftung sei ebenso zu sorgen wie für die regelmäßige und gewissenhafte Reinigung der Räume und der Tiere selbst. Auch die Dienstleute wurden als eine Art von Kindern betrachtet, als Abhängige, die es ständig zu kontrollieren galt. Richtiger Umgang mit Tieren setzte vor allem Selbstkontrolle voraus. »Man verfährt mit Bienen immer ruhig, still, sanft, wie mit kranken Menschen, um sie nicht zu erschrecken und zu reizen. Wenn man sie gehörig behandelt, hat man nicht zu besorgen, von ihnen gestochen zu werden, auch wenn man sich ohne Bienenmaske und Handschuhe nähert.«[145]

Wer könnte mehr an Selbstkontrolle verlieren als der Knecht, der sich betrinkt? Er liegt im Schmutz der Straße. Wenn man ihm aufhelfen will, so reißt er sich wieder los, um wieder einzuknicken und niederzustürzen. Er stammelt, schimpft, schlägt und brüllt wie ein Tier: »Vorher war er ein Mensch, nun ist er schlechter, als ein Thier. Kein Thier besäuft sich freiwillig.

Er ist ganz von Sinnen, weis nicht, was er thut, verletzt sich und Andere, beleidigt Jeden, den er sieht, und muß sich behandeln lassen, wie ein Vieh. Kein Glied seines Leibes hat er in seiner Gewalt; kein Gesichtszug an ihm ist natürlich, sondern alles verzerrt und verzogen, verunstaltet und entmenscht.«[146]

Wie die Eingeborenen für den Naturforscher mit Tieren verschwimmen, so rücken die Dienstboten in ein Näheverhältnis zu den Tieren. Sie werden der Natur zugeordnet und müssen folglich einer strengen Kontrolle unterworfen werden. Wie Tiere können Dienstboten schreckhaft, scheu, ängstlich, wild, bös, unbeherrscht oder störrisch sein. Deswegen brauchen sie Strenge und wohlwollende Güte zugleich. Die kontrollierenden Augen der Hausfrau erscheinen überall, und zwar unvermutet. Wie sich nur sanftmütige Tiere zur Zucht eignen, so sollen zu Dienstboten nur solche gewählt werden, die einen guten Charakter haben. Wo Geduld vergeblich und das Gemüt boshaft sei, wer sich hochmütig, spitzig, träge und bequem verhalte, den versuche man so schnell als möglich loszuwerden. Erfolg habe man aber nur dann, wenn die Herrschaft nicht selbst heftig, auffahrend und scheltend agiere.[147] Eine eingehende Untersuchung würde hier zu weit führen, aber es sei doch erwähnt, daß diese Vorstellungen auch Eingang in das psychoanalytische Setting fanden: klare Entmischung, Diskretion, Verbot von Vertraulichkeiten finden sich auch dort. Nach damaligen Vorstellungen bedürfen Tiere, Kinder, Dienstboten und Kranke, wenn auch in unterschiedlicher Form, so doch verwandter Umgangsformen: »Wenn die Stunde der Nachtruhe gekommen ist, so muß die Hausfrau oder eine verläßliche Person nachsehen, ob die Dienstleute wirklich zur Ruhe gegangen sind, ob die Thüren alle verriegelt, ob nirgends Licht und Feuer brennt, ob die Schlüsseln alle an ihrem Platze liegen. Etwaige Uebertretungen sind deshalb zu fürchten, weil dadurch große Gefahren entstehen können, und solche Dienstleute, welche dagegen öfter fehlen, sind im Hause nicht zu dulden.«[148]

Katharina Prato weist den Augen der Tiere eine besondere Bedeutung zu. Nach dem Striegeln sollen die Augen und die nicht behaarten Teile des Rindviehs täglich gewaschen werden; ebenso die der Pferde, sind sie bei starkem Straßenstaub gelaufen. Traurige Augen zählen zu den ersten Anzeichen einer Krankheit. Bedenklich ist der Ausfluß von Tränen. Beim Durchfall des Kalbes fügen sich zur wäßrigen Entleerung trübe Augen, Traurigkeit und eine schwärzlich belegte Zunge. Neben einem breiten Euter, großen Milchadern und einer knochigen Gestalt gilt besonders ein sanfter Blick als Zeichen einer guten Milchkuh. Eine gute Milchkuh lasse sich gerne schmeicheln. Die Aufmerksamkeit der Hausfrau gilt dem Melken, dem Gebären, dem Eierlegen und Ausbrüten der Küken, der Darmtätigkeit mit ihren Störungen wie Durchfall oder Verstopfung. Kommen die Ferkel auf die Welt, nimmt die Vieh-

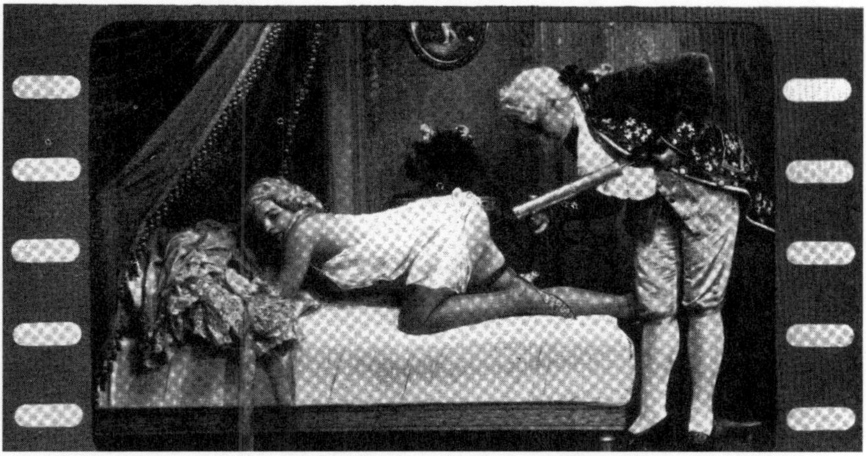

ABB. 64 Tortenspritze oder Bestäubungsgerät zur Blattlausbekämpfung? Nicht weiter voneinander entfernt als jene beiden Öffnungen, die es zu bearbeiten gilt. Aus einem frühen Pornofilm, Frankreich. Leo Schidrowitz (Hg.), *Sittengeschichte des Geheimen und Verbotenen*, Wien/Leipzig 1930.

magd diese dem Muttertier sogleich weg und wäscht sie mit lauwarmem Wasser, legt sie zwischen warme Tücher auf geschnittenes Stroh und gibt sie erst dann an die Zitzen der Muttersau, wenn diese ihren Darm entleert hat. Geschieht dies nicht bald, so wird ihr in Wasser aufgelöstes Glaubersalz verabreicht. Die Darmtätigkeit der Tiere wird reguliert durch die Eingabe von Kamillentee oder Einbrennsuppen mit gestoßenem Kümmel. Zur Förderung der Verdauung wird eine Messerspitze voll Spießglanz empfohlen. Und wie dem Kranken wird dem Kalb eine halbe Tasse gezuckerter, warmer Rotwein oder Kamillentee verabreicht, nicht zu vergessen ein Klistier vom gleichen Tee. Bildlich sähe die Szene aus wie folgt: Katharina Prato verabreicht dem Kalb mit den traurigen Augen ein Klistier. Wahrscheinlicher ist, daß sie damit eine Magd beauftragt und die Durchführung überwacht. Klistiere sind an die Stelle sexueller Handlung getreten, und die Handlung läßt sich, da sie von anderen ausgeführt wird, aus sicherer Distanz beobachten. Zwar erwähnt Katharina Prato immer wieder die Augen der Tiere, genaugenommen geht es um die kontrollierenden Augen der Hausfrau, die sich durch Stallungen und Anlagen bewegen. Werden die Augen der Tiere oder ihr Blick beschrieben, so verweist dies auf diejenigen, die sich der kontrollierenden Betrachtung hingeben: auf den Naturforscher ebenso wie auf die Hausfrau.

Katharina Prato stand mit ihrem Interesse für die Darmtätigkeit nicht allein. Andere konnten selbst Abhandlungen über Durchfälle oder Verstopfungen von Stubenvögeln schreiben. Die Verstopfung des Gimpels, der im

Vogelbauer gehalten wird, läßt sich beseitigen, wenn man einen in Leinöl getauchten Stecknadelkopf in den Mastdarm des Vogels steckt. Besser sei es jedoch, Männchen und Weibchen zusammenzulassen, da Freundschaft und Liebe auf diese gutmütigen Tiere einen wohltätigen Einfluß ausübe.[149] Daß sich auf den Tischen so viele Gerichte fanden, in denen Teile des Schlachttieres ähnlich wie Därme gefüllt wurden, liegt auch am lebhaften Interesse für die Darmtätigkeit. Diesbezüglich waren den Phantasien kaum Grenzen gesetzt. Selbst der Hals einer Gans läßt sich vollstopfen. Die abgezogene Haut wird an einem Ende zugebunden und dann mit einer Masse aus feingehackter Leber, Herz und Lunge, etwas Fett, Zwiebeln, einer halben eingeweichten, gut ausgepreßten Semmel, fein geschnittener Petersilie sowie Salz und Pfeffer gefüllt. Zugebunden, läßt man den Hals in Salzwasser mit Grünzeug langsam kochen.[150] Die Gans wird also zum zweiten Mal gestopft. Im gefüllten Darm verwandelt sich Kot in sein Gegenteil, nämlich in eine wohlduftende und zur Ernährung geeignete Masse.

Wurden Amseln als Stubenvögel aufgezogen, fütterte man sie mit eingeweichten Semmeln und fein gehackter Petersilie. Sie wurden gefüllt, um Gesang abzugeben. Da jedoch nur die Männchen dafür in Frage kommen, mästete man die Weibchen mit Gerstenschrot, um sie dann, zubereitet wie Wacholderdrosseln, zu verspeisen.[151] Der kontrollierende Blick galt vor allem den Eintritts- und Austrittsöffnungen. Hänsel und Gretel werden von der Hexe gemästet, um verzehrt zu werden. Das Märchen beschäftigt sich mit Übergängen zwischen unterschiedlichen Räumen. Mehrfach spielen Türen eine wichtige Rolle: die Tür des Lebkuchenhauses, die Gittertür des Käfigs, schließlich die Ofentür, hinter der die Hexe verschwinden wird. Die beiden Kinder glauben genährt zu werden, werden jedoch selbst als Nahrung wahrgenommen. Die Tür des Lebkuchenhauses nimmt den verschlingenden Mund der Hexe vorweg. Mag sie über eine noch so feine Witterung verfügen wie die Tiere, sie wird Opfer ihrer roten und kurzsichtigen Augen. Die Hexe geht an der mangelnden Kontrolle der Übergänge zugrunde. Wie sich der Inhalt des Darms in sein Gegenteil verkehren kann, so haben sich die Kieselsteine, die Hänschen auf dem Weg durch den Wald ausstreute, in Perlen und Edelsteine verwandelt. Ganz gleich ob Gänse gestopft, Abführmittel oder Klistiere verabreicht, gefüllte Gerichte zubereitet oder Tiere für Sammlungen ausgestopft werden, es geht um die Betonung des Sehens in Verbindung mit dem Verzehr, um Einverleiben und Festhalten. Fast möchte man mit Leonardo da Vinci ausrufen: »Oh, was für eine widerliche Sache, wenn man die Zunge eines Tieres im Darm eines anderen sieht.«[152]

In die Schauordnung des Tableaus schoben sich Bedürfnisse, die auf den eigenen Körper verweisen. Im Gegensatz zum Naturforscher, der die Körperhülle der Tiere gewaltsam durchbricht, verletzt und aufreißt, soll bei Katharina Prato die Haut der Tiere möglichst sanft behandelt werden. Warum beschäftigt sie sich mit dem Melken der Kühe, wenn diese Tätigkeit ohnehin Knechten und Mägden überlassen werden soll, die über das entsprechende praktische Wissen verfügen? Jene Stellen, in denen Katharina Prato ausführlich wird, in denen sie sich nicht an anderen Hausratgebern orientiert und ins Detail gerät, haben allesamt mit Sexualität zu tun. Offensichtlich quillt all das über, was an anderer Stelle so sehr beschnitten werden muß. Hätten ihre Bücher nicht so hohe Auflagen erreicht, so ließe sich ihr Interesse für das Melken als Ausdruck eines etwas bizarren Charakters verstehen.

In ihren Anweisungen zum richtigen Melken scheint das Euter der Kuh austauschbar mit den Brüsten der Frau. Es fällt nicht schwer, statt der Kuh eine Frau zu denken, die, an den falschen Mann geraten, unruhig und ängstlich wird, mit ihren Augen nach einem Fluchtweg sucht. Der Angst vor der Berührung entspricht das freundliche Zureden, Streicheln, das beliebte Futter. Wie die melkende Person die Kuh, so soll sich der Mann die ängstliche Frau zutraulich machen. Sollte eine Kuh trotz allen guten Zuredens widerspenstig bleiben, so helfe nur ein nasses kaltes Tuch auf dem Rücken. In schwierigeren Fällen könne eine zweite Person eines der vorderen Beine hochheben. Auch wenn alle Grobheiten vermieden werden sollen, so kann kein Zweifel daran bestehen: Wie die Kuh hat sich auch die Frau in ihr Schicksal zu fügen und die Prozedur passiv über sich ergehen zu lassen. Katharina Prato erwähnt mehrfach, welche Tiere sich zur Zucht eignen und welche nicht. Den Vorgang des Deckens beschreibt sie aber an keiner Stelle. Wenn das Euter schon so sorgsam behandelt sein will, um wieviel mehr muß dies für die weiblichen Brüste gelten, ist deren Haut doch zarter, sind sie doch nie dem Wetter ausgesetzt und durch Kleidung geschützt. Das Kuheuter sollte mit körperwarmem Wasser gewaschen und abgetrocknet werden. Das Euter erlaube nur eine sanfte Berührung, ein sanftes Kneten, Massieren oder Drükken. Wir haben es mit einem Kippbild zu tun. Hinter der Angst vor dem Durcheinander der Sexualität verbirgt sich das große Bedürfnis danach.

So verschieden die beiden Projektionsflächen – die afrikanische Steppe und das Leben auf dem Land – auch sein mögen, so ist die eine Seite doch nur eine Kehrseite der anderen. Beide verbindet die Tatsache, daß es sich immer um Eingriffe von außen handelt, um Versuche, der fremden Welt letztlich die eigenen Kulturvorstellungen überzustreifen. Weder die einen noch die anderen gehen wirklich in jener Welt, der scheinbar alle Leidenschaft gilt, auf. Angenommen, Prato hätte Schillings gekannt, und sie hätte ihn anläßlich einer seiner Afrikareisen zum Essen geladen, so hätte sich die Speisekarte vielleicht folgendermaßen gelesen: »Hereroschinken, Büffel-Brustkern, Kakteen-Spinat, kleine Straußeneier, Gnubraten, Buschsalat à la Karibib, Groß-Windhuk-Kartoffeln, Grund-Eis, Neger-Zungen, Kolonial-Kaffee.«[153] Mochte die Faszination dieser Projektionsflächen noch so groß sein, die Verachtung, die diesen Welten galt, läßt sich nicht übersehen. Während Schillings nichts von der Kultur oder den Kulturen der Afrikaner verstand, wußte Katharina Prato nichts über das Leben der Bauern. Das Ergebnis aller dieser Anstrengungen verdichtete sich in den Dioramen mit ihren ausgestopften Tieren und in den modellhaften Skizzen des vermeintlich richtigen Bauernlebens. Hygienische Bilder und Erbauungsliteratur. Die andere Welt hätte sich auch mit anderen Augen sehen lassen, allerdings nur um den Preis, sich wirklich in sie hineinzuwagen.

15. FRAU MIT HÜNDCHEN

»In Rom geschah es einmal, daß Augustus ein paar reiche Fremde sah, die junge Hunde und Affen auf den Armen hätschelten und herumtrugen. Da fragte er sie, ob denn die Frauen bei ihnen keine Kinder zur Welt brächten, und erteilte ihnen mit diesem wahrhaft fürstlichen Wort eine verdiente Rüge, verschwendeten sie doch die uns eingeborene Liebe und Zärtlichkeit, welche den Menschen zugute kommen soll, an Tiere.«

Plutarch, *Perikles – Fabius Maximus*

Werden in den frühen italienischen Novellensammlungen, die eine wichtige Quelle zum Alltagsleben der Zeit bilden, Tiergeschichten erzählt, so handelt es sich meist um kuriose Ereignisse. Bei einem ungeschickten Versuch, ein Schwein zu schlachten, entkommt dieses und läuft, eine Blutspur hinter sich herziehend, mit einem anderen Schwein durch das Haus und richtet eine große Verwüstung an. Beide Schweine stürzen in einen Brunnen, was zu weiteren Heiterkeiten führt. Ein Pferd reißt sich los, um hinter einer Stute herzulaufen. Ein groteskes Durcheinander ist die Folge. Kinder verfolgen mit Besen auf einem Platz eine Maus. Diese sucht ein Loch und findet es in den Kniehosen eines zufällig dort stehenden Mannes. In seiner Aufregung läuft er in eine Wechselstube und läßt seine Hosen herunter. Die Maus wird von den Kindern totgeschlagen. Allgemeines Gelächter. Ein Mann, der an einem Geschwür am Gesäß leidet, setzt sich nackt vor das Feuer, auf dem Drosseln gebraten werden. Die unter dem Schemel liegende Katze hält seine baumelnden Geschlechtsteile für eine Maus und krallt sich an ihnen fest. In einer anderen Geschichte legt ein Fischer sein Netz mit den Krebsen aufs Bett. In der Nacht kriecht einer der Krebse heraus, sucht sich unter der Decke zu verbergen und kommt gerade »an die Stelle der Frau, wo sich der Mund ohne Zähne befindet, vielleicht, um sich dort wieder zu verkriechen.« Kaum greift die Frau zwischen ihre Beine, verbeißt sich der Krebs mit seinen Scheren in ihren Schamlippen. Der Mann, der seiner Frau zu Hilfe kommt, weiß sich keinen besseren Rat, als seine Zähne zu Hilfe zu nehmen. Nun beißt sich der Krebs auch noch an seinen Lippen fest. Das Geschrei der beiden lockt die Nachbarn an und führt zu weiteren Befreiungsversuchen und endet schließlich in Gelächter.[154]

Der Umgang mit Tieren in diesen Geschichten wirkt auf uns grob, oft auch spielerisch. Sie werden geplagt und gequält und dienen der Unterhaltung. Tiere zählen zwar zu den ersten Darstellungen des Menschen, aber erst seit der Renaissance kennt die Kunstgeschichte Abbildungen, die ein inniges Verhältnis von Mensch und Tier vermuten lassen. Eines der bekanntesten Sujets, das sich seit dem Ende des fünfzehnten bis in das zwanzigste Jahrhundert zieht, ist jenes der Frau mit einem Hündchen. Die Schoßhündchen, die uns in Gemälden des sechzehnten bis achtzehnten Jahrhunderts begegnen, wurden in der Regel nicht abgebildet, um die Beziehung von Menschen zu Tieren darzustellen. Auch wenn es an den europäischen Höfen ein großes Interesse für exotische Hündchen gab, so kam den Tieren in den Gemälden in erster Linie eine symbolische Bedeutung zu.

Das weiße Hermelin in Leonardos Gemälde *Dame mit Hermelin* läßt beim ersten Hinsehen an ein Kuscheltier denken. Das sonst so unruhige Tier scheint sich an den Menschen so sehr gewöhnt zu haben, daß es sich ohne Scheu den Armen der jungen Frau anvertraut. Tatsächlich wird mit Hilfe des Tieres jedoch mehr die junge Frau beschrieben als eine Beziehung angedeutet. Das Hermelin ist ein Hinweis auf Zeugung und Geburt. Für die alten Griechen war es das Tier des Lebens- und Liebesgenusses, weshalb sie es in enger Beziehung zu Aphrodite sahen. Man dachte, es begatte sich durch den Mund und gebäre durch das Ohr.[155] Das hat wohl mit den Erdlöchern zu tun, in denen das Hermelin verschwindet, von denen es geradezu verschluckt wird, um dann plötzlich wieder an anderer Stelle aufzutauchen. Seine weiße Farbe bezeichnete Jungfräulichkeit und Makellosigkeit. Leonardo schreibt in seinem *Bestiarium*, nur um seine Anmut nicht zu beflecken, ziehe es das Hermelin vor, von den Jägern gefangen zu werden, statt in eine schmutzige Höhle zu flüchten.[156] So weist das Hermelin die junge Frau als Braut aus. Im Gegensatz zu den Schoßhündchen trägt das Hermelin, mag es sich noch so sehr an den Menschen gewöhnt haben, immer noch etwas Raubtierhaftes an sich, was besonders in seinen gespreizten Krallen zum Ausdruck kommt. Es bezeichnet also nicht nur Jungfräulichkeit und Makellosigkeit, sondern ebenso das sexuelle Begehren. Eine der Vorderpfoten greift in den geschlitzten Ärmel, dessen Vaginalsymbolik offenkundig ist. Die junge Frau hat das Mädchenhafte noch nicht ganz abgelegt. Wie das Hermelin blickt sie in dieselbe Richtung, auf etwas außerhalb des Bildfeldes Liegendes. Es ist nicht anzunehmen, daß es sich dabei um eine Person oder einen Gegenstand handelt. Vielmehr richten sie ihren Blick in die Zukunft. Bei der abgebildeten Frau handelt es sich um Cecilia Gallerani, die Geliebte Lodovico Sforzas. In einem Brief an Isabella d'Este, die den Wunsch äußerte, das Bild zu sehen, schrieb sie, sie könne diesem Wunsch nicht nachkommen, da es aus einer Zeit stamme, in der sie noch vollkommen unreif gewesen sei; seitdem habe sich ihr Aussehen vollkommen geändert.

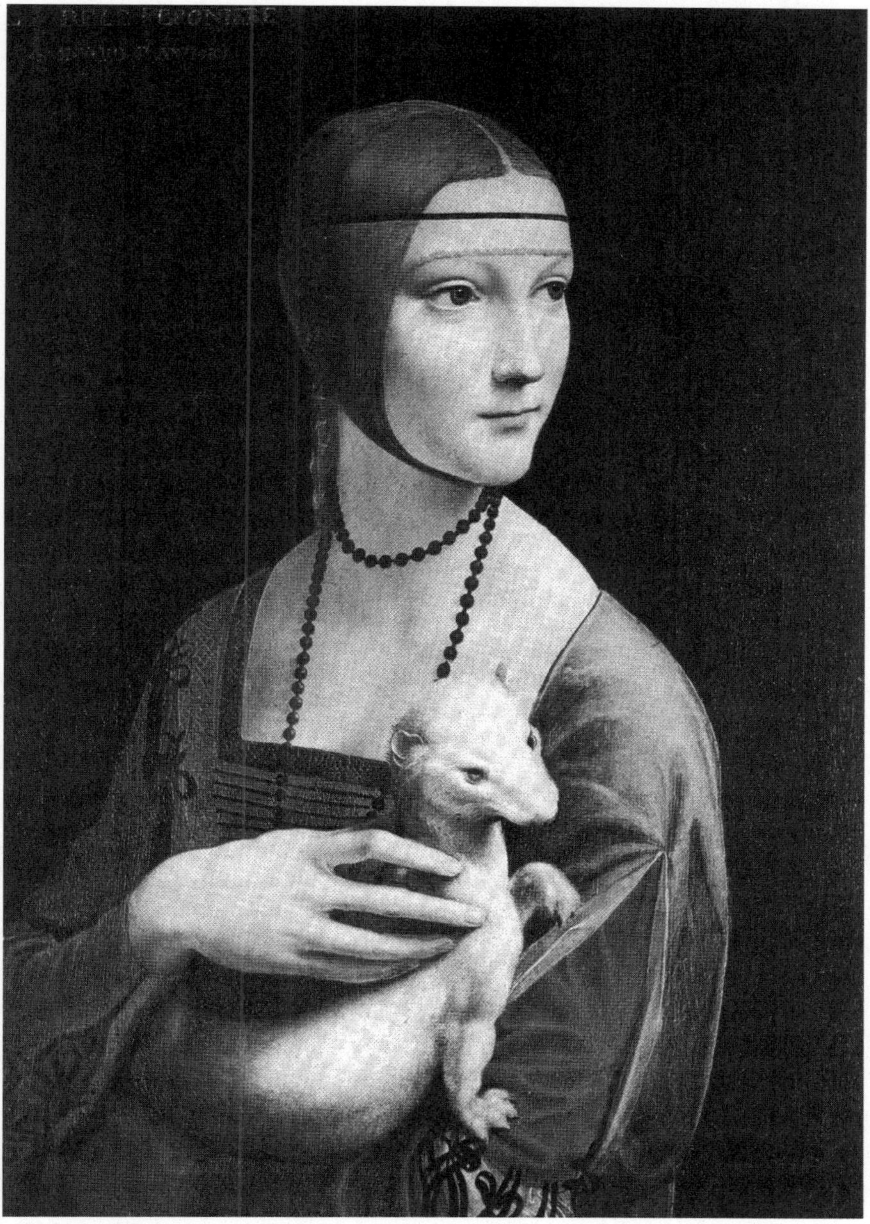

ABB. 65 Sehen und berühren. Leonardo da Vinci, *Dame mit Hermelin*, um 1485. Muzeum Narodowe, Krakau.

Mit Hilfe des Hermelins gelingt Leonardo ein strenger Bildaufbau. Beide Gesichter befinden sich fast exakt in der Mittelachse. Die leichte Verschiebung in die rechte Bildhälfte wird aufgehoben durch die helle Hand links im Bild. Im Gegensatz zu diesem Gemälde ist Tizians *Venus von Urbino* vielschichtiger. Das abgebildete Hündchen schläft am Ende eines Bettes, auf dem eine nackte junge Frau liegt. Wie Leonardos *Dame mit Hermelin* ist sie fast noch ein Mädchen. Der Blick der jungen Frau ist indifferent. Auch wenn sie ihren Betrachter anblickt, scheint sie doch mit ihren Gedanken an einem anderen Ort zu sein. Die junge Frau überläßt sich der Betrachtung. Sie ist vollkommen passiv, fast schlaff, im Übergang zwischen Wachen und Schlafen. Ihre geöffneten Augen sind zwar wichtig, aber sie bilden nicht das Zentrum des Bildes. Es ist ihr Geschlecht, wo die Bildachsen in der Mitte des Gemäldes zusammenlaufen. Dieses befindet sich exakt in der vertikalen Achse der Bildmitte, und zwar, ausgehend vom unteren Bildrand, genau am Übergang vom ersten zum zweiten Drittel dieser Achse. Die Fallinie des dunklen Vorhangs verlängert sich durch ihre linke Hand, die das Geschlecht bedeckt.

Auf der symbolischen Ebene findet sich im Hintergrund eine weitere Betonung des Geschlechts. Eine am Boden kniende junge Frau, sie trägt ein helles Kleid, hat ihre Arme und ihren Kopf tief in eine Truhe gesteckt. Fast scheint sie darin zu verschwinden. So als ginge es dabei um etwas Verbotenes, wird sie von einer anderen, offensichtlich älteren Frau beobachtet. Verschiedene Bildräume sind ineinander verschachtelt: der im Hintergrund angedeutete Außenraum, der Innenraum, das Bett, der Körper der jungen Frau. Die Gestik der Hand betont weniger das Verdecken als das Berühren. Das Bild zerfällt in eine linke und eine rechte Hälfte. Der dunkle Vorhang in der linken Bildhälfte steht in einem krassen Gegensatz zur kleinen Szene, die im rechten Bildhintergrund sichtbar ist. Da wird der Blick in den Raum verdeckt, dort wird er freigegeben. Der einen Bildhälfte ist die Vernunft, der anderen das Begehren zugeordnet. Das Bett ist jener Ort, an dem empfangen wird (dies im doppelten Sinn des Wortes) und an dem sich das Begehren erfüllen soll.

Wie die beiden Frauen im Hintergrund nicht eine wirkliche Alltagsszene evozieren, kommt dem Hündchen in erster Linie eine symbolische Funktion zu. Das Hündchen könnte – wie sich bei Tizian ohne Mühe zeigen läßt – durch eine Putte oder Amor ersetzt werden. Das Hündchen bezeichnet die Geschlechtlichkeit wie den jungfräulichen Körper. Es kann den Platz des Kindes besetzt halten. Schließlich ist das Hündchen Spielzeug und macht so die Frau zu einem Spielzeug. Kaum ein Gemälde, auf dem sich eine Frau mit einem Hund findet, ist so raffiniert angelegt wie Tizians Gemälde. Oft finden

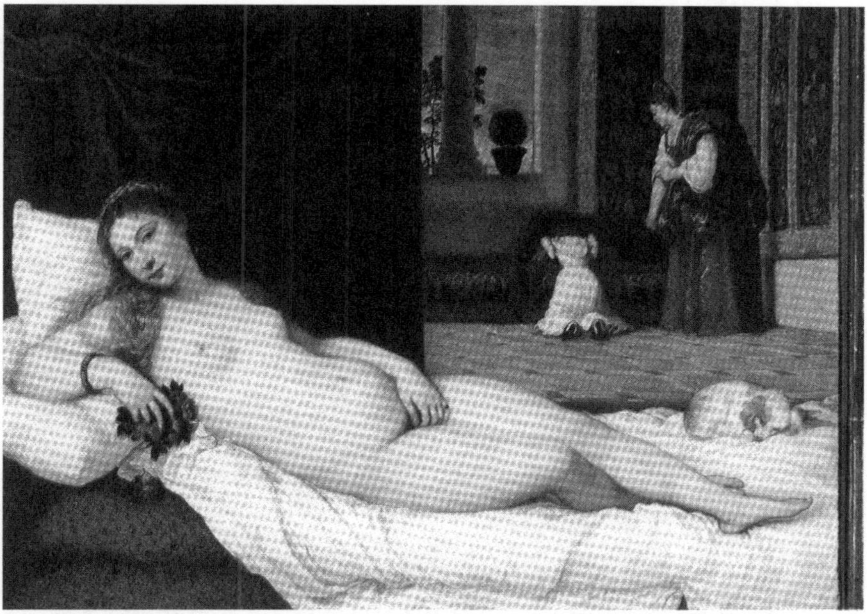

ABB. 66 Hündchen mit Verweisfunktion. Tizian, *Venus von Urbino*, 1538. Galleria degli Uffizi, Florenz.

sich die Hündchen nur deshalb in Gemälden, um Leere zu füllen, den Händen der Abgebildeten eine Betätigung zu geben, so wie in den Anfängen der Photographie den Posierenden etwas in die Hand gegeben wurde, einem Kind etwa ein Ball.

Frans Floris' Gemälde *Alte Frau* zeigt einen Hund, der sich von den Schoßhündchen des sechzehnten Jahrhunderts grundlegend unterscheidet. Fast könnte man denken, die Frau hätte sich mit ihrem Hund einem Photographen gestellt. Die alte Frau hat sich für die Abbildung in Position gebracht. Sie zieht den Hund zu sich heran. Er schmiegt sich an ihren Rock. Sein Blick ist sehr präsent, wenn auch unbestimmt. Dieser Hund ist dem Straßenköter näher als dem Kunsttier, dem domestizierten und gezüchteten Hund. Das bewahrt ihn vor einer Existenz als Schoßhündchen und verleiht ihm in einem gewissen Sinn Würde. Nichts an ihm läßt an ein Spielzeug denken. Sicher hat er sich oft allein herumgetrieben, ist lange weggeblieben, um vielleicht erst nach Tagen ausgehungert und abgemagert wieder zurückzukehren. Das Gesicht der Frau wie ihre Hände sind gezeichnet von den Spuren ihres Lebens. Was mögen diese Hände wohl alles gemacht, ihre Augen alles gesehen haben? Wie die alte Frau ist auch der Hund vom Leben gezeichnet, beide verfügen über Lebenserfahrung. Manchmal treffen sie aufeinander, reiben

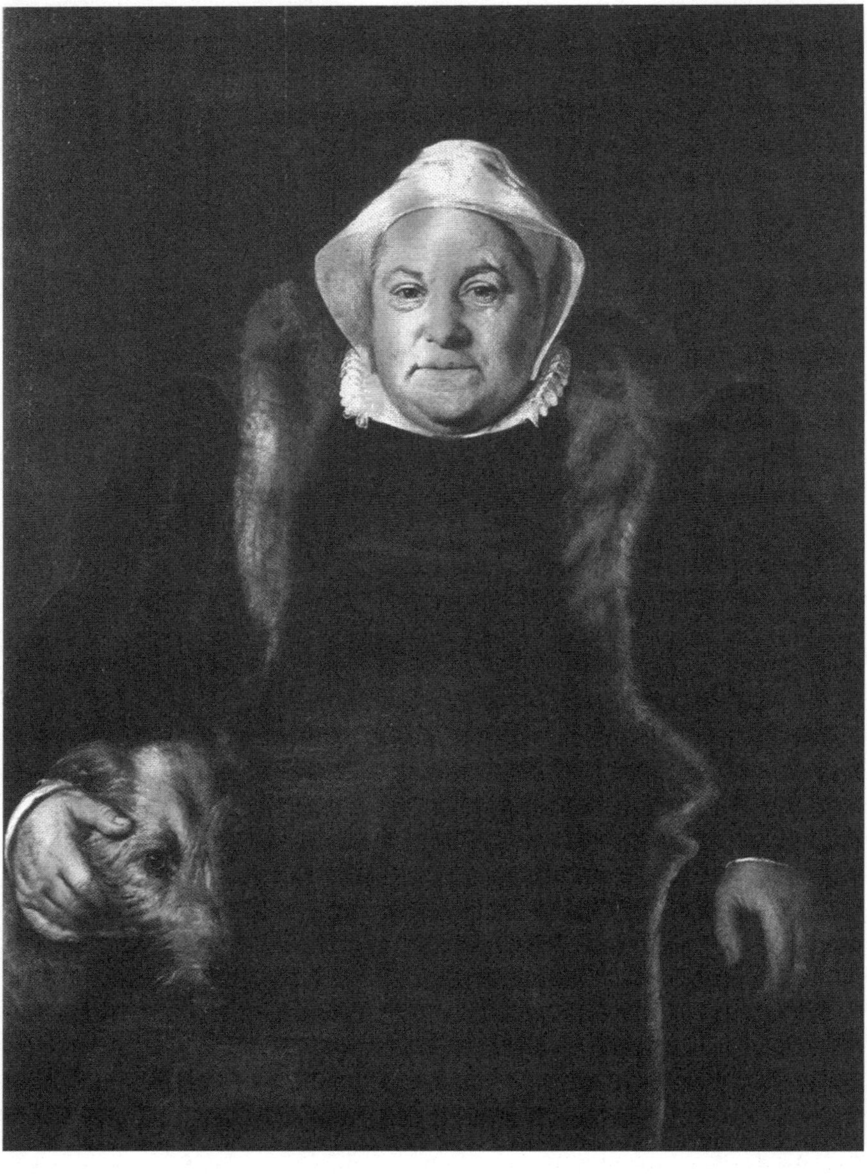

ABB. 67 Frans Floris (1516-1570), *Alte Frau*. Musée des Beaux-Arts, Caen.

sich aneinander, um sich dann wieder aus den Augen zu verlieren. Vielleicht wird sie eines Tages den Jäger holen und ihn bitten, den Hund zu erschießen. Dennoch findet sich in diesem Gemälde etwas, was auf eine innige Beziehung zwischen Mensch und Tier hindeutet. Die Feststellung, den Schoßhündchen des sechzehnten und siebzehnten Jahrhunderts komme vor allem Verweisfunktion zu, bedeutet nicht, die damaligen Menschen hätten keine Beziehungen zu Tieren gehabt, sondern sicher nur nicht die, die wir vermuten.

In den explizit erotischen Darstellungen des Sujets verliert das Tier jeden Verweischarakter. Liegt das Geschlecht offen da, dann bedarf es keines Tieres, um das Geschlecht oder das Begehren zu bezeichnen. Fragonards Gemälde *Mädchen mit Hund*, ein plumpes Bild wie so ziemlich alles, was wir von ihm kennen, orientiert sich zwar noch am klassischen Aufbau der Bild- und Blickachsen, aber es findet sich nichts, was auf etwas Drittes verwiese, es sei denn auf den Maler selbst oder auf den Betrachter. Das Hündchen bindet den Blick des Mädchens und überläßt dieses so dem begehrlichen Auge des voyeuristischen Betrachters. Fragonard bedarf des Hündchens, um mit Hilfe seines Schwanzes (was für eine banale Doppeldeutigkeit) das Geschlecht ebenso zu verdecken wie anzudeuten. Das Bett erscheint wie eine Bühne und der Vorhang wie eine Kulisse in einem Theater. Im Zentrum des Gemäldes sehen wir das linke, angezogene Bein, welches rechts die Brust und links das Geschlecht betont.

Bei Fragonard geht es nicht um Sexualität zwischen dem Mädchen und dem Hündchen. Das Hündchen besetzt nur jenen Platz, den der Betrachter in seiner Vorstellung einnehmen möchte. Auf einer Vielzahl von Stichen, Zeichnungen und Gemälden wird Sexualität zwischen Frauen und Tieren dargestellt. Oft geht dabei die Initiative von der Frau aus. So hebt ein Mädchen auf einem dieser Stiche seinen Rock, um vornübergebeugt ihr entblößtes Gesäß gegen die Gitterstäbe eines Käfigs zu pressen und sich von einem großen Affen penetrieren zu lassen.[157] Gerade in diesem Augenblick erscheint die Mutter in der Tür und droht in Ohnmacht zu fallen. In anderen Abbildungen lassen sich Frauen von Hunden oder Bären lecken. Abgesehen von der Tatsache, daß anatomische Unterschiede solchen Begegnungen ebenso Grenzen setzen wie das Verhaltensrepertoire der Tiere, so spiegeln sich in solchen Abbildungen einzig sexuelle Phantasien von Männern. Auch dann, wenn manche mit Hunden verkehren mögen, haben all diese Abbildungen mit dem realen Leben nichts zu tun. Nicht nur die abgebildeten Tiere, sondern auch die Frauen erinnern an Scherenschnittfiguren, die zusammengefügt werden, ohne tatsächlich in eine Beziehung zueinander zu treten. Genital zu Genital, Zunge zu den Schamlippen, die Frau zum Tier. Eine literarische Bearbeitung des Sujets findet sich in Diderots Roman *Die geschwätzigen Kleinode*. Eine

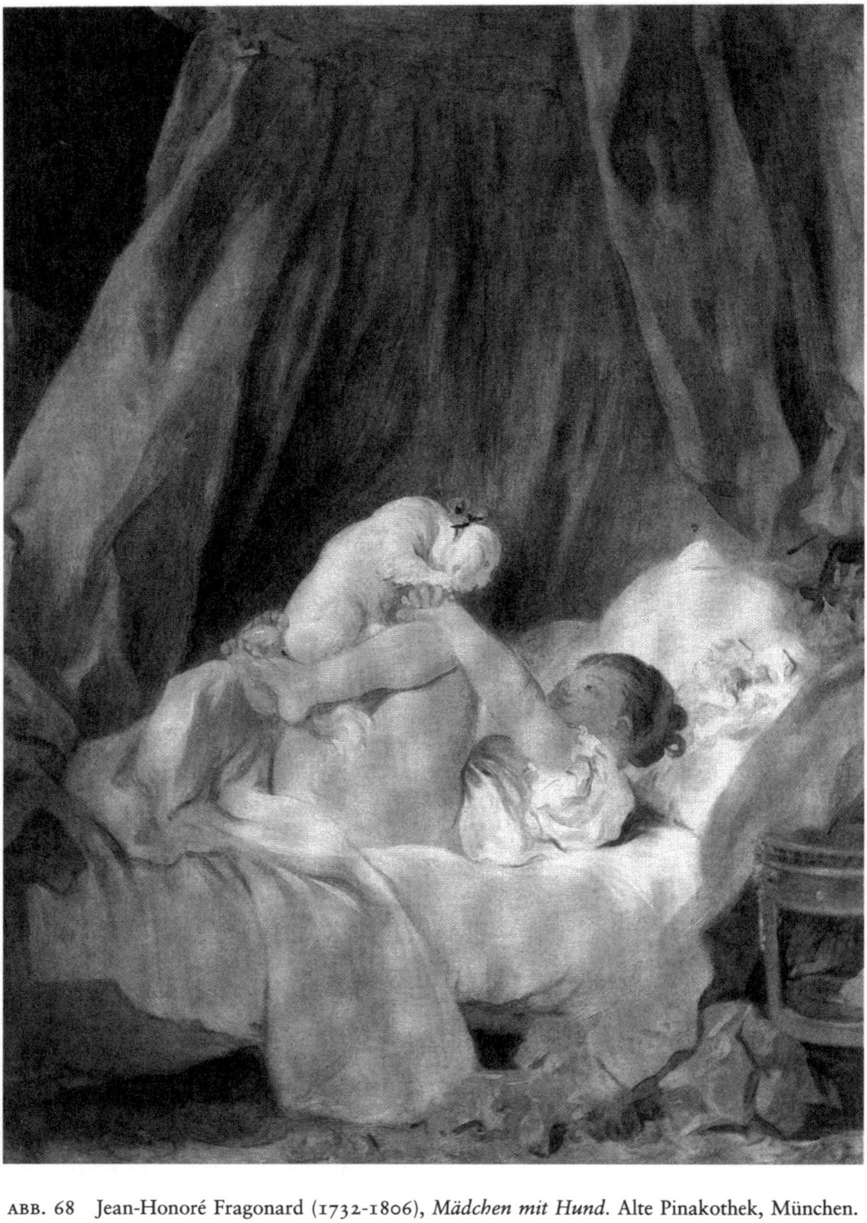

ABB. 68 Jean-Honoré Fragonard (1732-1806), *Mädchen mit Hund.* Alte Pinakothek, München.

Frau verwandelt ihr Bett in einen Hundezwinger. Ihr Liebhaber wird der Hunde überdrüssig und wirft einen von ihnen aus dem Fenster. Der Hund überlebt den Sturz nicht.

Tizians *Venus von Urbino* bildet eines der zentralen Kunstwerke der Renaissance. Angefangen von den Proportionen über den Bildaufbau, das Verhältnis von Licht und Schatten bis hin zur Darstellung des weiblichen Körpers verdichten sich in diesem Gemälde die ästhetischen Vorstellungen der Zeit. Nicht zufällig hat sich Manet in seiner 1863 entstandenen *Olympia* dieses Gemäldes bedient, um seine Vorstellungen über die Malerei zum Ausdruck zu bringen. Der Bildaufbau und die Position der liegenden Frau sind Tizians Gemälde ähnlich. Auf seiner Italienreise hat Manet eine Kopie des Gemäldes angefertigt. Und doch könnte der Unterschied zwischen den beiden nackten Frauen nicht größer sein. Während Tizians Venus einen eher verträumten und ermatteten Eindruck macht, zeigt sich Manets Olympia straff. Ihr rechtes Bein ist gestreckt, die Hand ruht nicht schlaff, sondern kraftvoll auf ihrem Geschlecht. Auch ihr Kopf ist gehoben. Liegt Tizians Venus gleichmäßig auf, so ist ihr Körper im Becken abgewinkelt. Während Tizians Venus ähnlich wie ein Schoßhündchen das Luxusgeschöpf eines einzelnen Mannes ist, wendet sich Manets Olympia an viele Männer. Dieser Blick läßt keinen Zweifel daran, daß jeder Mann nur einer unter anderen ist, daß er sich selbst betrügt, wenn er meint, diese Frau sei ihm zugetan. Tatsächlich kauft er ihre Zeit. Der Preis, den er dafür zu entrichten hat, ist abhängig vom Marktwert und dem Verhandlungsgeschick der Frau. Das Gesicht mit seinem offenen Blick zeugt von einer selbstbewußten Frau, welche die Kosten der Betrachtung kennt. Sie mag zwar betrachtet werden, aber sie scheut diesen Blick nicht. Sie blickt in die Gesichter derer, die sie betrachten. Im Gegensatz zu Tizians Venus steckt Olympias linker Fuß in einem Schuh, während der rechte Schuh auf dem Bett liegt. Endgültig hat sich diese Frau aus der Naturgebundenheit des klassischen Ideals gelöst. Das Schoßhündchen ist aufgewacht und hat sich in eine schwarze Katze verwandelt. Die Katze bezeichnet nicht länger ihre Geschlechtlichkeit, wenngleich manche Kunsthistoriker in der Katze eine Steigerungsform des Hündchens zu sehen glauben. Die Katze hat sich einfach ins Bild gedrängt. Im Gegensatz zum Kunstprodukt des Schoßhündchens handelt es sich um eine vollkommen gewöhnliche Katze. Während das Schoßtier im klassischen Bildaufbau entweder schläft oder die Frau betrachtet, blickt sie hier den Betrachter des Gemäldes an.

Als Manets *Olympia* 1865 erstmals ausgestellt wurde, löste dies einen Skandal aus. Die meisten der damaligen Kritiker kannten pornographische Abbildungen und dürften sich auch an ihnen delektiert haben. Die damals

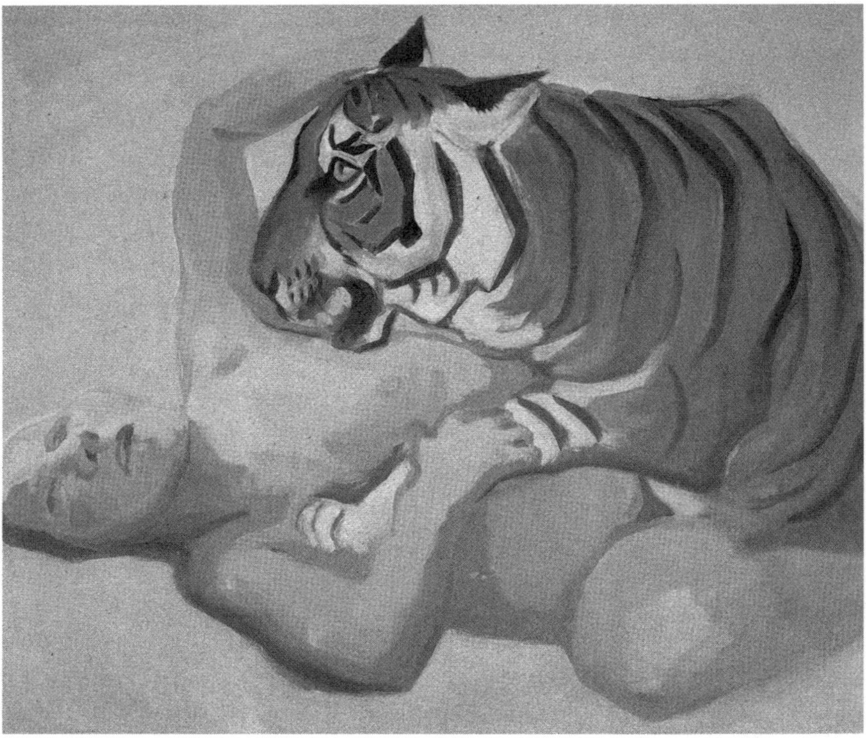

Abb. 69 Maria Lassnig, *Mit einem Tiger schlafen*, 1985. Privatsammlung Wien.

heftige Kritik ist nur verständlich, wenn man davon ausgeht, daß Manets Gemälde eine zentrale Geste des bürgerlichen Selbstverständnisses traf. Olympia ruht weniger auf einem Bett als auf einem Tisch, einem Tableau. Dieser Eindruck entsteht nicht zuletzt dadurch, daß der Raum im Hintergrund, bei Tizian ein symbolisch überfrachteter Referenzraum, fast bedeutungslos ist. Zudem scheint das Bett und mit ihm die abgebildete Frau gleichsam in die Höhe gehoben. Der nackte Körper ist positioniert wie die Schaustücke der Tafel. Im Gegensatz zu diesen ist sie allerdings nicht nur lebendig, sondern vor allem nicht zugerichtet und präpariert, genaugenommen roh und schmutzig. In der klassischen Venusdarstellung galt als schön, was jenseits der banalen Wirklichkeit liegt. Das Schaustück der Tafel war ähnlichen Vorstellungen verpflichtet. Manets Olympia sollte geradezu das Gegenteil behaupten. Jede mythologische Verbrämung fehlt. Daß die abgebildete Frau gerade den Namen Olympia trägt, betont die Ironie, die in diesem Gemälde liegt. Die Betrachter wurden schmerzlich daran erinnert, daß sie keine Göttin sahen, sondern eine Frau, die Teil der eigenen konven-

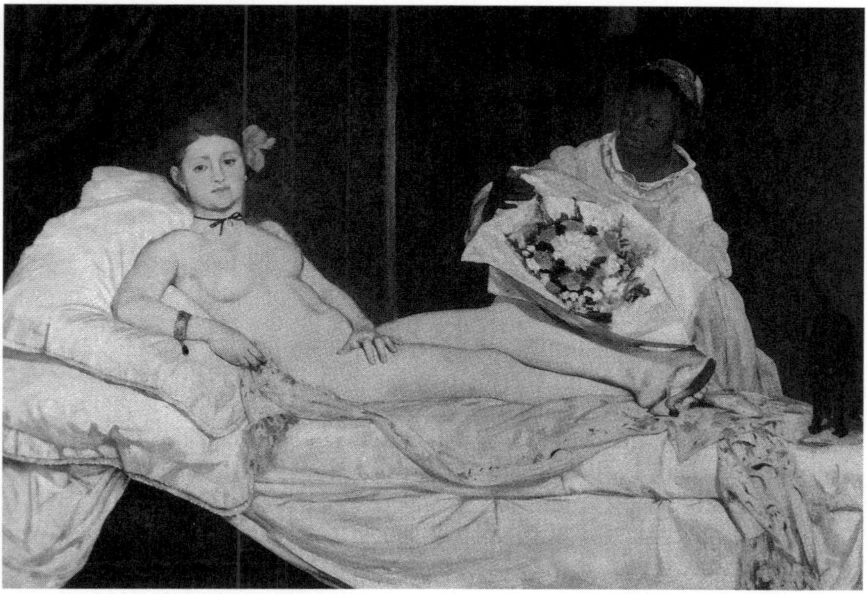

Abb. 70
Manet bedarf keiner versteckten Hinweise. Bei ihm wühlt niemand in einer Truhe. Der eingewickelte Blumenstrauß, welchen die schwarze Dienerin wohl im Auftrag eines Besuchers bringt, läßt keinen Zweifel an ihrer Tätigkeit als Kurtisane. Er bezeichnet beides, nicht nur ihr Geschlecht, sondern auch das Geld, welches der Mann zu zahlen hat. Manet, *Olympia,* 1863. Musée d'Orsay, Paris.

tionellen Welt ist. Die damaligen Kritiker des Gemäldes konnten nicht genug darauf hinweisen. Auf den Punkt gebracht: »Was ist diese Odaliske mit gelbem Bauch anderes als ein gemeines, irgendwo aufgelesenes Modell, das diese Olympia darstellt?«[158] Der Verweis auf das Schaustück der Tafel ist naheliegend, denn die Olympia wurde von damaligen Salonbesuchern schnell in die Nähe eines Tieres, und zwar eines nicht zugerichteten Tieres gebracht. Von einer »drolligen Kreatur« oder von einer »Art von weiblichem Gorilla« war die Rede. Dem aufgerichteten Kopf wurde keine Haltung zugestanden. Das schwarze Band am Hals schien diesen »vom Wesentlichen ihres Seins« zu trennen. Wen wundert es da noch, daß dieser Kopf nur leer sein konnte.[159] Auch dies erinnert an die bürgerliche Tafel und an die Präsentation des Tierkörpers. Der Skandal ist verständlich, zeigte doch Manet die Dinge so, wie sie sind. Nicht Olympias Kopf ist leer, sondern die Gesten, Formen und Haltungen, die das Bürgertum der Aristokratie entlehnt hat.

Manets schwarze Katze, die sich zu Füßen der Olympia dehnt und streckt, führt ein Eigenleben. Dadurch wird sie endgültig aus ihrer symbolischen Funktion und Bedeutung entlassen. Vor Manet wurde in Gemälden den wenigsten Hunden und Katzen so etwas wie ein eigener Charakter zugestanden. Sie konnten kurze oder lange Haare, hängende oder stehende Ohren haben, groß oder klein sein, ihr Aussehen konnte nicht grotesk genug sein. Dennoch gelingt es all diesen Hunden und Katzen nur selten, uns einzunehmen. Oft kommt ihnen nur eine dekorative Funktion zu, um, wie es auch für die Tafel des neunzehnten Jahrhunderts galt, eine unerträgliche Leere zu füllen. Eines der wenigen Beispiele, die aus dem Rahmen fallen, ist Goyas Gemälde *Der Hund*. Ein kleiner Hund in einer gespenstisch kargen Landschaft, nur sein Kopf ist sichtbar, droht in einer Welle zu ertrinken. Er scheint auf eine imaginäre Bedrohung zu starren. In dieser Umkehrung dient Goyas Hund nicht dazu, Leere zu füllen, sondern droht in der Leere verlorenzugehen. Der Hund wirkt traurig, weil er blickt, aber kein Gegenüber vorhanden ist, welches zu antworten vermöchte. Sein Blick verliert sich im indifferenten Licht, in der Leere.

Die Haltung dieses Hundes ist uns allen bekannt. Hunde können neben dem Tisch sitzen und wartend nach oben schauen, in das Gesicht eines Menschen. Katzen fehlt diese Geste. Sie teilen sich durch ihr Reiben, Stoßen oder Anlehnen am menschlichen Körper mit. In einem Gemälde von Bonnard begegnen wir erneut Goyas traurigem Hund. Es trägt den Titel *Die Hundemahlzeit*. Wie Manets Olympia unweigerlich an Tizians Venus denken läßt, so läßt sich Bonnards Hund nicht betrachten, ohne daß wir an Goyas Hund erinnert werden. Auch er versinkt, allerdings nicht in einer Welle, sondern hinter der Kante eines runden Tisches mit einer rotkarierten Decke. Auch er blickt erwartungsvoll nach oben. Hier befindet sich jedoch ein Gegenüber. Es ist eine Frau, die nachdenklich am Tisch sitzt. Dem Hund schenkt sie wenig Beachtung. Wohl seit Hunde vom Menschen gefüttert werden, können sie ihn so anblicken. Natürlich kannte auch Tizian diesen Blick. Er findet sich etwa in seinem Gemälde *Venus, der Orgelspieler und das Hündchen*. Das Hündchen blickt in das Gesicht der auf einem Bett liegenden nackten Frau, diese blickt wiederum in die Augen des Hündchens, während der Orgelspieler ihr offen daliegendes Geschlecht betrachtet. Auch wenn man die symbolische Bedeutung dieses Hündchens außer acht läßt, wirkt es bestenfalls wie ein Spielzeug. Bonnards Hund dagegen hat alles Spielzeughafte abgestreift. Er teilt den Raum mit der Frau. Mögen die Unterschiede zwischen den beiden noch so groß sein, mögen sich ihre Wünsche auf andere Dinge richten, so verharren doch beide, als würde allein das Warten zu einer Änderung ihrer Situation führen. Das Gemälde wirkt ähnlich wie eine Abbildung von zwei Personen. Wir sehen nicht eine Frau mit einem Hund, sondern eine Frau und einen Hund.

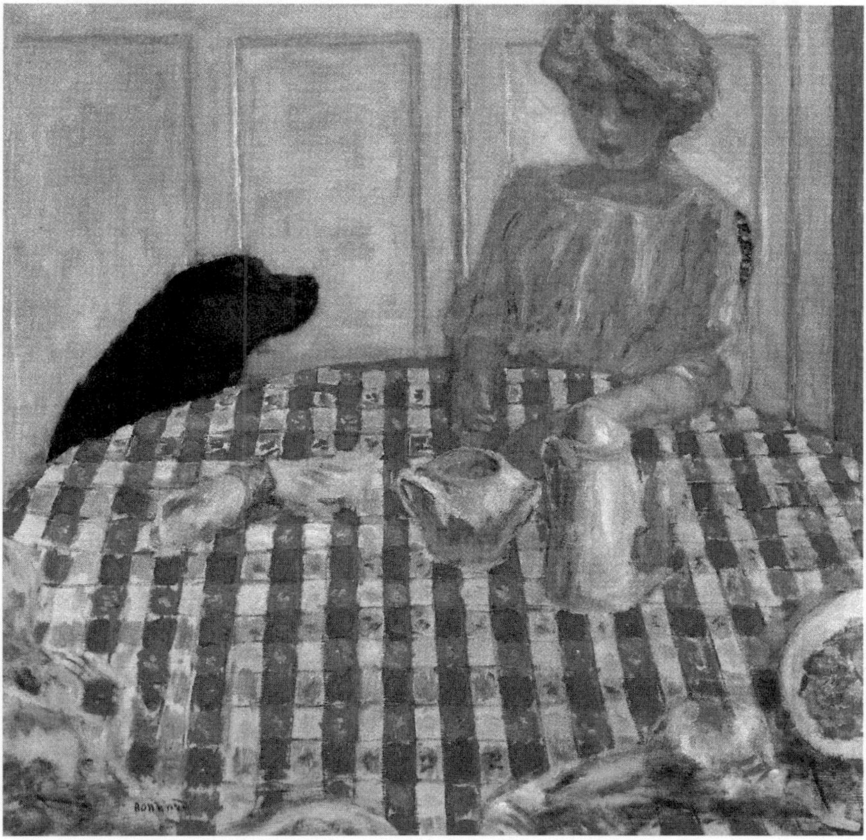

Abb. 71 Häusliches Glück und häusliche Traurigkeit.
Pierre Bonnard, *Die Hundemahlzeit*, 1910. Privatsammlung.

16. ALTE UND NEUE VERWANDLUNGEN

»Es gibt wohl kein Tier, das so gut aus dem Mund riecht wie eine Kuh. Es ist tief zu bedauern, daß es wohl wiederkäuende Grasfresser gibt, aber keine wiederkäuenden Obstfresser. Wie müßten die erst aus der Futterluke duften!«

Hans W. Fischer, *Das Schlemmerparadies*

Die Menschheit hat lange benötigt, um eine klare Trennlinie zwischen sich und den Tieren zu ziehen. Immer wieder drohte der Mensch mit den Tieren zu verschwimmen. Trotz einer Schöpfungsgeschichte, die uns das zweifelhafte Privileg gibt, nicht Tiere als Urahnen zu haben, gilt dies auch für unsere Kultur. Wer sich betrinkt, benimmt sich wie ein Tier. Tierprozesse, in denen Tieren, selbst Wespen, ähnlich wie Menschen der Prozeß gemacht wurde, wären undenkbar gewesen, hätte es diese klare Demarkationslinie gegeben. Die ständige Ungewißheit, vom Jäger nicht wieder zum Gejagten zu werden, hat den Menschen so lange begleitet, wie Mensch und Tier noch in einem Funktionskreis gefangen waren. Bezeichnenderweise hat sich die kleinbäuerliche Kultur bis in die Gegenwart als resistent gegen alle Vorstellungen heutiger Tierliebe erwiesen. Diese Kultur, die von Tierschützern diskreditiert wird, wußte um das Verhältnis von Mensch und Tier. Sie wußte, daß alles, was an Tiere verfüttert wird, in Form von Milch, Eiern oder Fleisch wieder zurückkommen muß. Tierliebe in unserem Sinn setzt den Luxus voraus, Tiere zu füttern, ohne auf ihre Produkte angewiesen zu sein.

In unzähligen Geschichten werden Menschen in Tiere verwandelt. Die wohl ergreifendste ist die des Jägers Aktäon, der die Göttin Artemis beim Baden überrascht. Kaum hat sie ihn bemerkt, wendet sie ihr Gesicht ab. Hätte sie Pfeile zur Hand, sie würde ihn töten. Doch mit dem Gewand hat sie auch ihre Waffen abgelegt. So spritzt sie dem Aktäon Wasser ins Gesicht: »Jetzt magst du erzählen, daß du mich ohne Schleier gesehen hast, wenn du's noch erzählen kannst!« Schon bildet sich auf seinem Kopf das Geweih eines Hirsches. Sein Hals beginnt zu wachsen. Seine Ohren laufen spitz nach oben zu. Seine Hände verwandeln sich in Füße, seine Arme in schlanke Läufe. Sein Körper wird von einem gefleckten Fell überzogen.

Die Bezugspunkte in Ovids Landschaft, der Wald, der Berg, der Felsen, die Höhle und die Quelle, bezeichnen weniger wirkliche Orte als die Handlung selbst. Der Wald kann sowohl Schutz gewähren wie auch verschlingen.

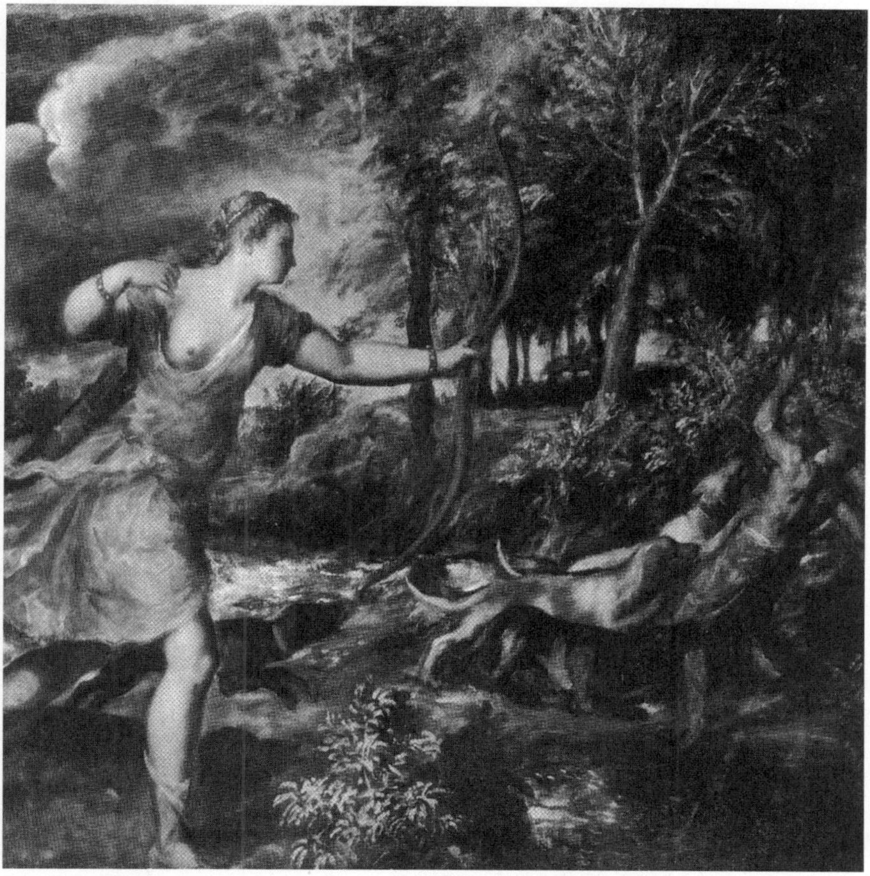

Abb. 72 Aktäon, kein Mensch mehr, aber auch kein Tier.
Tizian, *Diana und Aktäon*, um 1559. National Gallery, London.

Die Quelle bezeichnet den jungfräulichen Körper. In der Höhle, die im unzugänglichsten Dickicht des Waldes liegt, verdoppelt sich der Schoß. Ovid schreibt, es handle sich um eine echte und unberührte Höhle. Nicht von Menschenhand sei sie geschaffen. Rasenrand und Becken verweisen auf das Geschlecht wie die Schambehaarung. Bereits diese topographischen Hinweise sind voll von sexueller Metaphorik. An so einem Ort können nur ein Mann und eine Frau aufeinandertreffen. Unglücklicherweise trifft ein Mensch auf eine Göttin. Trotz des großen Unterschieds sind sich beide ähnlich. Wie Artemis widmet sich Aktäon der Jagd, auch er läßt seine »Eisen vom Blut der erlegten Tiere triefen«, beide werden von Gefährten begleitet.

Aktäon flieht. Es erstaunt ihn, wie schnell ihn seine Beine durch den Wald tragen. Als er sein Gesicht und sein Geweih im Spiegel des Wassers erblickt, will er rufen: »Ich Unseliger!« Doch es ist zu spät. Die Tränen, die über seine Wangen rollen, laufen über ein Gesicht, das nicht seines ist. Dennoch empfindet er wie früher. Wo gäbe es auf der Welt einen Ort für jemand, der wie ein Mensch fühlt, aber wie ein Tier aussieht. Unter die Menschen kann er nicht zurück, im Wald droht er von Wölfen oder Hunden zerrissen zu werden. Aktäon sollte sich nicht solchen Gedanken hingeben. Längst hat die Hundemeute seine Fährte aufgenommen. Ovid zählt 35 Hunde namentlich auf, um dann zu bemerken, ein weiteres Aufzählen würde nur unnötig aufhalten. Schon haben ihn die Hunde erblickt. Nun ist er es, der gesehen wird. Aktäon flieht durch einen Wald, in dem er selbst oft gejagt hat. Als Hirsch flieht er vor seinen eigenen Hunden. Könnte er nur rufen: »Ich bin es, Aktäon, erkennt doch euren Herrn!« So sehr er sich auch anstrengt, er bringt die Worte nicht heraus. Die ganze Meute fällt über ihn und reißt ihn auf. Bald gibt es keine Stelle mehr, die sich noch zerfleischen ließe. Der Schrei, den Aktäon ausstößt, klingt weder nach dem eines Tieres, noch nach dem eines Menschen. Sein Klagen ist weithin hörbar. Er sinkt in die Knie, wie einer, der demütig um Schutz fleht. Seine Blicke schweifen, als wären es bittende Hände. Seine Gefährten, die nun den Ort des traurigen Schauspiels erreicht haben, treiben, während sie Ausschau nach Aktäon halten und nach ihm rufen, die rasende Meute an. Er hört das Bedauern seiner Gefährten, dieses mächtige Schauspiel ohne ihn sehen zu müssen. Wie gern würde er mit seinen Gefährten dem wilden Treiben zusehen. Statt dessen wird er selbst zerfleischt. Von allen Seiten fallen die Hunde über ihn her und zerreißen ihn in der trügerischen Erscheinung eines Hirsches.[160]

In der griechischen Mythologie nehmen Götter oft die Gestalt von Tieren an, freilich nur um sich vorübergehend ein anderes Aussehen zu geben. Werden dagegen Menschen oder Nymphen in Tiere verwandelt, so gibt es kein Zurück. Die Weberin Arachne wird zur Spinne. Kallisto, eine Nymphe der Artemis, wird von Zeus, der sich ihr in der Gestalt ihrer Gebieterin nähert, schwanger. Wo könnte dies offenkundiger werden, wenn nicht beim Bad in einem Bach. Was hilft es da, wenn die Strömung glatte Kieselsteine mit sich fortträgt! Sie wird ausgestoßen aus dem Kreis der jagenden Frauen, in deren Leben es keinen Mann geben darf. Als sie einen Sohn gebiert, wird sie von der betrogenen Hera in eine Bärin verwandelt. Kallisto will ihre Arme ausstrekken, bitten und flehen, doch schon werden die Arme rauh von schwarzen Zotteln, krümmen sich ihre Hände zu Tatzen, ihre Nägel verwandeln sich in Krallen, ihre Arme in Beine, und ihr Mund wird zu einem breiten, häßlichen Rachen. Nur wenn sie sprechen könnte, könnte sie die Götter umstimmen.

Aber welcher Gott wäre in der Lage, ihr Brummen zu verstehen? Wie Aktäon nimmt sie in ihrer Tiergestalt die Welt weiterhin mit den Augen eines Menschen beziehungsweise einer Nymphe wahr. Mit schmerzlichen Gedanken treibt sie sich im Wald herum. War früher sie es, die jagte, so flieht sie nun entsetzt vor Jägern und Hunden. Schließlich begegnet sie ihrem Sohn, der, längst groß geworden, nun selbst dem Wild nachstellt. Als sie ihn sieht, flieht sie nicht. Ihr Blick irritiert ihn zwar, da er aber nicht wissen kann, daß sich unter dem zottigen Fell seine Mutter verbirgt, durchbohrt er ihre Brust.

Eine subtile Fortsetzung des Aktäonstoffes findet sich in Apuleius' *Der Goldene Esel.* Lucius, der Ich-Erzähler, wird durch einen bösen Zauber in einen Esel verwandelt. Zwar treten Aktäon und Artemis warnend auf, aber so echt sie wirken, daß man meinen könnte, das Schnaufen und Schnüffeln der Hunde und das Rascheln der Blätter zu hören, sind sie nur aus Stein. Lucius betrachtet eine von einem Künstler geschaffene Skulptur und weiß deren Warnung nicht zu deuten. Anders als bei Ovid, wo Aktäon die Göttin zufällig erblickt, hat er sich in dem von Apuleius erwähnten Kunstwerk zu einem Voyeur gewandelt: »Schüchtern, als wäre er schon Hirsch, richtet er seinen vorwitzigen Blick auf die Göttin und hofft, sie jetzt im Marmorquell baden zu sehen.«[161] Wie Aktäon verliert Lucius, als er zum Esel wird, seine Sprache. Es bleibt ihm nur, mit tränenfeuchtem Blick und bebender Unterlippe stumme Vorwürfe zu machen. Lucius wird nicht einmal von seinem eigenen Pferd erkannt. Kaum nähert er sich der Krippe, beginnt dieses mit seinen Beinen drohend zu schlagen, um ihn vom Hafer, den er selbst am Vorabend in den Trog geschüttet hat, fernzuhalten. Lucius wird gnadenlos mißhandelt und buchstäblich durch die Geschichte geprügelt. Er wird schwer beladen über steile Abhänge getrieben. Keine Stelle seines Körpers ist vor Schlägen sicher. Niemand hat auch nur das geringste Mitleid mit ihm, mag noch so viel Blut und Eiter aus seinen Wunden spritzen. Stürzt er, so hilft ihm kein Eselstreiber. Statt dessen wird er noch mehr geprügelt, so lange, bis es ihm gelingt, endlich aus eigener Kraft auf seine Beine zu kommen. Die Zuhörer der Antike kannten wohl kein Mitleid mit dem Esel. Sie litten einzig mit dem armen Lucius.

Apuleius hat Witz. Er treibt das Motiv auf die Spitze. Lucius in Eselsgestalt soll getötet und seine Haut abgezogen werden. In seinen Balg soll die nackte Charite bei lebendigem Leib eingenäht werden, zur Strafe dafür, daß sie mit dem Esel zu flüchten versuchte. Langsam soll sie von Insekten und Würmer zernagt, von der Sonne verbrannt und schließlich von Hunden und Vögeln gefressen werden. So verdoppelt sich die trügerische Erscheinung der Haut. In einer anderen Episode des *Goldenen Esels* läßt Apuleius einen Räuber in das Fell eines Bären schlüpfen. Als Geschenk in das Haus eines Reichen gebracht, soll er nach Einbruch der Dunkelheit den anderen Räubern die festverschlossenen Riegel der Tür öffnen. Im Gegensatz zu den Präparaten in den naturkundlichen Sammlungen geht es in diesen Geschichten, die in der Antike in verschiedensten Versionen erzählt wurden, um das Innenleben und das Trügerische der äußeren Erscheinung. Zwar wird wie bei einem naturkundlichen Präparat die Haut des Tieres gründlich abgezogen, abgeschabt und getrocknet. Auch hier soll der Bär echt wirken, mehr noch, nämlich lebendig, aber das Fell dient nur der Verkleidung. Die feine Naht unter den langen dichten Zotteln darf nicht bemerkt werden, würde doch sonst der Räuber entlarvt. Der Kopf des Räubers findet Platz im Hals des Tieres, wo kleine Schlitze das Sehen und Atmen erlauben. Mund ist keiner vorgesehen. Die Verwandlung erweist sich als gefährlich. Der als Bär verkleidete Räuber wird als Tier betrachtet und als solches behandelt. Den Räubern gelingt es zwar, in das Haus einzudringen, aber im allgemeinen Durcheinander fallen die Hunde über den vermeintlichen Bären her und reißen ihn erbarmungslos in Stücke.

Die schöne Dame, die sich am Ende der Geschichte den Esel für eine Nacht kauft, um sich an ihm zu befriedigen, ist natürlich auch nicht in der Lage, den Menschen Lucius zu erkennen. Sie kann sich ihm schamlos hingeben, weil Lucius für sie ein Tier ist. Auch wenn sie ihn für einen Esel hält, so ist sie doch wirklich verliebt. An der Echtheit ihrer Empfindung ist nicht zu zweifeln. Durch die Erzählung des Lucius wird die Frau plötzlich selbst mit menschlichen Augen betrachtet: »Angst und bange war ich aber dennoch, wie bei so langen Stakenbeinen den Thron der Liebe zu besteigen? Wie so sanfte, zarte, glänzende, von lauter Milch und Honig übergossene Glieder mit eisernen Hufen zu umfassen? Wie so kleine, ambrosiaduftende Purpurlippen mit einem so plumpen Maul mit ungeheuren garstigen Zähnen zu küssen? Und wie endlich, möchte die Dame auch vor Lust bis in die äußersten Fingerspitzen glühen, ein so übergroßes Opfergefäß hinein in das enge Heiligtum der Wollust zu bringen sei? ›Wehe dir‹, dacht ich bei mir selbst, ›wenn du eine so vornehme Dame zerreißt!‹ [... Aber] sooft ich, ihrer schonend, mein Hinterteil zurückzog, sooft flog sie elastisch in jähem Schwunge mir nach, und so fester und fester mit ihren Armen mein Rückgrat umfassend, schloß, drückte, preßte, schmiegte sie sich brünstiger an mich.«[162] Bei Apuleius ist die Rückverwandlung des Esels eine mystische Angelegenheit. In anderen Bearbeitungen werden dem Esel rettende Rosen vorgesetzt, worauf sich der Esel zum Erstaunen der Anwesenden wieder in einen Menschen verwandelt. Kehrt er als Mensch zu jener Frau zurück, die ihn so sehr begehrt hat, wird er von ihr zurückgewiesen.

Wir haben es mit Überschreibungen zu tun. In ständig neuen Abwandlungen begegnet uns das Motiv des Menschen, der in einer Tierhaut steckt. Die

Gegner der Parforcejagd am Ende des achtzehnten Jahrhunderts kannten Ovids Aktäon. Nicht zufällig haben sie dem von Hunden gehetzten Hirsch Sprache verliehen. In Wilhelm Dietlers 1787 erschienenen Appell *Gerechtigkeit gegen Thiere* findet sich das Schreiben »eines parforsgejagten Hirsches an den Fürsten«.[163] Hier begegnet uns Ovids rasende Hundemeute, die ihren eigenen Herrn zerfleischt, wieder. Auch das ergötzende Schauspiel und das Gebrüll des Hirsches, welches niemand zu deuten vermag: »Sohn der Feigheit, der du da stehst in deiner Gemaechlichkeit, zu weiden dein Satansauge an den verzweifelnden Zuckungen eines wehrlosen Mitgeschoepfs, das stürzend der Menge reissender Hunde – den Knechten der Zagheit – Blut dampft aus Rachen und Nase! versaeume ja nichts von dem herrlichen Schauspiele – herrlich für dich; denn es schlaegt dein Gewissen zu Boden, daß es nie mehr erwache! – Sieh, welche Lust! itzt heult es aus den gefolterten Geist, auch im Todeskampfe nicht geschont von den Bissen lechzender Feinde! zehnmal wieder aufgefrischt, um zehnmal zu leiden des Todes Schmerzen dem Zuschauer zur Bauschütternden Ergoetzung! – Aber würdest du nicht murren, würdest du dich freuen der vaeterlichen Gerechtigkeit, wenn Gott itzt sendete den Würggeist, daß er dich zerquetsche in seiner Rechten – gewohnt Felsen wegzuwischen wie Wassertropfen – daß er zerreisse deine Eingeweide, zerschmettre dein Gebein, zermalme deine Seele auf der Folter der Ewigkeit? ... Und wer bist du, Staub! daß einen Gott du dich dünkest? – Hoerst du nicht die verdammenden Flüche gebrüllt aus der zerfleischten Brust wider dich?«[164] Auch Apuleius' Lucius wurde von den Tierschützern des neunzehnten Jahrhunderts aufgegriffen und umgedeutet. Er findet sich wieder im Motiv des groben Fuhrmanns, der das Pferd auch dann noch schlägt, wenn es kraftlos zu Boden sinkt. Allerdings mit einem wichtigen Unterschied: Sie vermuteten unter der Tierhaut keinen Menschen, sondern ein leidensfähiges Pferd oder einen leidensfähigen Esel. Was hätten die Tierschützer geschrieben, hätten sie nicht Ovid, Apuleius oder andere gekannt.

Das Motiv vom Menschen in Tiergestalt findet sich in vielen Märchen. Das bekannteste ist das des Tierbräutigams. In Bechsteins Märchen *Das Nußzweiglein* versucht ein reicher Kaufmann einen wilden Bären, der ihn aufzufressen droht, mit Fleisch, Schinken und Würsten zu beschwichtigen. Der Bär fordert jedoch dasjenige, was ihm bei seiner Rückkehr aus seinem Hause entgegenlaufe. Der Kaufmann geht gern darauf ein, denkt er doch, der Pudel werde ihm als erstes entgegenlaufen. Diesen will er, um sein Leben zu retten, gerne opfern. Zu Hause angekommen, wird er nicht vom Pudel, sondern von seiner jüngsten Tochter begrüßt. Sie läuft ihrem Vater entgegen. Zwischen dem Pudel und der eigenen Tochter befindet sich die Tochter des Hirten. Sie soll dem Bären untergeschoben werden. Dieser läßt sich jedoch

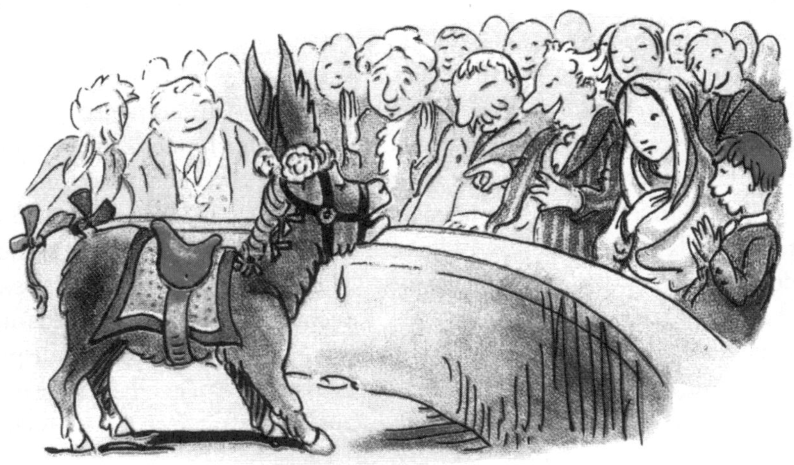

ABB. 73 In Carlo Collodis *Pinocchio* begegnet uns Lucius als Hampelmann. In einen Esel verwandelt, tritt auch er im Zirkus auf und vergießt bittere Tränen. Apuleius' witzigböse Geschichte hat sich zum moralisierenden Kinderbuch gewandelt. Wolfgang Felten, Illustration aus Carlo Collodi, *Die Geschichte vom hölzernen Bengele*, Freiburg/Basel/Wien 1974.

nicht täuschen. Während alle weinen und betrübt sind, zeigt sich allein die jüngste Tochter, das Opfer, mutig. Sie will das väterliche Versprechen erfüllen. Sie krault den Bären, der droht, sie mit Haut und Knochen zu fressen, so sanft, daß sein furchtbarer Bärenblick durch so viel Behaglichkeit freundlich wird. Die Tochter rettet den Vater, mit ihrer Hilfe wird der Tierbräutigam wieder zum Menschen. In anderen Märchen wird ein ähnliches Versprechen gegeben. Die Beschwichtigung der Bestie erfordert einen hohen Preis. Das eigene Leben wird durch das Leben eines anderen erkauft, und zwar nicht das irgendeines Menschen, sondern oft durch das des liebsten Kindes.

Das Motiv liegt in der Tradition des Opfers begründet. Im Alten Testament ist die Geschichte des Jiphtach überliefert, der Gott gelobt, ihm das erste als Brandopfer darzubringen, was ihm bei seiner Rückkehr aus seinem Haus entgegenkomme, sollte er die Ammoniter besiegen.[165] Als Jiphtach nach seinem Sieg heimkehrt, zieht ihm seine Tochter tanzend entgegen. In seinem Unglück zerreißt er seine Kleider. So bringt er seinen Schmerz zum Ausdruck. Wie die Tochter des Kaufmanns fügt sich auch seine Tochter willig in ihr Schicksal. Sie erbittet sich zwei Monate, um mit ihren Gefährtinnen über die Berge zu ziehen und ihre Jungfernschaft zu beweinen. Nach ihrer Rückkehr vollzieht der Vater an ihr sein Gelübde. Es wird erwähnt, sie habe keinen Mann erkannt. Das Opfer wurde als Vermählung verstanden. Die Erinnerung an das Opfer findet sich auch in verwandten Motiven. Im Grimmschen

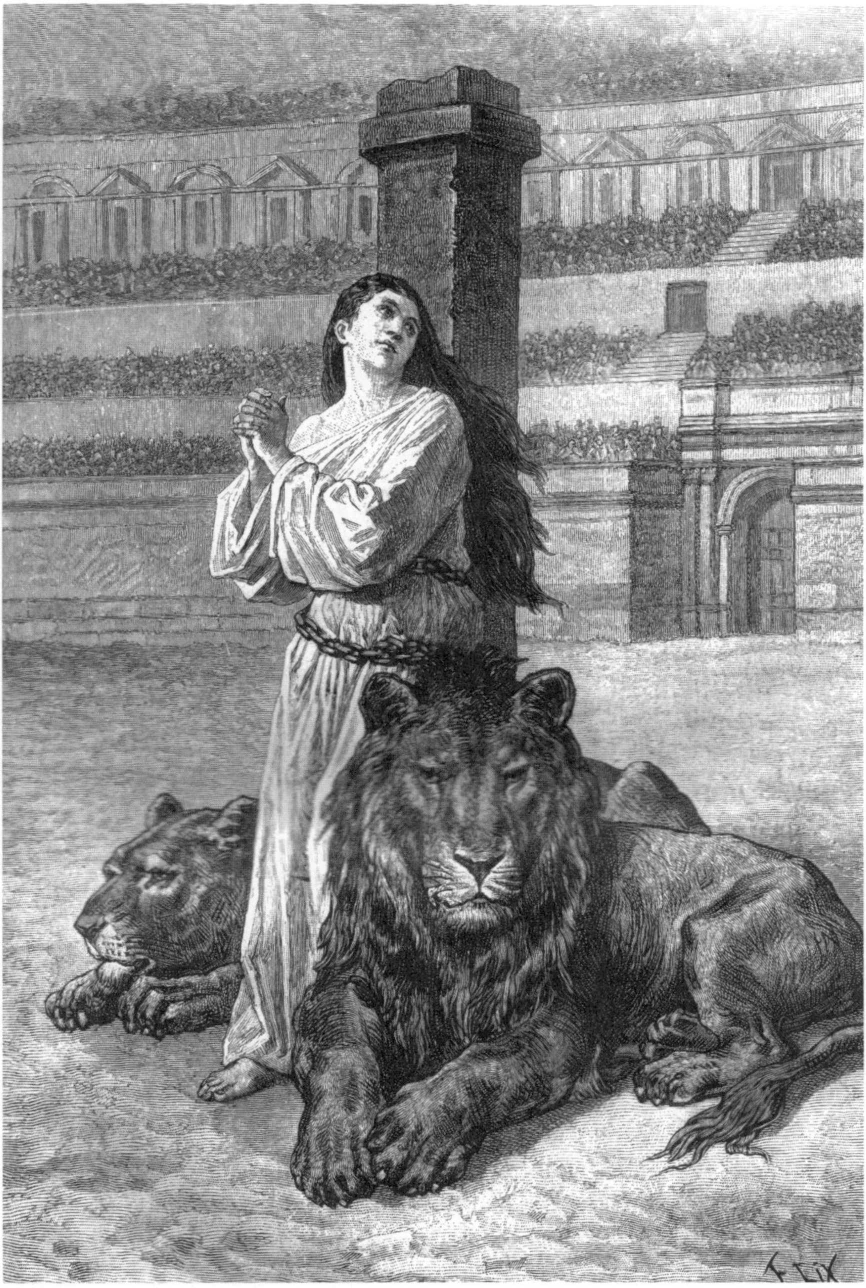

ABB. 74 Auch in der christlichen Umdeutung des Opfers fügt sich die Jungfrau geduldig, wenn nicht freudig in ihr Schicksal. Was aber, wenn die Vermählung nicht stattfindet, die Bestien sich gegen alle Erwartung verhalten? *Sainte Blandine*, Stich aus dem 19. Jahrhundert.

Märchen *Das Lämmchen und Fischchen* verwandelt eine böse Stiefmutter einen Jungen in einen Fisch und seine Schwester in ein Lamm.[166] Das Lämmchen soll geschlachtet werden, um fremden Gästen vorgesetzt zu werden. Der Koch führt das Lämmchen in die Küche und bindet seine Füße. Das Mädchen fügt sich geduldig in sein Schicksal. Der Koch hat schon das Messer gezogen, als er das Lamm zu seinem Bruder sprechen hört. Er erschrickt und schlachtet ein anderes Tier. Die beiden Geschwister erhalten ihre menschliche Gestalt wieder. Auch Apuleius' ergreifende Geschichte von Amor und Psyche, die klassische Bearbeitung des Motivs vom Tierbräutigam, beinhaltet ein Opfer. Hier ist es nicht der Vater, der seine Tochter einem Tier verspricht. Die »unheilbringende Hochzeit« wird durch ein Orakel eingeklagt. Psyche ist die jüngste von drei Töchtern, die schönste und als einzige unvermählt. Auch ihr ist ein Untier zum Gatten bestimmt, »verrucht, grausam wie Otterngezücht«. Trotz der schrecklichen Vorstellung fügt sich Psyche in ihr Schicksal. Wie zu einem Brandopfer wird sie in einer traurigfeierlichen Prozession auf den obersten Gipfel eines Berges geführt und dort ausgesetzt.

Das Motiv des Tierbräutigams kennt zwei Erzählvarianten. In der einen wünscht sich ein kinderloses Ehepaar ein Kind, und sei es nur ein Esel, ein Igel, ein Frosch oder ein Lindwurm. Das als Tier zur Welt gekommene Kind muß sich durch eine Art Wanderung zum Menschen wandeln. In der anderen wird die Lieblingstochter vom Vater einem Tier versprochen, um sich selbst zu retten. In beiden Erzählvarianten geht es um die Trennlinie zwischen Natur und Kultur, zwischen Mensch und Tier. Psyche wird am Rand der Kulturlandschaft ausgesetzt, dort wo Zephyr sie mit sich fortträgt, im *Nußzweiglein* verirrt sich der Kaufmann in einem unübersichtlichen Wald. Die unberechenbare Natur will beschwichtigt werden. In allen diesen Geschichten spielen Schwellen und Übergänge eine wichtige Rolle. Es gäbe das Motiv nicht in dieser Häufigkeit, hätten Menschen entsprechende Ängste nicht tatsächlich erlebt. In den Märchen, die zumeist im neunzehnten Jahrhundert gesammelt und aufgeschrieben wurden, ist der Kern des Motivs bereits weitgehend verschüttet. Die symbolische Vermählung des Opfers wandelt sich zu einer realen Vermählung: Das zu besänftigende Tier gibt sich als schöner und reicher Mann im heiratsfähigen Alter zu erkennen.

Der Rückverwandlung des Tierbräutigams in einen Menschen kann unterschiedlich viel Raum eingeräumt werden. Oft hat die Tochter, die zur Frau wird, verschiedenste Prüfungen zu bestehen. Die wichtigste Prüfung ist freilich, den Tierbräutigam anzuerkennen und sich in das vorgegebene Schicksal zu fügen. Die Rückverwandlung kann plötzlich erfolgen, oft muß der Verzauberte seine Haut erst los werden. Im Grimmschen Märchen *Hans mein Igel* tröstet Hans die eben mit ihm vermählte Königstochter nach dem gemeinsamen Mahl an der königlichen Tafel, sie brauche sich vor seinen Stacheln nicht schrecken, es werde ihr kein Leid geschehen. Er selbst ordnet die Verbrennung seiner Tierhaut an. Bevor er sich ins Bett lege, krieche er aus seiner Igelhaut. Vier Männer sollten herbeispringen, sie ins Feuer werfen und so lange warten, bis sie vollständig verbrannt sei. Zwar wird er so zu einem Menschen, aber auch seine menschliche Haut wird durch das Feuer versengt. Hans liegt kohlschwarz im Bett. Erst die Behandlung des Arztes, der ihn wäscht und mit guten Salben einreibt, macht ihn zu einem schönen jungen Mann mit weißer Haut. Im Märchen *Das Eselein* verrät die Prinzessin ihrem Vater, daß die Tierhaut nur einen Menschenkörper verberge und der Esel, wenn er sich nachts zu ihr lege, aus seiner Haut schlüpfe. In der folgenden Nacht holt sich der König die Haut seines Schwiegersohnes, läßt ein großes Feuer machen, wirft sie hinein und wartet so lange, bis sie vollkommen zu Asche verbrannt ist. Als der junge Mann am Morgen nach seiner Eselshaut greifen will, findet er sie nicht. In seinem Schrecken will er fliehen, doch vor der Tür steht der König, der ihn als seinen Sohn annimmt. Zur Königstochter erhält er noch das halbe Königsreich. Das Verbrennen der Tierhaut kann die Erlösung aber auch verzögern, der Verzauberte kann daran zugrunde gehen.[167]

Eine sehr ironische Umkehrung des Motivs vom Menschen in Tiergestalt findet sich in Jonathan Swifts *Gullivers Reisen*. Im Land der Houyhnhnms, der vernunftbegabten Pferde, sieht sich der schiffsbrüchige Gulliver plötzlich auf eine Stufe mit den Yahoos gestellt, die zwar über ein menschliches Aussehen verfügen, sonst aber alle schlechten Eigenschaften in sich tragen, die sonst Tieren zugeschrieben werden. Yahoos fressen, verschlingen, verständigen sich durch närrische Gesten und Grimassen. Die Zitzen der Weibchen hängen zwischen den Vorderpfoten herab und reichen beim Laufen oft fast bis zum Boden. Da Gulliver jedoch bekleidet ist, Schuhe, Handschuhe und einen Hut trägt, sind sich die Herren dieser Inseln nicht sicher, tatsächlich einen Yahoo vor sich zu haben. Wären sie sicher, so drohte ihm Sklavenarbeit, wenn nicht der Tod. Erst als er eines Morgens nackt von einem der Pferde gesehen wird, kann kein Zweifel mehr bestehen. Da er jedoch vernünftiger scheint als jene Menschen, die den Houyhnhnms bekannt sind, wird ihm eine Sonderbehandlung zuteil. Die Houyhnhnms erkennen in seiner Sprachbegabung seinen großen Abstand zu den Yahoos. Sie nehmen ihn ähnlich wahr, wie wir heute Primaten sehen.

In Swifts Geschichte spiegeln sich phantasievolle Berichte über Menschenaffen und Wilde, die ihn und seine Zeitgenossen beschäftigten. Wie Menschenaffen haben sich seine Yahoos noch nicht vollständig vom Boden aufgerichtet. Sie können zwar erstaunlich gut klettern, benützen aber immer noch ihre Arme zur Fortbewegung. Sie verfügen weder über Werkzeuge, noch tragen sie Kleidung. Ihren Artikulationen fehlen alle Merkmale einer richtigen Sprache. Als Gulliver nach drei Jahren von Seeleuten aufgegriffen wird, ist es neben seinem Gang und seiner Kleidung besonders seine Sprachfähigkeit, die ihn zu einem Menschen macht. Er versteht die in portugiesischer Sprache an ihn gestellten Fragen, wenngleich sein wiehernder Tonfall Gelächter auslöst. Die Schwierigkeit einer klaren Grenzziehung zwischen Menschen und Affen macht eine Tagebucheintragung von Samuel Pepys aus dem Jahr 1661 deutlich: »Wir wurden zu Sir W. Patten gerufen, um die seltsame Kreatur zu besichtigen, die Kapitän Holmes aus Guinea mitgebracht hat: ein großer Schimpanse, in vielem menschenähnlich, ich glaube aber, es ist eine Kreuzung zwischen einem Menschen und einem weiblichen Gorilla. Das Tier versteht schon ganz gut Englisch, wahrscheinlich kann man ihm bald die Zeichensprache beibringen.«[168] Gulliver gerät in Bedrängnis, als sich ihm ein Yahooweibchen in brünstiger Weise nähert. Dabei macht dieses keinen so häßlichen Eindruck auf ihn wie die anderen ihrer Art. Kein Wunder, es ist bestenfalls erst elf Jahre alt. Auch bei Buffon und anderen ist vom heißen Verlangen der Affenmännchen nach Frauen die Rede, von der freiwilligen Vermischung von Negerinnen mit Affen, was Produkte zur Folge habe, die weder der einen noch der anderen Gattung zuzuordnen seien. Unklar war auch, ob »Negerinnen« mehr den Menschen, also den Europäern, oder den Tieren zuzuordnen sind. Noch die Naturforscher des neunzehnten Jahrhunderts wußten die »Eingeborenen« in der Nähe der Tiere anzusiedeln.

Aber genausowenig wie sich Apuleius für Esel interessierte, beschäftigte sich Jonathan Swift mit Pferden. Swift hat sicher keinen einzigen Augenblick ernsthaft daran gedacht, sich mit Pferden unterhalten zu können. Swift stellt seine Pferde neben Zwerge, Riesen und andere Exoten. Wie später bei Grandville, der auch *Gullivers Reisen* illustrierte, geht es gerade nicht um Tiere, sondern um Menschen und gesellschaftliche Realität. Dies wird nirgends offensichtlicher als dort, wo Houyhnhnms gegen alle anatomischen Festlegungen in der Lage sind, wie Menschen auf ihrem Gesäß zu sitzen, mit ihren Hufen die Nadel zu führen und, man mag es glauben oder nicht, selbst Kühe zu melken. Während Gullivers Bericht über die englische Gesellschaft sehr detailliert ist, bleibt das Leben der Houyhnhnms ziemlich blaß.

Dennoch ist ein entscheidender Bruch nicht zu übersehen, in dem sich bereits damals heutige Formen des Umgangs mit Tieren ankündigten. Im Land der Houyhnhnms wird Gulliver wie ein Tier behandelt. Bei seiner Rückkehr in die menschliche Gesellschaft verhält er sich selbst wie ein scheues und verängstigtes Tier, welches sich in einen Winkel verkriecht und nur durch wohlwollendes Verhalten dazu gebracht werden kann, wenigstens einen verstohlenen Blick durch das Fenster auf die Straße zu werfen, nicht ohne den

Kopf sofort wieder zurückzuziehen. Gulliver gewöhnt sich zwar daran, wieder auf die Straße zu gehen. Seine Nase verstopft er sich jedoch gehörig mit Raute und Tabak. Schon für Swift war die Welt der Menschen verdorben, jene der Tiere dagegen rein und unschuldig, wenngleich er Menschen so beschreibt, als würden sie sich wie Tiere benehmen.

In seiner Erinnerung an die Welt der Houyhnhnms empfindet Gulliver nur noch Haß, Ekel und Verachtung. Wenn er daran denkt, selbst durch die Paarung mit einem Yahooweibchen Vater von mehreren Yahoos geworden zu sein, dann überfällt ihn Scham, Verwirrung und Entsetzen: »Sobald ich das Haus betreten hatte, nahm mich meine Frau in die Arme und küßte mich; da ich so viele Jahre nicht mehr daran gewöhnt gewesen war, von diesem widerlichen Tier berührt zu werden, fiel ich in eine Ohnmacht, die beinahe eine Stunde anhielt. Zu der Zeit, da ich schreibe, sind es fünf Jahre seit meiner letzten Rückfahrt nach England; während des ersten Jahres konnte ich nicht ertragen, daß meine Frau oder meine Kinder in meine Nähe kamen, ihr bloßer Geruch war unausstehlich. Noch weniger konnte ich es aushalten, daß sie im gleichen Zimmer aßen. Bis heute dürfen sie nicht wagen, mein Brot zu berühren oder aus demselben Becher zu trinken; auch war ich nie imstande, mich von einem von ihnen an die Hand nehmen zu lassen. Das erste Geld, das ich ausgab, verwandte ich für den Kauf zweier junger Hengste, die ich in einem guten Stall halte, und nächst ihnen ist der Stallknecht mein liebster Freund; denn ich fühle, wie sich meine Lebensgeister durch den Geruch beleben, den er im Stall annimmt. Meine Pferde verstehen mich ziemlich gut; ich unterhalte mich jeden Tag wenigstens vier Stunden mit ihnen. Zaum und Sattel sind ihnen unbekannt; sie leben in gutem Einvernehmen mit mir und in großer Freundschaft miteinander.«[169]

Gulliver begegnet uns auch in Diderots Roman *Die geschwätzigen Kleinode*. Mit Hilfe eines Zauberrings bringt Sultan Mangogul Kleinode, gemeint sind die weiblichen Geschlechtsorgane, zum Sprechen. Oben und unten sind vertauscht. Während der Mund zum Schweigen gebracht wird, beginnt die Vagina schamlos zu plappern. Diderot hatte noch keine Vorstellung von einer Organsprache. Er bediente sich einzig eines erzähltechnischen Tricks. Wenn sich Geschichten schreiben lassen, in welchen Tiere der menschlichen Sprache mächtig sind, warum sollten sich dann Schamlippen nicht zum Sprechen bringen lassen, zumal sie durch Reiben dazu ermuntert werden. Was die Kleinode zu Tage fördern, hat allerdings wenig mit Erfahrungen und Empfindungen zu tun. Sie erweisen sich als närrische kleine Schwätzer, die nicht wissen, was sie sagen. Könnte uns Diderots Roman nicht so viel über das achtzehnte Jahrhundert mitteilen, er wäre trotz einiger witziger Passagen ähnlich langweilig wie heutige Pornofilme. Hinter dem Sultan Mangogul ist unschwer Ludwig XV. zu erkennen, hinter seiner sympathischen Favoritin Mirzosa die Pompadour, seine Mätresse. Alle Ringproben, mit denen die dunkle Wahrheit ans Tageslicht befördert wird, sind Gucklochgeschichten. Der Zauberring bringt nicht nur die weiblichen Geschlechtsorgane zum Sprechen, sondern macht seinen Besitzer unsichtbar, mehr noch, läßt ihn durch Mauern dringen und so unentdeckt zum Zeugen verborgener Wünsche und Praktiken werden. Ludwig XV. hatte die Gewohnheit, sich während seiner Morgentoilette die »chronique scandaleuse« vorlesen zu lassen, welche Agenten seiner Polizei eigens für ihn anfertigten.

Wie auch immer, wenn so viele Geschlechtsteile zu sprechen beginnen, und manchmal, abhängig von den Handbewegungen Mangoguls, in eine vollkommen unverständliche Kakophonie ausarten, warum sollte man dann nicht einen Versuch mit der kleinen Stute des Sultans wagen, um deren Geschlecht zum Reden zu bringen: »Sie war von mittlerer Statur, hielt sich gut, man bemängelte lediglich, sie lasse den Kopf ein wenig hängen. Sie war blond, blauäugig, ihr Fuß zierlich, ihre Waden waren straff, die Schenkel fest, die Kuppe gelenkig. Man hatte sie lange Zeit im Tanzen unterwiesen; und sie wußte eine Verbeugung zu machen wie ein Gerichtspräsident zur Messe rouge. Kurzum, sie war ein sehr hübsches Tier; sanft vor allem: leicht zu besteigen; aber man mußte ein vorzüglicher Reiter sein, um nicht aus dem Sattel geworfen zu werden.«[170] Unschwer ist der Stutenkörper als Frauenkörper zu lesen. Was ihr Geschlecht jedoch zu Tage fördert, kostet den ersten Sekretär seine Stellung, der zweite schreibt zwar, aber die Gelehrten tun sich mit dem Text schwer. Der eine glaubt, ein wichtiges Fragment der ägyptischen Götterlehre, ein anderer die Einleitung zu Hannibals Grabrede auf karthagisch, wieder ein anderer ein chinesisch geschriebenes Gebet an Konfuzius vor sich zu haben. Erst Gulliver, erfahren im Umgang mit Pferden, gelingt die Entschlüsselung des Schriftstücks, und dies, obwohl der Text von Schreibfehlern wimmelt. Das Ergebnis der Anstrengung ist ernüchternd. In ihrem früheren Leben wurde die Stute von vielen Eseln besprungen. Diderot ist, was Tiere anlangt, nüchterner als Swift. Während sich Gulliver in seinem Ekel vor den Menschen die Nase mit Tabak verstopft, sobald er auf die Straße geht, verstopft sich Mangogul seine in ähnlicher Weise, betritt er das Zimmer jener Frau, die ihr Bett zu einem Hundezwinger gemacht hat.

In solchen Geschichten spiegelt sich ein grundlegender Wandel im Verhältnis des Menschen zum Tier. Während bei Swift sich die Verschränkungen von Mensch und Tier weitgehend erzähltechnischen Absichten verdanken, so erleben wir heute eine vollkommen neue, bislang nie dagewesene Bewertung dieses Verhältnisses. Während sich die Menschen in den Kategorien der Verhaltensforschung beschreiben, nimmt die Lernfähigkeit von Tie-

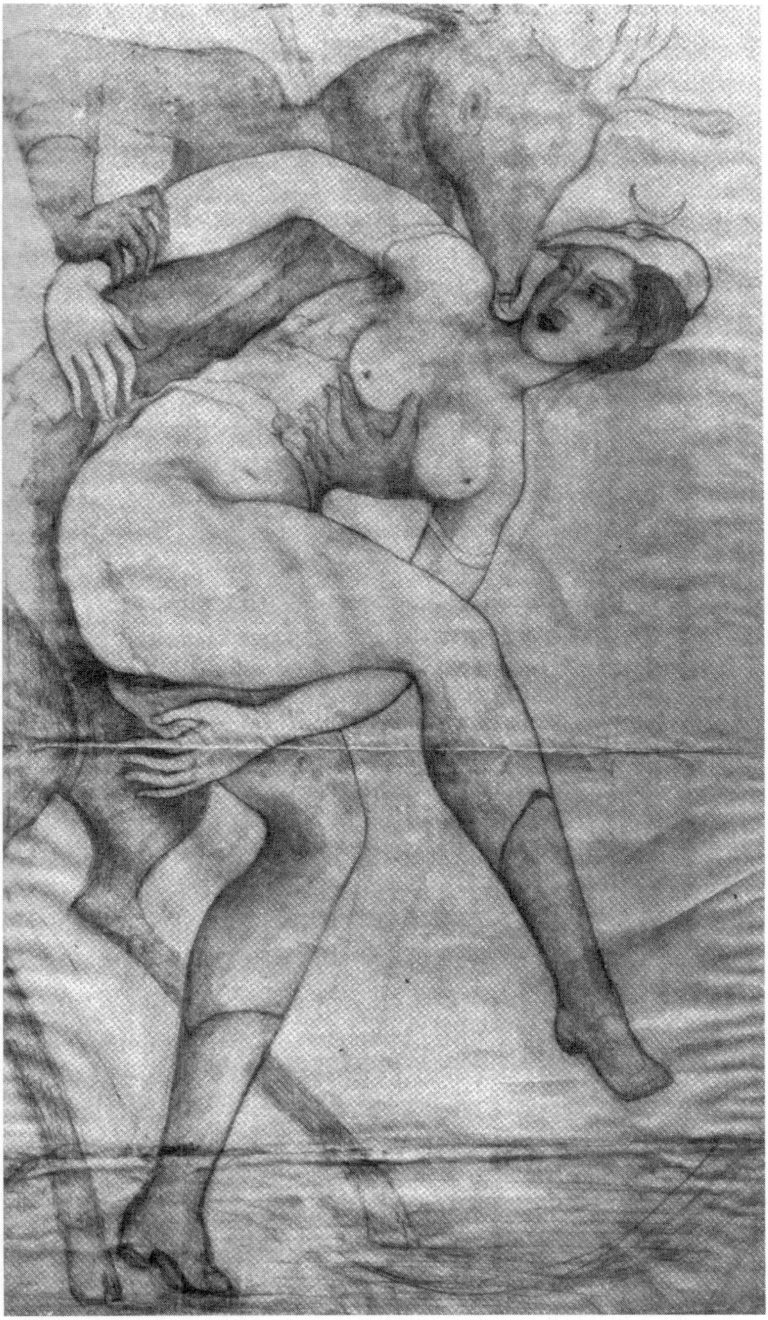

ABB. 75 Aktäon, zum Liebhaber gewandelt. Pierre Klossowski, *Diane et Actéon*, 1957.

ren sowie die Bandbreite der auf sie projizierten Empfindungen zu. Die Fähigkeit, Schmerz, Angst, Trauer oder gar Mitleid zu empfinden, selbst Träume oder religiöse Gefühle zeichnen nicht länger den Menschen aus. Daß die zivilisierte Gesellschaft schlecht und verdorben sein soll, ist nicht neu. Aber nachdem uns alle Hoffnungen auf eine bessere Gesellschaft abhanden gekommen sind, werden die Tiere zu Platzhaltern unverdorbener Regungen. Wir wenden uns den Walen zu, die träge durch das Meer gleiten, ihre Kälber säugen und sich mit ihren Artgenossen über große Distanzen verständigen; den Pferden, die uns verstehen, werden sie nur richtig angesprochen; den Bonoboaffen, die ihre Konflikte mittels sexueller Stimulation abbauen. Da scheint die Welt noch heil, scheint ein ferner Schimmer des einstigen Paradieses zu leuchten. Nachdem alle gesellschaftlichen Utopien gescheitert sind, sehnen wir uns in eine heile Welt zurück, die dem einzelnen einen festen Platz zuweist, die sich überschaubar und stabil zeigt, eine Welt, in der Falschheit, Konkurrenz, Gewalt und Intrige fehlen. Doch bei all diesen Tieren handelt es sich um Projektionsfelder für unterschiedlichste Bedürfnisse und Ängste. Gleichzeitig können wir uns am Durchsetzungsvermögen und Sozialverhalten der Wölfe ein Beispiel nehmen. Im Gegensatz zu den Tieren scheint einzig der Mensch keinen Platz zu haben und das natürliche Gleichgewicht zu gefährden. Der Mensch ist an die Stelle von Kartoffelkäfern und Heuschrecken getreten. Während Aktäon und Kallisto als Menschen erkannt werden wollten, der Tierbräutigam sich seiner tierischen Haut zu entledigen suchte, verwenden wir die Haut lebender Tiere, um sie mit unseren Ängsten zu füllen. Allerdings kann sich erst der moderne Mensch dieser Trennlinie zwischen Mensch und Tier sicher sein. Erst diese Sicherheit hat die Voraussetzung geschaffen, sich im Kontext der Tierwelt zu begreifen. Nun läßt sich das Menschliche im Tier und das Tierische im Menschen feststellen.

Am vorläufigen Ende dieses Prozesses stehen sich das empfindsame Tier und der gefühlsverarmte Mensch gegenüber. Hob bislang die Vernunft den Menschen vom Tier ab, so zeigt er sich nun als Raubtier. Hans Wollschläger formuliert dies in besonders radikaler Weise: »Der Raubmensch, auch diesseits seiner Überrealität, hat viele Gesichter; sie durchgrinsen die Natur, entstellen ihr Antlitz; Feindschaft. In extremen Zeiten verrohen die Menschen, und die Tiere werden Platzhalter der humanen Eigenschaften. [...] Wer das Weiße im Auge der Menschheit gesehen und daneben in das eines Hundes geblickt hat, der weiß: die Menschlichkeit ist schon lange nicht mehr an dem Platz, an den sie gehört. Sie ist verrückt worden, wird weiter verrückt –: wohin? Aussicht: ins Nichts. Eine Menschheit, die sich zur Leistung gegen sich selbst außer Stande erklärt, zur utopisch tätigen Hoffnung gegen den Tod, wartet mit Recht auf die Wasserstoffbombe.«[171]

17. NEUE EINVERLEIBUNG

»Es ist nicht zum Erstaunen, daß der Mensch, der sich selbst so wenig kennt, der so oft seine Gefühle und Vorstellungen verwirt, der so wenig das Erzeugnis seiner Seele von dem seines Gehirns unterscheidet, sich mit den Thieren vergleicht, und unter ihnen und sich nur eine von etwas mehr oder etwas weniger Vollkommenheit in den Organen abhängige Schattirung annimmt; es ist nicht zum Erstaunen, daß er sie vernünftig urtheilen, sich verstehen [läßt], und [...] ihnen nicht nur die Eigenschaften, die er hat, sondern auch die, welche ihm mangeln, verleiht. Aber der Mensch erforsche, analysire und ergründe sich, so wird er bald den Adel seines Wesens erkennen, er wird das Dasein seiner Seele fühlen, er wird aufhören, sich gering zu achten und in einem Augenblicke den unendlichen Abstand sehen, den das höchste Wesen zwischen den Thieren und ihm gelegt hat.«

George Louis Leclerc Comte de Buffon, *Sämmtliche Werke sammt den Ergänzungen nach der Klassifikation von G. Cuvier*

Wir sind weit entfernt von den steifen Tischgesellschaften des neunzehnten Jahrhunderts. Wir haben uns an nackte Frauenbeine oder enganliegende Sportbekleidung gewöhnt. Dennoch sind körperbetonte Begegnungen in den letzten hundert Jahren nicht leichter geworden. Offensichtlich brauchen wir zunehmend mehr Abstand zu unseren Mitmenschen. Die Sexualität des modernen Menschen droht ihre Unmittelbarkeit einzubüßen, was in einem boomenden Telephonsexgeschäft und in den Produkten der Pornoindustrie deutlich zum Ausdruck kommt. Wer immer mit anderen Kulturen in Berührung kommt, kann die Erfahrung machen, daß man neugierig betastet, manchmal geradezu untersucht wird. So können die eigenen Haare von Personen berührt werden, zu denen man kein nahes Verhältnis hat. Schon beim zweiten Besuch kann jemand seine Nase an unser Gesicht führen, um den Geruch des Rasierschaumes zu schnuppern, mit seinen Fingern die glatte Haut des Gesichtes befühlen, eingetrocknetes Tränensekret aus den Augenwinkeln kratzen oder sich zu Umarmungen hinreißen lassen, die uns unangenehm sind. In unserer Gesellschaft wird diese Art von untersuchender Berührung bestenfalls den Kindern zugestanden. Alle Berührung gerät schnell in den Verdacht des Sexuellen, was inzwischen auch für unser Verhältnis zu Kindern gilt.

Obwohl uns die körperliche Nähe anderer Menschen schnell unangenehm wird und obwohl wir in Straßenbahnen und Zügen Abstand zu den anderen suchen, sind unsere auf Berührung bezogenen Vorstellungen durchwegs positiv besetzt. Berührung scheint dabei immer sanft, zärtlich und angenehm. Wer will nicht berührt werden? Berührung meint nichts anderes als die Fähigkeit, mit dem eigenen Körper in einen unmittelbaren Kontakt zur Wirklichkeit und besonders in Kontakt zu anderen Menschen zu treten. Wir vergessen nur allzuschnell, daß Berührung nicht nur eine vorsichtige und zärtliche, sondern ebenso eine gewalttätige Seite kennt. Mit der Tabuisierung des gewaltsamen Körperkontakts hat auch die Fähigkeit zur zärtlichen Berührung abgenommen. Das Mittelalter gilt in unserem Kulturverständnis, abgesehen von gereinigten Artefakten, als düster. Gewalt prägte den Alltag der Menschen. Andererseits erstaunt es, daß mittelalterliche Abbildungen so viele Formen der Berührung kennen: zärtliches Vortasten, stützendes Halten, bloßes Anlehnen oder Anschmiegen an den Körper eines anderen, grobes Greifen, grobschlächtiges Umklammern, gewaltsames Zuschlagen und Schlachten. »Zuneigung«, »Anlehnung«, »Ablehnung« oder viele andere Worte erinnern an diesen körperbetonten Umgang. Wir sprechen zwar immer noch von »Zuneigung«, aber wir neigen uns niemandem mehr zu, wir sprechen von »Anlehnung«, aber wir lehnen uns selten wirklich an jemand an. Unser Leben ist von solchen Gesten weitgehend gereinigt. Jetzt ließe sich einwenden, diese Schlußfolgerung wäre ebenso falsch, wie wenn zukünftige Soziologen nach einer Untersuchung der Filme des zwanzigsten Jahrhunderts zum Ergebnis kämen, in diesem Jahrhundert habe es eine freizügige Sexualität gegeben, hätten sich die Menschen doch täglich mehrmals ihre Zungen gegenseitig in den Mund gesteckt. Auch wenn wir von den erhalten gebliebenen Abbildungen des Mittelalters nur sehr bedingt auf das Leben selbst schließen können, so gibt es zwischen diesen Abbildungen und den Filmen unserer Zeit doch einen wichtigen Unterschied. Während im Film der Kuß in der Regel betont wird, scheinen dort alle Gesten der Berührung beiläufig ins Bild geraten zu sein. Es ging nicht um die Darstellung der Berührung.

Das Wort Berührung deutet ein wechselseitiges Verhältnis an. Wer immer berührt, wird ein Stück weit auch selbst berührt. Unsere Identität baut sich maßgeblich über Berührungserfahrungen auf. Erst in der Berührung wird unser Körper und unser Selbst, werden wir letztlich in unserem sozialen Umfeld definiert. An die Stelle des anderen Menschen treten zunehmend Maschinen und Geräte. Im Gegensatz zu Menschen erlauben Kuscheltiere eine weitgehend distanzlose und schamlose Berührung. Sie bieten Haut, an der sich die eigene Haut reiben kann. Tiere lassen sich ungeniert streicheln, weil ihre Berührung bislang nicht eindeutig sexuell konnotiert ist. Hunde und Katzen sind dafür ideale Objekte. Verhält sich jemand nicht grundsätzlich gegen ihr Wesen, so fügen sie sich willig in fremde Wünsche. Sie erlauben sogar die Vorstellung, man könne zu ihnen in eine wirkliche Beziehung treten.

Bevor sich diese Vorstellung behaupten konnte, mußten die Tiere schonungslos aus der Lebenswelt des urbanen Menschen vertrieben werden. Die technologische Revolution des Verkehrs verdrängte Pferde und Ochsen. Die Verdrängung der anderen Nutztiere war Folge der zunehmenden Industrialisierung der Landwirtschaft. Damals zeichnete sich zum ersten Mal in der Geschichte der Menschheit die vollständige Unterwerfung der Tiere unter die Gewalt des Menschen ab. Solange sich Häuser nicht hermetisch nach außen abschirmen ließen, solange sie Nischen und Keller, Vorratslager und Arbeitsräume aufwiesen, war das Haus von Tieren bevölkert, von Hunden, Katzen, Ratten, Mäusen oder Wieseln. Hunde, die ihre Nase in jeden Kothaufen stecken, die herumstreunen, galten plötzlich als ebenso unrein wie Katzen, die die eben gefangene Maus auf dem Küchenboden fressen. Zur selben Zeit wurden die letzten freilebenden Raubtiere in Europa ausgerottet. Wie die heutigen Haustiere kehrten auch sie zurück: als Stofftiere oder Märchenfiguren.

Wurden früher all jene Tiere als Haustiere bezeichnet, die in das Gefüge menschlicher Lebensorganisation integriert waren, so werden Nutztiere wie das Pferd, das Rind, das Schwein oder das Huhn längst nicht mehr dieser Kategorie zugeordnet. Übriggeblieben sind jene Tiere, die Beziehungsfunktionen übernehmen: Katze und Hund, Papageien oder Schlangen. Die Trennlinie ist dabei allerdings nicht exakt. Das Pferd ist in neuer Funktion und neuer Besetzung als Beziehungstier zurückgekehrt. Das Schwein, welches sich neben dem Huhn wie kein anderes Tier in industrielle Produktionsabläufe einfügen läßt, kann vereinzelt auch Haustier sein. Umgekehrt ist ein verwilderter Hund ebensowenig ein Haustier wie eine Schlange, die in freier Natur lebt. Haustiere sind gereinigte Tiere. Katzen und Hunde, die heutige Wohnungen bevölkern, haben nur noch wenig mit jenen gemein, die ehemals vertrieben wurden. Nicht länger streunen sie herum. Sie bewegen sich nicht länger zwischen der Welt des Menschen und den spärlichen Resten der Naturlandschaft. Deshalb gelten sie als rein. Das Gegenstück findet sich in der Fliege, die von einem Kothaufen zum nächsten fliegt, um dann auf dem Küchentisch nach Verzehrbarem zu suchen oder ihre Eier in Käse oder Fleisch zu legen. Die Fliege als Grenzgängerin mißachtet die geforderten Grenzziehungen zwischen klar voneinander geschiedenen Orten. Deshalb gilt sie als besonders schmutzig.

Da Tiere unzählige Verhaltensdispositionen aufweisen, fällt es nicht schwer, ein den eigenen Bedürfnissen entsprechendes Tier zu finden. Sofern Hunde und Katzen von den ersten Tagen ihres Lebens an den Menschen

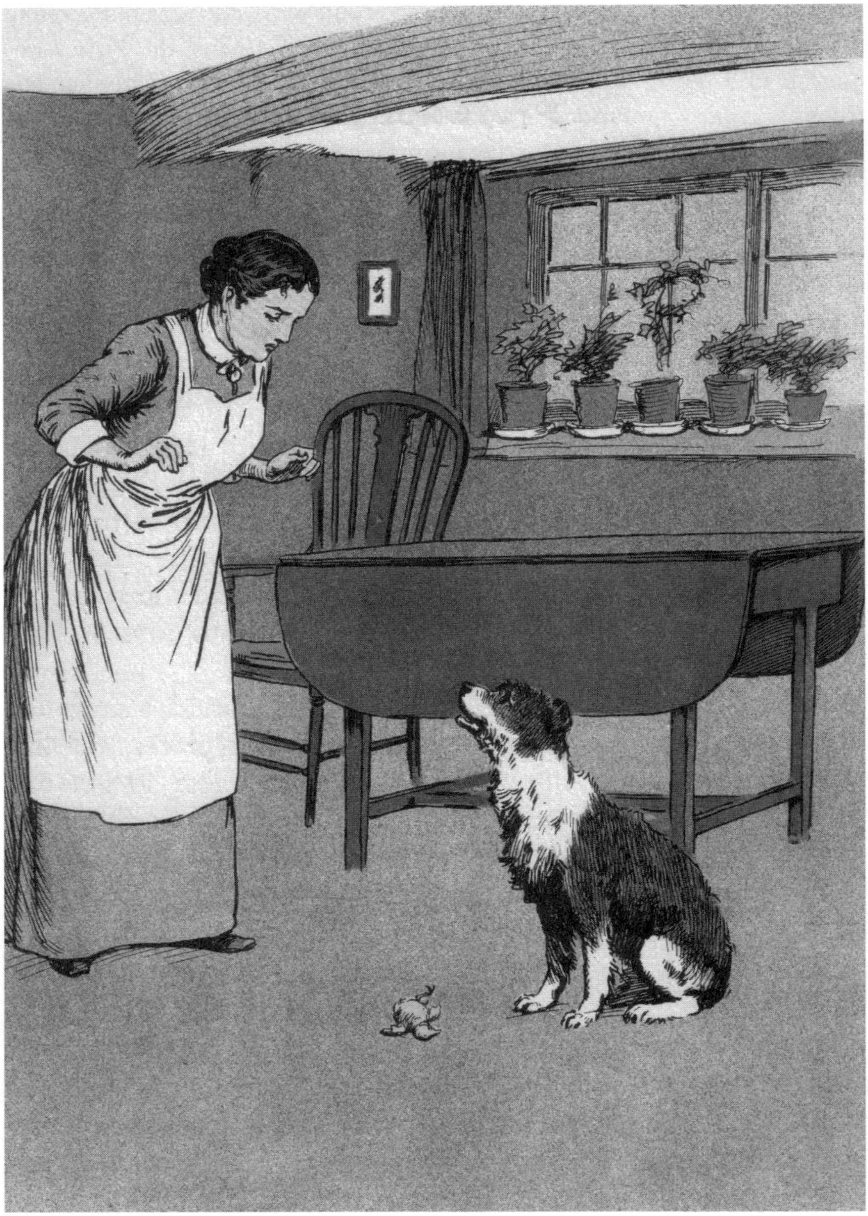

ABB. 76 Ein Rückfall in die tierische Vergangenheit, was an der Körperhaltung und am Blick der Frau unschwer zu erkennen ist. Der Vogel, Beute des Hundes, verunreinigt den Fußboden. *Gruff brings the dead chicken to his mistress.* Aus: *Tales and Talks about Animals*, englisches Kinderbuch der 30er Jahre. Ohne nähere Angaben.

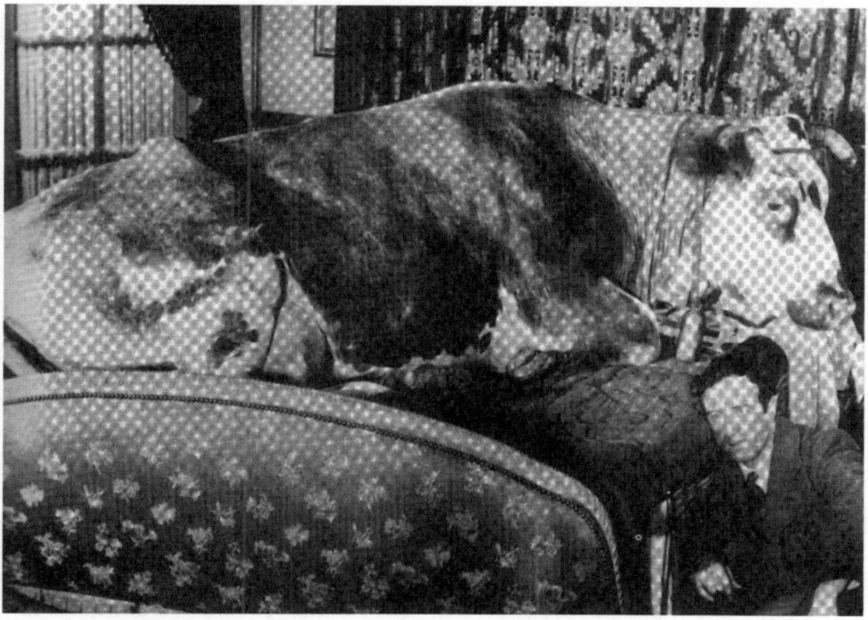

ABB. 77 Das Kuscheltier verdrängt den Menschen. Rousseau müßte wohl seine Freude haben. So viel Milch, daß es sich lohnt, auf dem Boden zu schlafen. Luis Buñuel, *Das Goldene Zeitalter*, Frankreich 1930.

gewöhnt sind, lassen sie sich nahezu vollkommen in menschliche Bedürfnisse einfügen. Ihr Triebleben ist weitgehend verschüttet. Unsere Haustiere mögen zwar eine sehr ähnliche genetische Grundausstattung wie ihre freilebenden Artgenossen haben, tatsächlich handelt es sich um eine vollkommen neue Gattung von Tieren. Unsere Haustiere sind vor allem soziale Konstrukte. Sie werden durch unsere Erwartungen bestimmt, durch die Art und Weise, wie wir sie füttern und von klein auf an uns binden. Alle diese Tiere sind Stimulatoren, Feedbackgeräte, Substitute. Wir bedienen uns ihrer bestimmter Empfindungen wegen. Sie können auch den Platz eines anderen Menschen einnehmen. Möglicherweise werden schon bald Hunde oder Katzen gezüchtet, deren Geschlechtsapparat der menschlichen Anatomie entspricht, die den Menschen als ein ihrer Art zugehöriges Wesen betrachten. Eine entsprechende hormonelle Umrüstung wäre denkbar. Manchmal finde ich es schade, daß Tiere der menschlichen Sprache nicht mächtig sind. Wären sie es, so würde sich manche Wohnung von Tieren entvölkern. Könnten wir uns doch einmal wirklich mit den Augen unseres anhänglichsten Hundes betrachten! Es müßte wohl unerträglich sein.

Zu Familienmitgliedern geworden, unterliegen Tiere dem Verbot des Verzehrs. Ein Haustier verspeisen, das wäre ja fast, als würde man sich einen Verwandten einverleiben. Allerdings stammen wir nicht von ihnen ab, sondern nehmen sie an Kindesstatt an. Die Gesten, mit denen wir ihnen begegnen, erinnern durchwegs an solche, die wir gegenüber Kindern anwenden. Wir füttern, versorgen, streicheln, betrachten sie stolz und sind glücklich, wenn sie unseren Blick erwidern. Allerdings ist die Pflege von Tieren wesentlich leichter als die von Kindern. Weniger Enttäuschungen sind zu erwarten. Solange keine Bindung besteht, kann man sie leicht loswerden und durch andere ersetzen. Zeitlebens bleiben sie in einem Zustand kindlicher Abhängigkeit, dies auch dann, wenn sich die typischen Altersbeschwerden zeigen: entzündete und tränende Augen, Gelenkerkrankungen und andere Beschwerden. Tiere versprechen Beziehungsfähigkeit, die Menschen nicht in der Lage sind einzulösen. Wer sich heute noch verliebt, gilt abgesehen von Jugendlichen, bei denen wir über diesen entwicklungsbedingten Zustand hinwegsehen, als nahezu krank. Nirgends wird unsere Bedürftigkeit so offensichtlich als im Zustand des Verliebtseins. Oft folgt eine schmerzende Enttäuschung. Tiere verschonen uns davor. Nie vermögen sie uns wirklich zu enttäuschen; auch nicht dann, wenn sie sich gegen alle in sie gesetzten Erwartungen verhalten. Aber es sind traurige Tiergestalten, mit denen wir uns umgeben. Oft sind sie vollkommen neurotisch, fast ausschließlich auf den Menschen fixiert. Viele dieser Tiere erinnern an Kinder, die nur noch im Kontext von Erwachsenen funktionieren und auf sich selbst gestellt unfähig bleiben, Interesse an der Welt zu zeigen. Wenn auch auf andere Weise, so sind sie doch ähnlich verkümmert wie die Tiere im Zoo oder in den Mastbetrieben. Sie sind weit entfernt von jenen Möglichkeiten, die in ihnen angelegt sind. Heutige Haustiere werden zwar in Beziehungskonstrukten gedacht, aber es kann keinen Zweifel geben, daß die häusliche Ausbeutung und Verwertung jener in den Betrieben der Agroindustrie in nichts nachsteht.

Zu Haustieren glauben wir Beziehungen einzugehen. Dies ist nur möglich, weil wir sie vereinnahmen, ihnen Qualitäten zusprechen, die selbst nicht einmal für den Menschen als selbstverständlich gelten: Treue und Beziehungsfähigkeit. Wirkliche Begegnungen mit Tieren setzen Fremdheit und Neugier voraus. Bei einem Spaziergang an einem verregneten Herbstmorgen wollte ich auf einer überdachten Terrasse eines Ausflugsgasthauses einen Kaffee trinken. Das Gasthaus hatte noch geschlossen. Ich lehnte mich an das Geländer der menschenleeren Veranda, um mich etwas auszuruhen, als plötzlich ein sehr großer schwarzer Schäferhund auf mich zutrabte, seine Pfoten auf das Geländer legte und sich mit seinem nassen Fell ganz eng an mich schmiegte, anlehnte, um seinen Kopf in einer wahrlich zärtlichen und befremdlichen

Geste an meinen Hals, mehr noch, in den offenen Kragen der Jacke zu legen. Dieser Hund tat das so vorsichtig, daß ich jede Angst vor ihm verlor, obwohl seine Zähne ihren Platz direkt neben meinem Hals gefunden hatten. Er schmiegte sich mit seinem ganzen Körper an mich, rückte näher und verstärkte sanft den Druck seines Körpergewichtes auf meinen Körper. Obwohl ich mit diesem Hund in einer Geste, zu der Menschen kaum noch fähig scheinen, minutenlang an diesem Geländer lehnte, sagte ich nichts. Ich fuhr einzig mit einer sanften Bewegung über seinen Nacken. Plötzlich löste er sich von mir und verschwand ebenso wie er aufgetaucht war im Nebel. Ich erlebte ein ziemliches Glücksgefühl, obwohl ich dachte, dieser Hund habe es irgendwie gelernt, sich Menschen anzunähern, ohne sie zu erschrecken, um sich etwas von ihrer Wärme zu holen. Es gibt aufregendere Geschichten, etwa mit Bären. Mit Beziehung hat das nichts zu tun, bestenfalls mit einem zufälligen Zusammentreffen. Solche Begegnungen können auch mit dem Tod enden. Meist jedoch wird das Tier getötet. Wenn meine namenlose schwarze Katze in der Früh aufrecht neben meinem Kopfpolster sitzt, dann wartet sie offensichtlich darauf, bis ich meine Augen öffne. Das ist einer von mehreren Berührungspunkten, an denen sich ihre Katzenwelt mit meiner Menschenwelt kreuzt. Aber selbst in diesen Augenblicken bleibt sie in ihrer Katzenwelt, fremdartig. Ein Hausgeist, der einer anderen Ordnung zugehört.

In Tommaso Landolfis Erzählung *Zwei späte Jungfern* halten sich zwei alte kinderlose Schwestern einen Affen. Obwohl sie ihn, wenn er unbeaufsichtigt ist, in einem Käfig einschließen, ist er doch so etwas wie ihr Kind. Nachts schlüpft dieser Affe, der den Namen Tombo trägt, unbemerkt aus seinem Brustgeschirr, entledigt sich seiner Kette, öffnet den Riegel seines fest verschlossenen Käfigs, hüpft auf das Fenstersims, öffnet das Fenster, klettert in den Hof hinunter, durchquert den Garten, um dann in den Eukalyptusbäumen des benachbarten Klosters zu verschwinden. So behält er sich seine Würde als Tier in einer Welt, die ihn kindgleich behandelt und mit Kosenamen traktiert. Eines Tages besucht die Oberin des Klosters die beiden Schwestern und bezichtigt den Affen der Hostienschändung. Das kann doch nicht möglich sein. Wie sollte sich Tombo aus seinem Käfig befreien können. Doch die Vorwürfe bestätigen sich. Tombo schändet nicht nur Hostien, trampelt nicht nur auf dem Altar herum oder trinkt den Meßwein. Welche Schande, er pinkelt auch auf den Altar. Mehr noch, er ahmt den Priester beim Lesen der Messe nach. Bereits in einer der Novellen des Franco Sacchetti beobachtet der Affe eines Bischofs einen Künstler beim Ausmalen einer Kapelle. Er sieht, wie mit Farbtöpfen hantiert, wie die Farbe mit Eiern angerührt und mit dem Pinsel auf die Mauer aufgetragen wird. Nachts schleicht er sich in die Kirche und übermalt die Arbeit des Künstlers. Der Affe wird zur Strafe in einen Käfig gesperrt. Er soll, zur Untätigkeit gezwungen, die Fertigstellung des Gemäldes betrachten.[172] Wie dieser Affe wird auch Tombo ertappt. Tombo, einst an Kindesstatt angenommen, ist jedoch zu einem bösen Kind geworden. Er muß bestraft werden. Und die entsprechende Strafe kann angesichts seiner großen Verfehlungen nur seinen Tod bedeuten.

Ohne Schwierigkeit läßt sich Edgar Allen Poes Erzählung *Die Morde in der Rue Morgue* als Folie erkennen. Auch dort findet sich ein Affe, auch dort geht es um zwei Frauen, um einen Seemann, um einen Mord. In beiden Erzählungen spielt das Fenster und die Frage, ob und wie sich dieses öffnen ließ, eine wichtige Rolle. Landolfi muß Poes Erzählung gekannt haben. Es finden sich allzu viele Anspielungen. Bei Poe entwischt ein Orang-Utan, als er von seinem Herrn beim Versuch ertappt wird, sich selbst zu rasieren. Mit dem Rasiermesser flüchtet er durch ein offenes Fenster, um dann durch ein anderes Fenster einzudringen und zwei Frauen zu ermorden. Eigentlich will er sie nur rasieren. Erst als die ältere der beiden Frauen zu schreien beginnt, schneidet er ihr mit einem kraftvoll geführten Schnitt die Kehle bis auf die Wirbelsäule durch. Poe, der sich in seiner Beschreibung des Affen an Georges Cuvier hielt, siedelt den Affen zwischen Mensch und Tier an. Poes Affe ist in der Lage, etwas zu erkennen und nachzuahmen, wenngleich er nicht zu verstehen scheint, wozu eine Rasur gut sein soll. Welchen Zweck könnte es haben, eine Frau zu rasieren? Poes Affe erinnert an die Geschichte jenes Affen, der einen Buchdrucker bei der Arbeit beobachtet, dessen Nachahmungen einzig zu einem heillosen Durcheinander von Zeichen führen, die keinen Sinn ergeben.[173] Poes Affe ist zwar der Nachahmung fähig, aber dennoch eine wilde Bestie, die der Zurichtung mit der Peitsche bedarf. Er verfügt über eine riesige Statur, ist stark, gewandt und grausam. Nicht zufällig werden Frauen zu Opfern des Tieres. Natürlich kann Tombo wie Poes Orang-Utan gut klettern. Beiden gemeinsam ist die Fähigkeit der Beobachtung und Nachahmung, mögen sie auch die Bedeutung dessen, was sie tun, nicht verstehen. Tombo scheint zumindest Lust und Neugier zu haben, zu spüren, daß er etwas ganz Verbotenes macht. Nichts in seinem Verhalten läßt an eine Bestie denken. Er ist zwar Tier, wird aber wie ein etwas ungezogenes und schwieriges Kind behandelt. Statt zu töten, wird Tombo selbst getötet.

Tombo töten, doch wie? Zuerst denken die beiden Jungfern daran, ihn einem dieser Institute zu übergeben, in denen schmerzlos getötet wird. Aber sie haben ihre Zweifel. Auch dort könnte man ihm weh tun. Die Magd, praktischer veranlagt, empfiehlt die Verwendung eines Messers. Ein Stich in die Gurgel würde genügen. Sie muß es wissen, ist es doch ihre Aufgabe, die Hühner zu schlachten. Zu blutig. Ein Hieb auf den Kopf wie beim Kaninchen? Was, wenn der Schlag nicht trifft? Den Kopf unter Wasser tauchen, wie es bei den Tauben geschieht? Es dauert einige Zeit, bis alle Bewegung erlischt. Oder gleich den ganzen Käfig unter Wasser tauchen, wie man es mit den Rattenfallen macht? Die Entscheidung ist nicht einfach. Der Affe sitzt kleinlaut und brav, aber doch mißtrauisch in seinem Käfig, so als spüre er nur zu genau, was ihm bevorsteht. Sein Tod ist beschlossene Sache. Tombo muß sterben: »Wenn dein Hund dir über viele Jahre gedient hat und sterben muß, wenn du ihn loswerden willst oder wenn er sich etwas hat zuschulden kommen lassen; wenn seine Haut mit Schorf und kleineren Tierchen bedeckt ist, seine Ohren ausgefranst sind und bluten, seine Schnauze stets trocken ist, wenn er seine Hinterbeine nachzieht, die ihm von den Seiten hängen, als wären sie abgestorben; oder wenn du seinen Anblick nicht mehr ertragen kannst – dann, vertraue ihn, der dein Freund gewesen, nicht fremden Händen an, auch nicht denen deines Bruders: denn er kennt ihn nicht, wie du ihn kennst; tue nichts, wodurch er merken könnte, daß er sterben muß, erweise ihm die letzte Ehre, gib ihm selber den Tod; ruf ihn in einen Winkel des Gartens, gib ihm den letzten Knochen zum Nagen, streichle ihm mit der einen Hand den Kopf, mit der anderen, ohne daß er's merkt ...«[174]

Also her mit einem Leckerbissen und mit der langen Haarnadel. Der Käfig wird geöffnet, allerdings nicht ohne vorher die Fenster sicher zu verschließen. Tombo wird herausgelassen. Auf jenem Tisch, auf dem der Käfig steht, soll der Eingriff durchgeführt werden. Tombo bekommt seinen Leckerbissen, wird an Bauch und Brust gestreichelt, überschüttet mit den liebsten Kosenamen. Bei allen Ängsten scheint er doch eine innere Gelassenheit zu bewahren, sogar Vertrauen in das zu haben, was mit ihm geschieht. Ich weiß nicht, ob Landolfi je einen Hund oder eine Katze besaß, aber er muß etwas von Tieren verstanden haben. Er schrieb, bei allen Tieren sei dies die einzige ihnen verbliebene Waffe gegen die menschliche Grausamkeit. Eine der beiden Schwestern tritt, die Waffe hinter dem Rücken, an Tombo heran, hätschelt und streichelt ihn mit ihrer freien Hand, hält seine Beine fest – und sticht plötzlich zu. Doch wie vorauszusehen, nimmt die Nadel nicht den gewünschten Weg. Es dauert, bis seine heftigen Zuckungen erlöschen. Da liegt der reglose Körper. Aus einem der Mundwinkel rinnt ein wenig Blut.

Nie würden wir unsere Katze auf diese Weise und schon gar nicht mit diesen Begründungen töten. Nehmen wir meine Katze. Die Katze leidet an einer tödlichen Erkrankung. Alle Befunde sprechen dafür. Die Katze hat nur noch eine Lebensfrist von wenigen Wochen. Längst ist sie abgemagert, verkriecht sich unter Bett und Schrank, meidet jede Berührung, flüchtet den Menschen. Sie hat jede Neugier verloren, sie spielt nicht mehr. Offensichtlich verändert sich ihr Wesen. Wir nehmen an, die Katze müsse heftigen Schmerz empfinden. Die heutige Antwort auf ihren Zustand ist das Einschläfern. Unter keinen Umständen soll sie Schmerz empfinden, keinesfalls leiden. Das sind Ängste, die wir haben. Da die Katze ja nicht sprechen kann, muß man für sie eine Entscheidung treffen. Die Katze ist noch nicht moribund oder sterbend – wie man beim Menschen sagen würde. Sie könnte durchaus noch einige Wochen leben. Aber mit welcher Lebensqualität, rufen wir aus. Dabei ist es eher so, daß uns der Anblick rührt und unerträglich ist. Solche Entscheidungen werden in einem wichtigen Moment getroffen: Tiere werden durchwegs dann eingeschläfert, wenn sie nicht mehr beziehungsfähig sind. Schon liegt die Katze auf dem Behandlungstisch der Tierärztin. Es gilt, Abschied zu nehmen. Kleintierärzte haben gelernt, so zu tun, als würde ein Familienmitglied sterben. So viel Trost wie bei Tierärzten, die uns über die schwierige Entscheidung hinweghelfen, findet man in der Humanmedizin nicht. Schließlich bleibe ich mit der Katze und der Tierärztin allein. Die Katze scheint sich mir völlig anzuvertrauen. Sie liegt unter meinen Händen. Während die Tierärztin die erste Spritze verabreicht, kraule ich mit meinen Fingern in ihrem Fell, spüre darunter ihren abgemagerten Körper, der für ihre Haut viel zu klein geworden ist. Schon liegt sie vollkommen schlaff da. Die zweite Spritze. Jetzt sind die Augen der Katze gebrochen. Als dunkle Löcher starren sie ins Leere. Die Tierärztin ist gewohnt, Trost zu spenden, und fragt, ob wir die Katze selbst begraben wollen. Ich sage nein. Sie meint, das passe schon, das sei doch nur die leibliche Hülle, ihre Seele würde weiterleben. Was für eine Vorstellung, denke ich, als ich aus dem Fenster der Praxis blicke, hinaus auf die Straße mit ihren Menschen, von denen wohl kaum einer glaubt, eine Seele zu haben.

18. NACHBEMERKUNG

Kikeriki. Kikeriki. So sprach Menelaos. Und ohne es zu wollen, machte er dem Telemach das Herz so wehmütig, daß ihm die Tränen an den Wangen herabrollten und er den Purpurmantel mit beiden Händen fest vor die Augen drücken mußte.
Indessen wandelte die Fürstin Helena aus ihren Frauengemächern hervor, einer Göttin an Schönheit gleich.
Kikeriki. Es gibt viele Sorten von Hühnern. Wenn man mich aber auf Ehre und Gewissen fragt, welche ich am meisten liebe, so antworte ich frei und unumwunden: Brathühner. Es gehören noch die Fasanen zu den Hühnervögeln, und in Brehms Tierleben wird vermerkt: Das Zwergsumpfhühnchen unterscheidet sich vom Bruchhühnchen abgesehen von seiner geringen Größe dadurch, daß im Frühjahr beide Geschlechter ein annähernd gleiches Kleid tragen.

Alexander Döblin, *Berlin Alexanderplatz*

Das kulturgeschichtliche Material belegt es zur Genüge: Nicht nur die Praktiken im Umgang mit Schmerz kennen ein breites Spektrum, Menschen unterschiedlicher Kulturen und Zeitalter empfinden Schmerzen nicht in derselben Art und Weise. Schmerzempfindungen sind nicht allein eine biologische Tatsache, sie werden auch jeweils durch das soziale Gefüge bestimmt. Seit ihren Anfängen hat die Tierschutzbewegung die leidende Kreatur ins Zentrum ihrer Aufmerksamkeit gestellt, seitdem bildet die Schmerzbehauptung den Drehpunkt all ihrer Bemühungen. Seit ihren Anfängen bedient sie sich anthropomorpher Kategorien, mehr noch, behauptet sie ihr Schmerzverständnis als ahistorische Konstante.

Daß Menschen früherer Zeiten, manche Gruppen unserer Gesellschaft oder andere Kulturen andere Vorstellungen hatten oder haben, weist sie mit Hilfe eines hierarchischen Modells zurück. Demnach sei Tierliebe Ausdruck einer besonderen Empfindsamkeit, und Menschen, die sich leidender Tiere annähmen, stünden an der Spitze dieser Pyramide. Zweifellos ist die Tierschutzbewegung eines der erfolgreichsten Projekte der jüngeren Geschichte. Zählten noch im neunzehnten Jahrhundert Tierschützer zu einer belächelten gesellschaftlichen Minderheit, so werden deren Anliegen heute von einer breiten Mehrheit getragen. Die damaligen Tierschützer hätten sich nicht vorstellen können, wie viele Anliegen sich den ihren noch hinzufügen würden. Allein ein nüchterner Blick auf die heutige gesellschaftliche Wirklichkeit zeigt, daß Tierliebe und Empfindungsvermögen nicht unbedingt miteinander zu tun haben müssen.

Um es kurz zu sagen: Die neue Empfindsamkeit verdankt sich nicht einer Verfeinerung der Sitten und Charaktere. Sie ist das Ergebnis ökonomischer und technologischer Entwicklungen, die unser Verhältnis zu Tieren neu organisiert haben. Unser Empfinden hat sich nicht verfeinert, es hat sich nur verschoben und neue Ausformungen erfahren. Wir mögen zwar tierliebend sein, in anderen Bereichen hat unsere Empfindsamkeit bis zur Stumpfheit abgenommen.

Ich habe Sie in diesem Buch durch eine Abfolge von Bildern geführt. Eigentlich hatte ich beim Schreiben Kammern vor Augen, die jeweils den Blick auf den einen oder anderen Ausschnitt freizugeben vermögen. Dabei ging es mir nur bedingt um Tiere. Mich beschäftigten vor allem jene Bruchlinien, die das Verständnis des modernen Menschen hinsichtlich Schmerz und Tod neu bestimmt haben. Immer verstand ich Tierdiskurse dabei als trefflichen Indikator für die Verschiebungen im Empfindungs- und Wahrnehmungsgefüge des Menschen. Ich dachte also weniger an Hunde und Katzen, sondern eher an solche Menschen, die etwa als Patienten auf einer onkologischen Station liegen. Welche Schmerzvorstellungen sind wirksam? Welche Art des Sterbens wünschen wir uns? Welche Ausdrucksgebärden sind verpönt?

Längst habe ich keine Katzen mehr. Dabei hatte ich immer ein leidenschaftliches Verhältnis zu ihnen. In meiner Stadtwohnung vermag ich ihren Anblick nicht länger zu ertragen. Meine letzten Katzen haben mich daran erinnert, wie sehr wir selbst unter unseren Möglichkeiten leben. Ich ertrage neben anderem auch den Anblick eines Tierarztes nicht mehr, der eine Katze – wie er meint – schmerzlos tötet. Kürzlich wurde mir klar, daß ich längst wieder ein Haustier besitze. Es mag zwar eigenartig klingen, aber ich erlebe inzwischen unseren Garten als Haustier. Ein Garten ist ein sehr lebendiges und komplexes System, welches dem Wesen einer Katze oder eines Hundes mehr als gleichkommt. Anders als einem Hund oder einer Katze kann man einem Garten wirklich Raum geben. Man kann ihn buchstäblich streunen lassen, um ihn dann wieder in die Pflicht zu nehmen. Und zum Glück halten sich bei einem Garten alle moralischen Diskurse (zumindest heute noch) in engen Grenzen. Der Waldkauz, der sich eingenistet hat, hätte für solche Überlegungen wohl kein Verständnis. Aber mag er meine Anwesenheit noch so sehr als Störung begreifen, so beschreibt er dennoch Wand und Balkon mit seinen kalkweißen Ausscheidungen, vor allem aber mit seinem Gewölle.

ANMERKUNGEN

1 Sergej M. Eisenstein, *Yo. Ich selbst*, Berlin 1998, S. 102f.
2 Siehe Eisenstein, a.a.O., S. 468.
3 Eisenstein, a.a.O., S. 69.
4 Eisenstein, a.a.O., S. 467.
5 Eisenstein, a.a.O., S. 57.
6 *Wiener Hausfrau*, Nr. 30, 1915, Kriegsbeilage III.
7 Leo N. Tolstoi, *Leinwandmesser*, in: Katja Behrens, *Pferdegeschichten*, Frankfurt am Main/ Leipzig 1992, S. 58f.
8 Jeremy Bentham, zit. nach Matt Cartmill, *Tod im Morgengrauen. Das Verhältnis des Menschen zu Natur und Jagd*, Zürich 1993, S. 127.
9 Vgl. Midas Dekkers, *Geliebtes Tier. Die Geschichte einer innigen Beziehung*, München/ Wien 1994, S. 244ff.
10 Wilhelm Dietler, *Gerechtigkeit gegen Tiere*, (1787) Bad Nauheim 1997, S. VI.
11 Fjodor M. Dostojewski, *Raskolnikows Traum*, in: Katja Behrens, *Pferdegeschichten*, Frankfurt am Main/Leipzig 1992, S. 132ff.
12 Dietler, a.a.O., S. VIf.
13 Zit. nach Amos Vogel, *Kino wider die Tabus*, Luzern/Frankfurt am Main 1979, S. 42f.
14 *Nützliches Koch-Buch*, Steyr 1740.
15 Anna Dorn, *Neuestes Universal- oder Großes Wiener Kochbuch*, Wien 1827, S. 90.
16 Christine Charlotte Riedl, *Lindauer Kochbuch*, Lindau 1898, S. 295.
17 Anna Dorn, *Neuestes Wiener Universal-Kochbuch*, Wien 1845, S. 96.
18 An dieser Stelle erübrigen sich genaue Quellenangaben, da sich fast alle Beispiele in mehreren Kochbüchern finden. Die Kochbuchliteratur kennt ja nur wenige Autoren, die meisten Kochbücher sind mehr oder weniger abgeschrieben. Henriette Davidis' Methode, Schildkröten zu schlachten, findet sich verständlicherweise in vielen anderen Kochbüchern. Es ist anzunehmen, daß manche der Kochbuchautorinnen, die sich bei ihr bedient haben, auch nicht eine einzige Schildkröte geschlachtet haben.
19 Marie von Rokitansky, *Die Österreichische Küche*, Innsbruck 1897, S. 140.
20 Rudolf Zäch, *Die neuzeitliche Küche*, Konstanz und Kreuzlingen 1930, S. 385.
21 Joseph König, *Geist der Kochkunst*, überarbeitet von Karl Friedrich von Rumohr, Leipzig, o. J., S. 318 und 326.
22 August Mauer, *Illustrirtes Wiener Kochbuch*, Wien 1885, S. 200.
23 Vgl. Otto Wendt, *Familien-Lexikon für das alltägliche Leben in der Stadt und auf dem Lande*, Leipzig 1863, S. 323.
24 Dorn, *Neuestes Wiener ...*, a.a.O, S. 266.
25 von Rokitansky, a.a.O., S. 125.
26 Alfred Kühn, *Anleitung zu tierphysiologischen Grundversuchen*, Leipzig 1917, S. 12f.
27 Vgl. Georges Pernoud/Sabine Flaissier (Hg.), *Die französische Revolution in Augenzeugenberichten,* München 1976, S. 315.
28 Kühn, a.a.O., S. 157.
29 Robert Tigerstedt, *Lehrbuch der Physiologie des Menschen*, Leipzig 1908, Bd. 2, S. 352.
30 Tigerstedt, a.a.O., S. 332f.
31 Siehe etwa Tigerstedt, a.a.O., S. 330.
32 Vgl. etwa Rudolf Schenda, *Gut bei Leibe. Hundert wahre Geschichten vom menschlichen Körper*, München 1998, S. 81f.

33 Carl Reclam, *Der Leib des Menschen*, Stuttgart 1870, S. 37f.
34 Siehe Reclam, a.a.O., S. 39f.
35 Reclam, a.a.O., S. 40.
36 Vgl. Maurice Agulhon, *Der vagabundierende Blick. Für ein neues Verständnis politischer Geschichtsschreibung*, Frankfurt am Main 1995, S. 136. Agulhon faßt hier die Argumente von Georges Clemenceau zusammen, die dieser den Vivisektionsgegnern entgegenhielt.
37 Johann N. Czermak, *Das Herz und der Einfluss des Nervensystems auf dasselbe*, Vortrag, gehalten am 9. Januar 1867; in: ders., *Gesammelte Schriften in zwei Bänden*, 2. Band, *Populäre Vorträge und Aufsätze*, Leipzig 1879, S. 5-29.
38 Vgl. etwa Wendt, a.a.O., S. 638f.
39 Tigerstedt, a.a.O., S. 354.
40 Die erwähnten Versuchsbeschreibungen finden sich in Tigerstedt, a.a.O.
41 Tigerstedt, *Lehrbuch der Physiologie des Menschen*, Leipzig 1907, Bd. 1, S. 5f.
42 Zitiert nach *Forschung und Gewissen*, Folge I, 1952, S. 12.
43 Zitiert nach ebda. In dieser Ausgabe der »Operativen Technik des Tierexperiments« aus dem Jahr 1934 fehlen eine Reihe der schrecklichsten Versuche und Abbildungen der 1926 erschienenen Erstausgabe. Gestrichen wurde auch die Widmung des Verfassers an seine Mutter: »in dankbarer Liebe und Verehrung«. Offensichtlich sollte den Argumenten der Vivisektionsgegner nicht unnötig Vorschub geleistet werden. Auch dürfte die Neuausgabe an das Reichstierschutzgesetz aus dem Jahr 1933 angepaßt worden sein.
44 Curzio Malaparte, *Die Haut*, Karlsruhe 1950, S. 156f.
45 Malaparte, a.a.O., S. 158.
46 Siehe Silvia Schroer und Thomas Staubli, *Die Körpersymbolik der Bibel*, Darmstadt 1998, S. 61ff.
47 Brantome, zitiert nach: Lucien Febvre, *Margarete von Navarra. Eine Königin der Renaissance zwischen Macht, Liebe und Religion*, Frankfurt am Main und New York 1998, S. 163.
48 Daniel Paul Schreber, *Denkwürdigkeiten eines Nervenkranken*, Berlin 2003, S. 113f.
49 Schreber, a.a.O., S. 113.
50 Eduard Bechtold, *Der praktische Fleischer*, Bd. I, Stuttgart 1950, S. 148.
51 Bechtold, a.a.O., S. 149.
52 Bechtold, a.a.O., S. 147.
53 Vgl. etwa Adolf Poppmeier, *Das Fleischer- und Selcher-Handwerk. Lehrbuch für gewerbliche Fachschulen*, Wien 1925, S. 37.
54 Hochschülerschaft der Vet. Med. Universität (Hg.), *Veterinärwesen und Tierschutz*, 1990, S. 20. Nicht allein das technische Verfahren, sondern auch die konsequente Rationalisierung des Ablaufs unter möglichster Nutzung vorhandener Ressourcen, die Begründung der Tötung als Hygienemaßnahme, die Tatsache, daß die Tötung zwar im öffentlichen Raum, nämlich auf der Straße geschehen kann, aber vollkommen unsichtbar bleibt, erinnern an die fahrbaren Gaskammern, die während der NS-Zeit zur Ermordung von Patienten verwendet wurden. Die Patienten wurden in einen Lastwagen gesperrt und während der Fahrt durch die Abgase des Fahrzeugs getötet. Vgl. Henry Friedlander, *Der Weg zum NS-Genozid. Von der Euthanasie zur Endlösung*, Berlin 1997, S. 232ff, 452.
55 Hochschülerschaft der Vet. Med. Universität (Hg.), ebda.
56 Vgl. Linus Reichlin, *Führung durch den Schlachthof*, in: *Die Zeit* Nr. 14, 1992.
57 Erich Follath u.a., *Gift, Gas oder Gnade*, in: *DER SPIEGEL* 8/1999, S. 167.
58 von Rokitansky, a.a.O., S. 187.
59 Zit. nach Sigfried Giedion, *Die Herrschaft der Mechanisierung*, Frankfurt am Main 1987, S. 246.
60 Upton Sinclair, *Der Dschungel*, Berlin und Jossa 1980, S. 53.
61 Marco D'Eramo, *Das Schwein und der Wolkenkratzer. Chicago: Eine Geschichte unserer Zukunft*, München 1996, S. 40.

62 UdSSR 1926-1929.
63 Max Geitel (Hg.), *Der Siegeslauf der Technik*, Bd. II, Stuttgart ca. 1915, S. 472.
64 Kurt Schwitters, *Anna Blume I*, Zürich 1965, S. 23.
65 Ruth Harrison, *Tiermaschinen*, München 1964, S. 36f.
66 D'Eramo, a.a.O., S. 39.
67 Mk 5,1.
68 Genesis 22,1-19.
69 Vgl. Herbert J. Rose, *Griechische Mythologie*, München 1992, S. 74ff.
70 Vgl. Elisabeth Frenzel, *Stoffe der Weltliteratur*, Stuttgart 1992, S. 382f.
71 Herodot, *Geschichten und Geschichte*, Zürich und München 1973, Bd. I, S. 61f.
72 Giovanni Boccaccio, *Das Dekameron*, Bd. I, Berlin 1958, S. 516f.
73 Vgl. Frenzel, a.a.O., S. 382-387.
74 Es findet sich kaum ein Begriff, der wie jener des »Opfers« in so vielfältiger und widersprüchlicher Weise verwendet wird. Und es findet sich keine generalisierende Behauptung, die sich nicht durch Beispiele aus einer der vielen Opfertraditionen widerlegen ließe. Dies gilt auch für meine Überlegungen. Festgehalten sei deshalb einzig, daß in den Opfertraditionen dem Tötungsakt eine Vielzahl von Bedeutungen und Wirkungen zugeschrieben wurde, die weit über das Bemühen, sich zu ernähren, hinausreichten.
75 Sura 22/37
76 George Louis Leclerc Comte de Buffon, *Sämmtliche Werke, sammt den Ergänzungen nach der Klassifikation von G. Cuvier*, Köln 1838, Bd. 1, S. 73.
77 Wendt, a.a.O., S. 5.
78 Vgl. etwa Sebastian Brandt, *Das Narrenschiff*, (1494) Stuttgart 1993, S. 422ff (»Von schlechten Sitten bei Tische«).
79 »Tranchieren«: Anfang des 17. Jahrhunderts aus dem französischen »trancher« entlehnt, was soviel bedeutet wie ab- und durchschneiden, zerlegen, zerschneiden.
80 Anna Hofbauer, *Allgemeines österreichisches oder neuestes Wiener Kochbuch*, Wien 1825, S. LXVI.
81 Hofbauer, a.a.O., S. LVIIf.
82 Dorn, *Neuestes Wiener* ..., S. 466.
83 Hier spiegelt sich auch das große Interesse des achtzehnten Jahrhunderts für die Sprachentwicklung, die auffälligerweise an Taubstummen diskutiert wird.
84 George Louis Leclerc Comte de Buffon, *Sämmtliche Werke sammt den Ergänzungen nach der Klassifikation von G. Cuvier*, Bd. 4, Köln 1840, S. 292ff.
85 Buffon, a.a.O., S. 292ff.
86 Dorn, *Neuestes Wiener* ..., a.a.O., S. 468.
87 Dorn, *Neuestes Wiener* ..., a.a.O., S. 467f.
88 König, a.a.O., S. 262.
89 König, a.a.O., S. 251.
90 Mauer, a.a.O., S. 566ff.
91 Mauer, a.a.O., S. 469.
92 König, a.a.O., S. 254.
93 Petron, *Satyrikon*, München 1983.
94 Dorn, *Neuestes Wiener* ..., a.a.O., S. 468.
95 König, a.a.O., S. 322f.
96 König, a.a.O., S. 345.
97 G. B. Moraglia, zit. nach Iwan Bloch, *Beiträge zur Aetiologie der Psychopathia sexualis*, Dresden 1903, S. 57f.
98 König, a.a.O., S. 369ff.
99 Besonders schöne Abbildungen finden sich in Anton Hüppmanns *Der elegante Gaumen*, Pest 1858.
100 Vgl. Hedwig Heyl, *ABC der Küche*, Berlin 1926, 13. Auflage, Erstauflage 1888, S. 39ff.

101 Katharina Prato, *Die Haushaltungskunde. Ein Leitfaden für Frauen und Mädchen aller Stände*, Graz 1897, sechste Aufl., S. 50f.
102 Vgl. Richard Schweid, *The Cockroach Papers. A Compendium of History and Lore*, New York und London 1999 und Thomas M. Dischs Erzählung *Küchenschaben* handelt von einer diesbezüglichen Albtraumerfahrung. In: Peter Haining (Hg.), *Scheibenwahn*, München 1999.
103 Wendt, a.a.O., S. 29.
104 Wendt, a.a.O., S. 69.
105 E. Heinrich Kisch, *Das Geschlechtsleben des Weibes*, Berlin und Wien 1917, S. 305.
106 Kisch, a.a.O., S. 305.
107 König, a.a.O., S. 209ff.
108 Vgl. Leo Schidrowitz (Hg.), *Sittengeschichte des Geheimen und Verbotenen*, Wien und Leipzig 1930, S. 332.
109 Johann Peter Hebel, *Schatzkästlein des rheinischen Hausfreundes*, Stuttgart 1991, S. 246ff. Die in eckigen Klammern stehenden Teile entstammen einer früheren Ausgabe.
110 Poppmeier, a.a.O., S. 50.
111 F. A. Brockhaus, *Conversations-Lexikon*, Leipzig 1853.
112 Vgl. Pernoud/Flaissier, a.a.O., S. 163ff.
113 Vgl. Guy Lenôtre, *Die Guillotine und die Scharfrichter zur Zeit der Französischen Revolution*, Berlin 1996.
114 Zit. nach Pernoud/Flaissier, a.a.O., S. 323f.
115 Schlachthausbefürworter 1860, zit. nach Jutta Buchner, *Kultur mit Tieren. Zur Formierung des bürgerlichen Tierverständnisses im 19. Jahrhundert*, Münster 1994, S. 77f.
116 Vgl. Buchner, a.a.O., S. 78.
117 Vgl. Agulhon, a.a.O., S. 118.
118 In Hamburg waren vor dem Ersten Weltkrieg Bootstouren durch die damals noch relativ jungen unterirdischen Abwasserkanäle eine Touristenattraktion. Vgl. Bernhard Meyer-Marwitz, *Das Hamburg-Buch. Eine umfassende ›Gebrauchsanweisung‹ für die Freie und Hansestadt Hamburg*, Hamburg 1981, S. 76f.
119 Brüder Grimm, *Kinder- und Hausmärchen*, Bd. 2, Frankfurt am Main 1997, S. 272ff.
120 Auch wenn wir das Herz nicht als Sinnesorgan verstehen, so hat sich doch bis heute in vielen Metaphern die Vorstellung erhalten, wonach das Herz ein empfindsames Organ sei.
121 Meyers Konversationslexikon, Leipzig 1890, Bd. XIV, S. 493.
122 Alfred Hitchcock, *Psycho*, USA 1960.
123 Wendt, a.a.O., S. 5.
124 Alfred Hitchcock, *Arthur*, USA 1959.
125 Honoré-Gabriel de Riquetti Comte de Mirabeau, *Der gelüftete Vorhang*, Frankfurt am Main 1971, S. 183f.
126 Museum Moderner Kunst (Hg.), *Hermann Nitsch. 6-Tage-Spiel in Prinzendorf 1998*, Wien 1999, S. 18.
127 Museum Moderner Kunst, a.a.O., S. 18.
128 *Orgien Mysterien Theater*, Darmstadt 1969, S. 39.
129 Carl Georg Schillings, *Der Zauber des Elelescho*, Leipzig 1906, S. 133ff.
130 Vgl. Schillings, a.a.O., S. 115. In der Militärgeschichte wurde die leuchtende Uniform, die klare Zuordnungen ermöglichen sollte, in jenem Augenblick hinfällig, in dem Entscheidungen nicht mehr in der offenen Feldschlacht getroffen wurden. Die moderne Kriegsführung benötigt den Tarnanzug. Der Soldat soll mit der Landschaft verschwimmen, nicht gesehen werden.
131 Bengt Berg, *Abu Markúb. Mit der Filmkamera unter Elephanten und Riesenstörchen*, Berlin 1926, S. 154f.
132 Gordon Cumming, zit. nach A. E. Brehm, *Die Säugetiere*, Bd. III, Leipzig 1877, S. 483.
133 João Guimarães Rosa, *Mein Onkel der Jaguar*, Köln 1981.

[134] John Huston, *Misfits,* USA 1961.
[135] Carol Reed, *Der dritte Mann*, Großbritannien 1949.
[136] Schillings, a.a.O., S. 91f.
[137] Schillings, a.a.O., S. 97f.
[138] Gisela Steinlechner, *Meisterstücke der Mimikry*, Wiener Zeitung, 10. Juli 1998.
[139] Schillings, a.a.O., S. 102f.
[140] Vgl. M. Reymond, *Illustrierte Entwicklungsgeschichte der Natur*, Berlin o.J., S. 661f.
[141] Prato, a.a.O., S. 107ff.
[142] Prato, a.a.O.
[143] Prato, a.a.O., S. 164f.
[144] Prato, a.a.O., S. 92.
[145] Prato, a.a.O., S. 162f.
[146] Johann Evangelist Fürst, *Der verständige Bauer Simon Strüf*, Passau 1822, S. 21.
[147] Vgl. Dorn, *Neuestes Universal- ...*, a.a.O., S. 516f.
[148] Emma Eckhart, *Der häusliche Herd*, Wien, Pest und Leipzig 1887, S. 485.
[149] Vgl. Wendt, a.a.O., 359.
[150] Vgl. Johann M. Heitz, *Die Wiener Bürger-Küche*, Wien 1911, S. 375.
[151] Vgl. Wendt, a.a.O., 25.
[152] Leonardo da Vinci, *Der Nußbaum im Campanile*, München 1989, S. 113.
[153] Scherzhafte Speisekarte beim Abschiedsessen für einen nach Südwestafrika abgehenden Offizier in Metz 1904. Hermann Dunger und Ernst Lößnitzer, *Deutsche Speisekarte. Verdeutschung der in der Küche und im Gasthofswesen gebräuchlichen entbehrlichen Fremdwörter*, Berlin 1915, S. 85.
[154] Vgl. etwa Franco Sacchetti, *Die wandernden Leuchtkäfer. Renaissancenovellen aus der Toskana*, Berlin 1991.
[155] Vgl. etwa Rudolf Schenda, *Who's who der Tiere. Märchen, Mythen und Geschichten*, München 1995, S. 382ff.
[156] Vgl. da Vinci, a.a.O., S. 26.
[157] Siehe Dekkers, a.a.O., S. 52. Dort finden sich weitere ähnliche Abbildungen.
[158] Jules Claretie, zit. nach Georges Bataille, *Manet*, Tübingen 1988, S. 56.
[159] Paul Valéry, zit. nach Georges Bataille, *Manet*, Tübingen 1988, S. 60.
[160] Vgl. Ovid, *Metamorphosen*, in der Übersetzung von Gerhard Fink, Frankfurt am Main 1992, S. 66 ff.
[161] Apuleius, *Der goldene Esel*, Frankfurt am Main und Leipzig 1992, S. 33.
[162] Apuleius, a.a.O., S. 286 f.
[163] Dietler, a.a.O., S. 61.
[164] Dietler, a.a.O., S. 37f.
[165] Richter 10,6-11,40.
[166] Grimm, a.a.O, Bd. 3, S. 46ff.
[167] Vgl. Rudolf Geiger, *Erlösung aus der Tierverzauberung. Zum siebenbürgischen Märchen ›Das Borstenkind‹*, in: Arnica Esterl und Wilhelm Solms (Hg.), *Tiere und Tiergestaltige im Märchen*, Regensburg 1991, S. 95ff.
[168] Samuel Pepys, *Tagebuch*, Stuttgart 1981, S. 90.
[169] Jonathan Swift, *Gullivers Reisen*, Frankfurt am Main 1974, S. 420f.
[170] Denis Diderot, *Die geschwätzigen Kleinode*, Berlin 1997, S. 133.
[171] Hans Wollschläger, *Tiere sehen dich an oder Das Potential Mengele*, S. 156f.
[172] Sacchetti, a.a.O.
[173] Vgl. etwa die Fabel *Der Affe, ein seltsamer Buchdrucker, und ein Eremit* von Daniel Wilhelm Triller, in: *Deutsche Fabeln des 18. Jahrhunderts*, Stuttgart 1960, S. 6f.
[174] Tommaso Landolfi, *Zwei späte Jungfern*, Reinbek bei Hamburg 1996, S. 93f.

LITERATUR

Maurice Agulhon, *Der vagabundierende Blick. Für ein neues Verständnis politischer Geschichtsschreibung*, Frankfurt am Main 1995.

Apuleius, *Der goldene Esel*, Frankfurt am Main/Leipzig 1992.

Georges Bataille, *Manet*, Tübingen 1988.

Eduard Bechtold, *Der praktische Fleischer*, Bd. I, Stuttgart 1950.

Katja Behrens, *Pferdegeschichten*, Frankfurt am Main/Leipzig 1992.

Bengt Berg, *Abu Markúb. Mit der Filmkamera unter Elephanten und Riesenstörchen*, Berlin 1926.

Iwan Bloch, *Beiträge zur Aetiologie der Psychopathia sexualis*, Dresden 1903.

Giovanni Boccaccio, *Das Dekameron*, Bd. I, Berlin 1958.

Sebastian Brandt, *Das Narrenschiff*, (1494) Stuttgart 1993.

A. E. Brehm, *Die Säugetiere*, Bd. III, Leipzig 1877.

F. A. Brockhaus, *Conversations-Lexikon*, Leipzig 1853.

Jutta Buchner, *Kultur mit Tieren. Zur Formierung des bürgerlichen Tierverständnisses im 19. Jahrhundert*, Münster 1994.

George Louis Leclerc Comte de Buffon, *Sämmtliche Werke, sammt den Ergänzungen nach der Klassifikation von G. Cuvier*, Köln 1838, Bd. I; Köln 1840, Bd. IV.

Matt Cartmill, *Tod im Morgengrauen. Das Verhältnis des Menschen zu Natur und Jagd*, Zürich 1993.

Johann N. Czermak, *Gesammelte Schriften in zwei Bänden*, 2. Band, *Populäre Vorträge und Aufsätze*, Leipzig 1879.

Midas Dekkers, *Geliebtes Tier. Die Geschichte einer innigen Beziehung*, München/Wien 1994.

Denis Diderot, *Die geschwätzigen Kleinode*, Berlin 1997.

Wilhelm Dietler, *Gerechtigkeit gegen Tiere*, (1787) Bad Nauheim 1997.

Anna Dorn, *Neuestes Universal- oder Großes Wiener Kochbuch*, Wien 1827.

Dies., *Neuestes Wiener Universal-Kochbuch*, Wien 1845.

Fjodor M. Dostojewski, *Raskolnikows Traum*, in: Katja Behrens, *Pferdegeschichten*, Frankfurt am Main/Leipzig 1992.

Hermann Dunger/Ernst Lößnitzer, *Deutsche Speisekarte. Verdeutschung der in der Küche und im Gasthofswesen gebräuchlichen entbehrlichen Fremdwörter*, Berlin 1915.

Emma Eckhart, *Der häusliche Herd*, Wien/Pest/Leipzig 1887.

Sergej M. Eisenstein, *Yo. Ich selbst*, Berlin 1998.

Marco D'Eramo, *Das Schwein und der Wolkenkratzer. Chicago: Eine Geschichte unserer Zukunft*, München 1996.

Lucien Febvre, *Margarete von Navarra. Eine Königin der Renaissance zwischen Macht, Liebe und Religion*, Frankfurt am Main/New York 1998.

Erich Follath u.a., *Gift, Gas oder Gnade*, in: *DER SPIEGEL* 8/1999, S. 167.

Elisabeth Frenzel, *Stoffe der Weltliteratur*, Stuttgart 1992.

Henry Friedlander, *Der Weg zum NS-Genozid. Von der Euthanasie zur Endlösung*, Berlin 1997.

Johann Evangelist Fürst, *Der verständige Bauer Simon Strüf*, Passau 1822.

Rudolf Geiger, *Erlösung aus der Tierverzauberung. Zum siebenbürgischen Märchen ›Das Borstenkind‹*, in: Arnica Esterl und Wilhelm Solms (Hg.), *Tiere und Tiergestaltige im Märchen*, Regensburg 1991.

Max Geitel (Hg.), *Der Siegeslauf der Technik*, Bd. II, Stuttgart ca. 1915.

Sigfried Giedion, *Die Herrschaft der Mechanisierung*, Frankfurt am Main 1987.
Brüder Grimm, *Kinder- und Hausmärchen*, Bd. 2 u. 3, Frankfurt am Main 1997.
Peter Haining (Hg.), *Scheibenwahn*, München 1999.
Ruth Harrison, *Tiermaschinen*, München 1964.
Johann Peter Hebel, *Schatzkästlein des rheinischen Hausfreundes*, Stuttgart 1991.
Johann M. Heitz, *Die Wiener Bürger-Küche*, Wien 1911.
Herodot, *Geschichten und Geschichte*, Zürich/München 1973, Bd. I.
Hedwig Heyl, *ABC der Küche*, Berlin 1926, 13. Auflage, Erstauflage 1888.
Hochschülerschaft der Vet. Med. Universität (Hg.), *Veterinärwesen und Tierschutz*, 1990.
Anna Hofbauer, *Allgemeines österreichisches oder neuestes Wiener Kochbuch*, Wien 1825.
Anton Hüppmann, *Der elegante Gaumen*, Pest 1858.
E. Heinrich Kisch, *Das Geschlechtsleben des Weibes*, Berlin/Wien 1917.
Joseph König, *Geist der Kochkunst*, überarbeitet von Karl Friedrich von Rumohr, Leipzig, o. J.
Alfred Kühn, *Anleitung zu tierphysiologischen Grundversuchen*, Leipzig 1917.
Tommaso Landolfi, *Zwei späte Jungfern*, Reinbek bei Hamburg 1996.
Guy Lenôtre, *Die Guillotine und die Scharfrichter zur Zeit der Französischen Revolution*, Berlin 1996.
Curzio Malaparte, *Die Haut*, Karlsruhe 1950.
August Mauer, *Illustrirtes Wiener Kochbuch*, Wien 1885.
Bernhard Meyer-Marwitz, *Das Hamburg-Buch. Eine umfassende ›Gebrauchsanweisung‹ für die Freie und Hansestadt Hamburg*, Hamburg 1981.
Meyers Konversationslexikon, Leipzig 1890, Bd. XIV.
Honoré-Gabriel de Riquetti Comte de Mirabeau, *Der gelüftete Vorhang*, Frankfurt am Main 1971.
Museum Moderner Kunst (Hg.), *Hermann Nitsch. 6-Tage-Spiel in Prinzendorf 1998*, Wien 1999.
Nützliches Koch-Buch, Steyr 1740.
Orgien Mysterien Theater, Darmstadt 1969.
Ovid, *Metamorphosen*, Frankfurt am Main 1992.
Samuel Pepys, *Tagebuch*, Stuttgart 1981.
Georges Pernoud/Sabine Flaissier (Hg.), *Die französische Revolution in Augenzeugenberichten*, München 1976.
Petron, *Satyrikon*, München 1983.
Adolf Poppmeier, *Das Fleischer- und Selcher-Handwerk. Lehrbuch für gewerbliche Fachschulen*, Wien 1925.
Katharina Prato, *Die Haushaltungskunde. Ein Leitfaden für Frauen und Mädchen aller Stände*, Graz 1897, sechste Aufl.
Carl Reclam, *Der Leib des Menschen*, Stuttgart 1870.
Linus Reichlin, *Führung durch den Schlachthof*, in: *Die Zeit* Nr. 14, 1992.
M. Reymond, *Illustrierte Entwicklungsgeschichte der Natur*, Berlin o.J.
Christine Charlotte Riedl, *Lindauer Kochbuch*, Lindau 1898.
Marie von Rokitansky, *Die Österreichische Küche*, Innsbruck 1897.
João Guimarães Rosa, *Mein Onkel der Jaguar*, Köln 1981.
Herbert J. Rose, *Griechische Mythologie*, München 1992.
Franco Sacchetti, *Die wandernden Leuchtkäfer. Renaissancenovellen aus der Toskana*, Berlin 1991.
Rudolf Schenda, *Gut bei Leibe. Hundert wahre Geschichten vom menschlichen Körper*, München 1998.
Ders., *Who's who der Tiere. Märchen, Mythen und Geschichten*, München 1995.
Leo Schidrowitz (Hg.), *Sittengeschichte des Geheimen und Verbotenen*, Wien/Leipzig 1930.
Carl Georg Schillings, *Der Zauber des Eleleschо*, Leipzig 1906.
Daniel Paul Schreber, *Denkwürdigkeiten eines Nervenkranken*, Berlin 2003.
Silvia Schroer/Thomas Staubli, *Die Körpersymbolik der Bibel*, Darmstadt 1998.

Richard Schweid, *The Cockroach Papers. A Compendium of History and Lore*, New York/London 1999.
Kurt Schwitters, *Anna Blume I*, Zürich 1965.
Upton Sinclair, *Der Dschungel*, Berlin/Jossa 1980.
Gisela Steinlechner, *Meisterstücke der Mimikry*, Wiener Zeitung, 10. Juli 1998.
Jonathan Swift, *Gullivers Reisen*, Frankfurt am Main 1974.
Robert Tigerstedt, *Lehrbuch der Physiologie des Menschen*, Leipzig 1907, Bd. 1; 1908, Bd. 2.
Leo N. Tolstoi, *Leinwandmesser*, in: Katja Behrens, *Pferdegeschichten*, Frankfurt am Main/Leipzig 1992.
Daniel Wilhelm Triller, *Der Affe, ein seltsamer Buchdrucker, und ein Eremit*, in: *Deutsche Fabeln des 18. Jahrhunderts*, Stuttgart 1960.
Leonardo da Vinci, *Der Nußbaum im Campanile*, München 1989.
Amos Vogel, *Kino wider die Tabus*, Luzern/Frankfurt am Main 1979.
Otto Wendt, *Familien-Lexikon für das alltägliche Leben in der Stadt und auf dem Lande*, Leipzig 1863.
Wiener Hausfrau, Nr. 30, 1915, Kriegsbeilage III.
Hans Wollschläger, *Tiere sehen dich an oder Das Potential Mengele.*
Rudolf Zäch, *Die neuzeitliche Küche*, Konstanz/Kreuzlingen 1930.

***